人 体 运 动 功 能 评 定 及 恢 复 改 善 训 练 丛 书

基于运动功能的
选择性拉伸
下肢与躯干

[日] 林典雄 主编　[日] 鹈饲建志 编著

王芷莹 译　黄鹏 审校

人 民 邮 电 出 版 社

北 京

图书在版编目（CIP）数据

基于运动功能的选择性拉伸. 下肢与躯干 / （日）林
典雄主编；（日）鹈饲建志编著；王芷莹译. -- 北京：
人民邮电出版社，2022.8
（人体运动功能评定及恢复改善训练丛书）
ISBN 978-7-115-57836-5

Ⅰ. ①基… Ⅱ. ①林… ②鹈… ③王… Ⅲ. ①下肢—
康复训练②躯干—康复训练 Ⅳ. ①R493

中国版本图书馆CIP数据核字(2022)第042690号

版权声明

THERAPIST NO TAMENO KINOUKAIBOUGAKUTEKI STRETCHING KASHI · TAIKAN

© TAKESHI UKAI 2018

Originally published in Japan in 2018 by MEDICAL VIEW CO.,LTD

Chinese (Simplified Character only)　translation rights arranged with

MEDICAL VIEW CO.,LTD through TOHAN CORPORATION, TOKYO.

内 容 提 要

　　拉伸是运动康复与防护重要的应用技术。本书讲述的拉伸方法为"选择性拉伸"，强调在三个运动平面内使肌肉的
起点和止点互相远离。因此，本书从功能解剖学角度出发，首先对下肢和躯干的 60 余种肌肉的起点、止点、支配神经、
神经节、走向与功能进行了讲解，然后采用真人示范、分步骤图解的方式，对肌肉的固定和拉伸操作方法进行了解析。
物理治疗师、运动康复师、队医，以及运动康复相关专业师生等均可从本书中受益。

◆ 主　　编　[日]林典雄

　编　　著　[日]鹈饲建志

　译　　　　王芷莹

　责任编辑　刘　蕊

　责任印制　周昇亮

◆ 人民邮电出版社出版发行　　北京市丰台区成寿寺路 11 号

　邮编 100164　电子邮件 315@ptpress.com.cn

　网址 https://www.ptpress.com.cn

　天津市豪迈印务有限公司印刷

◆ 开本：700×1000　1/16

　印张：16.75　　　　　　　　2022 年 8 月第 1 版

　字数：416 千字　　　　　　 2022 年 8 月天津第 1 次印刷

　著作权合同登记号　图字：01-2020-0863 号

定价：149.80 元

读者服务热线：(010)81055296　印装质量热线：(010)81055316
反盗版热线：(010)81055315
广告经营许可证：京东市监广登字 20170147 号

主编序

中部学院大学看护复健系物理治疗专业副教授鹈饲建志老师的《基于运动功能的选择性拉伸（下肢与躯干）》一书正式出版，对此我表示衷心的祝贺，也向为本书出版付出巨大努力的相关人士表示诚挚的谢意。

作为一名物理治疗师，本人从业以来的大部分时间都是与鹈饲老师共同度过的。我邀请鹈饲老师来到平成医疗专业学院担任物理治疗专业教师，之后又先后与鹈饲老师一起在吉田整形外科医院、中部学院大学任职，可以说，鹈饲老师是接手我研究的不二人选，也是我人生中无比重要的朋友。

虽然我不清楚在鹈饲老师心中我是什么样的人，但是我深知鹈饲老师为了给患者和运动员提供专业服务"持续精进、不断努力、永不懈怠"，并且将自己的所学所感结合解剖学、生理学、运动学（功能解剖学）写成文章，其中的努力与付出令我钦佩，因此本书得以出版实在可喜可贺。

鹈饲老师与我一样毕业于日本国立疗养所东名古屋医院附属复健学院物理治疗专业，他是比我低3届的学弟，自整形外科复健学会创立以来就做出了巨大贡献，现在仍作为学会常任理事活跃于一线。在整形外科复健学会成立25周年之际，鹈饲老师的作品正式出版，或许这正是冥冥之中注定的，是莫大的缘分。除了担任运动障碍物理治疗的专业课教师，鹈饲老师还安排时间为顶尖运动队伍提供服务、为学生提供指导等，这种精神是值得大家学习的。

鹈饲老师在本书中不仅使用大量图片说明了骨骼肌的拉伸操作，还在各章列举了专业人士所进行的拉伸操作。这是因为，虽说自我拉伸应遵循简单、易懂、可持续3个基本原则，但是物理治疗师所进行的拉伸必须要体现出专业人士的水准。

大多数患者与运动员对专业人士的拉伸手法充满信任，对专业拉伸手法的效果充满期待，正因如此，我们才可以获得相应的报酬。专业拉伸手法或许有些复杂，要完全掌握或许要付出大量努力，但是一名专业的物理治疗师正是基于自己对于这份工作的自豪感而成长起来的。希望每一位读者能有效利用本书并从中获益。

对于一名物理治疗师来说，本书的出版问世并非终点，而是肩负新责任和传递新知识的起点。最后谨祝鹈饲老师大展宏图，更上一层楼。

运动器官功能解剖学研究所代表

林典雄

2018年8月

前 言

从2016年《基于运动功能的选择性拉伸（上肢）》出版到现在已经2年了。我想在这2年间，应该有许多人阅读了《基于运动功能的选择性拉伸（上肢）》，同时也有许多人问我："关于下肢拉伸的书还没有出版吗？"很抱歉在这期间辜负了大家的期待，同时也感谢大家一直以来的支持，现在我终于出版了本书。

本书属于技术类图书。虽然市面上有很多同类型的图书，但是很少有和本书一样详细的图书。物理治疗师在治疗时，掌握相关知识固然重要，但更重要的是正确使用治疗手法（技术）。希望这本书能够帮助大家成为一名优秀的物理治疗师。

如《基于运动功能的选择性拉伸（上肢）》的前言所述，这种选择性拉伸的概念是从林典雄老师的课堂中学到的。林老师既是运动器官功能解剖学研究所的代表，也是本书的主编。所谓选择性拉伸，其实就是"三维拉伸肌肉的起点和止点"，这虽然是一个简单的概念，但是我作为一名刚入职的助教，运用其治疗的效果与林老师之间存在着明显的差异。我明明比林老师更加用力，却不知为什么无法牢牢固定患者的身体部位，并且当我对患者进行固定时，手部越用力，患者就会感到越疼，这反而会使患者产生防御性收缩，导致拉伸无法达到其应有的效果。"每个学生一定都在心中给每个老师打分吧"——每每想到这里，我便倍感压力，想要尽量追赶林老师，于是我成了林老师的课堂中最认真努力的学生。

不久之后，我便掌握了拉伸的诀窍。首先，要注意控制握持的手，最好不要对患者过度施力。上学时，我曾听说过"蚓状肌握法"，在拉伸过程中也要按照这种方法握住患者的身体部位。这样，即使不用力也能够很好地进行固定操作及针对关节的操作。而且拉伸与运动一样，物理治疗师感到焦虑或情绪不稳定时都无法进行完美的拉伸操作。物理治疗师需要放松心情，平稳地握住患者的身体部位。拉伸的要点并不是掌握蚓状肌握法，而是物理治疗师要将想握住的身体部位紧紧握在自己的手中。如果物理治疗师的拉伸技术不成熟，误用指深屈肌，那么他将无法顺利握患者的身体部位。一般拉伸不仅要使用蚓状肌等手部固有肌，还要使指浅屈肌发挥作用以共同进行拉伸。这就是《基于运动功能的选择性拉伸（上肢）》第1章中所述的如扳手拧螺栓般的握法的内容。采用这种方法，无论物理治疗师想握住患者身体的哪个部位，都能够轻松掌握诀窍。

另外，在拉伸过程中，物理治疗师要一边观察患者的情况一边进行操作。当发现固定的部位有所移动时，物理治疗师仔细观察移动的方向，然后向相反的方向对其进行固定即可。对于拉伸侧，物理治疗师也要仔细观察患者的骨骼是否有所移动，骨骼周围的软组织是否有所偏离。在观察的过程中，物理治疗师通过用手部触摸患者的骨骼，眼睛如X光一样进行"扫描"，在脑中描绘出患者身体的内部结构。这种"向三维方向拉伸肌肉的起点和止点，使肌肉的起点和止点逐渐远离"的简单方法可以很好地改善拉伸的效果。本书虽然是一本关于拉伸的书，但它不仅介绍了拉伸的内容，还在专栏中介绍了通过技术改进而获得提高的其他检测方法和治疗方法。希望读者能够通过对选择性拉伸的学习，提升自己的拉伸操作技能。

本书使用了大量的彩色图片并选用适宜纸张进行印刷。对于在Medical View出版社员工间宫卓治先生的大力协助之下，呈现出了如此清晰易懂的作品，我深感自豪。仅通过图片、文字以及箭头来讲解所有的拉伸技术是一项困难的工作。实际进行选择性拉伸操作时，你就会明白，逐渐积累拉伸技巧是一件很困难的事，有时补充了其中一个细节，就很容易忽视之前的所有细节。

拉伸过程中如果缺少必要的动作，就无法很好地进行拉伸。如果在课堂中进行操作，你就能切身体验拉伸的过程，而不会怀疑相应操作。然而，如果通过看书自学，你就无法切身体验拉伸的过程，可能就会怀疑："这样做真的可以拉伸吗？"如果操作正确，一定是可以取得拉伸效果的。如果没有顺利拉伸，请思考自己在拉伸过程中是否做错了什么动作。在课堂上，我只要稍微调整固定的方向，就能切身感受到拉伸发生了较大的变化，但是这种微妙的技术差异是无法用语言来表达的。希望读者能够根据上述诀窍创造属于自己的拉伸技术。

另外，由于人体的下肢重而长，物理治疗师在拉伸下肢时比拉伸上肢更消耗体力。正如极真空手道创始人大山倍达所说的"技术在力量之中"，物理治疗师在一定程度上需要充足的力量（但不能过度用力）。物理治疗师要不断钻研，提高自己的知识、技术和体力水平，在最短的时间内治愈患者。当然，目前我对选择性拉伸的研究也不够成熟，今后我将在研究的道路上继续钻研、不断学习。

在这里，我要向提供宝贵著书机会的骨科医生加藤明先生，良师林典雄先生，整形外科康复学会代表浅野昭裕先生，长期以来的我的挚友岸田敏嗣先生，从中日龙队时期开始就给予我关照的龟卦川正范先生、三木安司先生，为我成为体育领域的物理治疗师开辟道路的浦边幸夫先生、小林宽和先生，为本书的封面设计尽心尽力且在写作过程中给予我无数鼓励的Medical View出版社员工间宫卓治先生，协助完成书内照片摄影的中村桃子女士、堀内奈绪美女士、山中咲阳子女士，以及在写作过程中给予我无数帮助的各位朋友、患者、运动员、教练和学生，当然还有一直帮助我的父母和兄弟姐妹，表示诚挚的感谢。

最后，我要向一直给我和3个孩子带来阳光与活力，25年来一直默默支持我的妻子阳子表示深深的感谢。

中部学院大学

鹈饲建志

2018年8月

目　录

专栏

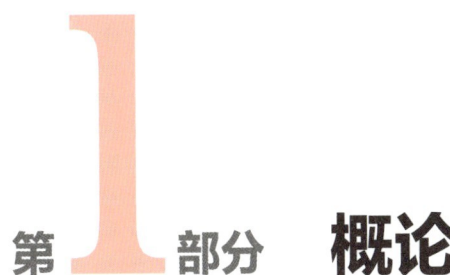

第 1 部分　概论

拉伸运动学

冠状面（内收和外展）

图1所示的轴（●）为矢状轴。（为便于理解，以下称"内收-外展轴"。）

一般来说，各个关节内收-外展轴的外侧或上方的肌肉（—）在内收时能被拉伸；内侧或下方的肌肉（—）在外展时能被拉伸。

图1　肌肉的内收和外展（冠状面）

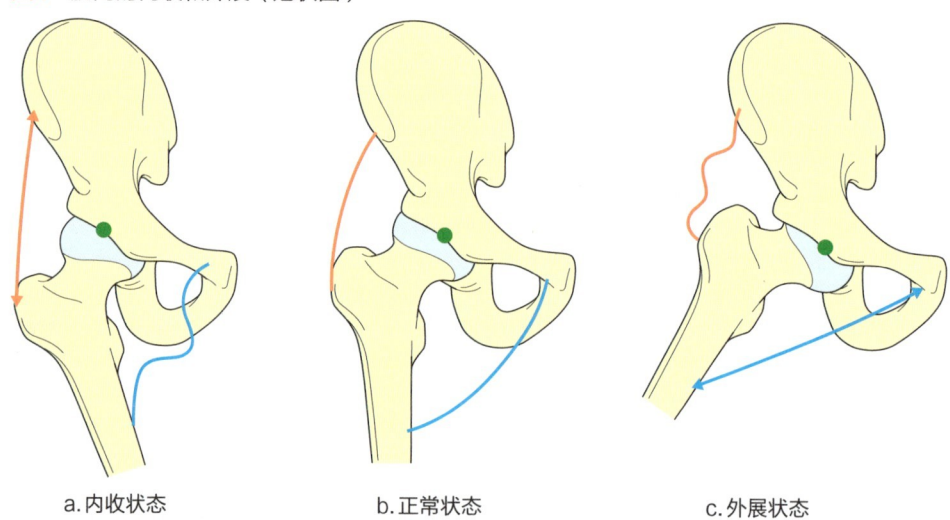

a.内收状态　　　　　b.正常状态　　　　　c.外展状态

矢状面（屈曲和伸展）

图2所示的轴（●）是冠状轴。（为便于理解，以下称"屈曲-伸展轴"。）

屈曲-伸展轴前方的肌肉（—）在伸展时能被拉伸；后方的肌肉（—）在屈曲时能被拉伸。（但是也有例外，例如膝关节的屈曲-伸展轴前方的肌肉在屈曲时能被拉伸；后方的肌肉在伸展时能被拉伸。）

图2　肌肉的屈曲和伸展（矢状面）

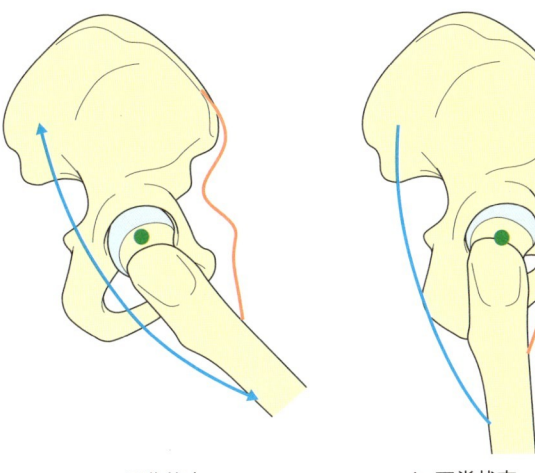
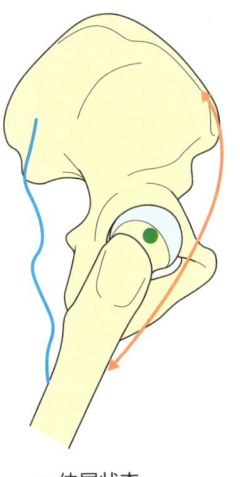

a.屈曲状态　　　　　　　　b.正常状态　　　　　　　　c.伸展状态

● 水平面（内旋和外旋）

图3所示的轴（●）是垂直轴。（为便于理解，以下称"内旋-外旋轴"。）

内旋-外旋轴前方的肌肉（——）在外旋时能被拉伸；后方的肌肉（——）在内旋时能被拉伸。（但是也有例外，例如缝匠肌作为前方的肌肉在内旋时能被拉伸。）

图3　肌肉的内旋和外旋（水平面）

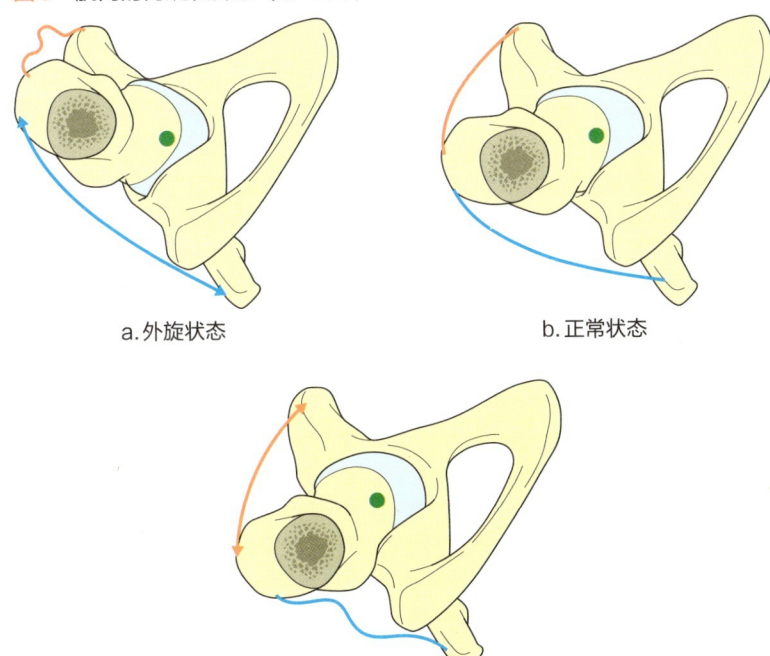

a.外旋状态　　　　　　　　　　b.正常状态

c.内旋状态

第 2 部分　拉伸的实际操作

1 髋关节肌肉

2 膝关节肌肉

3 足关节和足部肌肉

4 躯干肌肉

髂腰肌 iliopsoas

髂肌 iliacus

起点	髂骨内侧的髂窝	支配神经	股神经
止点	股骨小转子	神经节	L1~L4

腰大肌 psoas major muscle

起点	（浅头）T12~L5椎体及椎间盘 （深头）所有腰椎的横突	支配神经	股神经
止点	股骨小转子	神经节	L1~L4

■技术要点

肌肉走向与功能	■ 几乎经过髋关节的内收－外展轴的上方	▶ 几乎无内收、外展作用
	■ 经过髋关节的屈曲－伸展轴的前方	▶ 可使髋关节屈曲
	■ 经过髋关节的内旋－外旋轴的上方	▶ 几乎无内旋、外旋作用
	■ 腰大肌起于腰椎体侧面及横突	▶ 可使腰椎向同侧侧屈

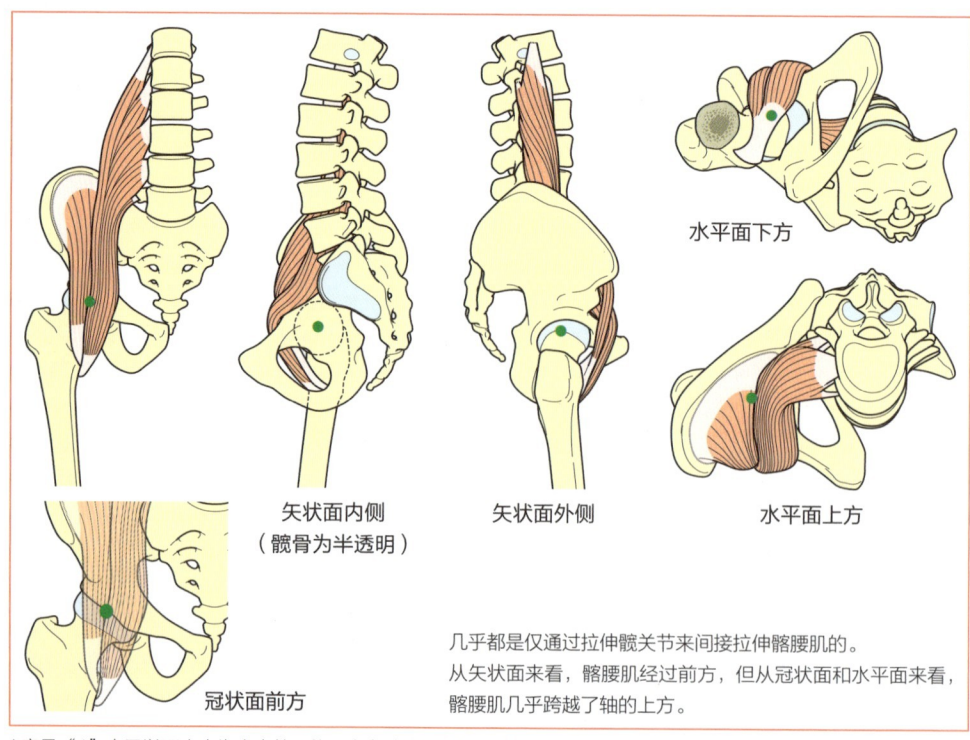

水平面下方

矢状面内侧
（髂骨为半透明）

矢状面外侧

水平面上方

冠状面前方

几乎都是仅通过拉伸髋关节来间接拉伸髂腰肌的。
从矢状面来看，髂腰肌经过前方，但从冠状面和水平面来看，
髂腰肌几乎跨越了轴的上方。

*序号"1"表示以下内容为本章第1节，全书此类序号意义相同。

固定方法 法要点	■ 髋关节伸展的过程中骨盆如何运动？	▶ 骨盆前倾
	■ 为了防止骨盆前倾应如何固定骨盆？	▶ 向前推动骨盆的下方

拉伸操作 作要点	■ 伸展髋关节以拉伸
	■ 伸展膝关节，在此基础上拉伸髋关节，防止股直肌被拉伸

图1-1-1 髂腰肌的拉伸操作——全身图

患者靠床左侧俯卧，左髋关节保持屈曲，左腿从床上垂下。右髋关节处于内收、外展的中间位，物理治疗师用左手固定住患者的臀部。患者的右膝关节保持伸展，物理治疗师用右手抬起患者右腿的大腿部位并进行拉伸。

在此过程中要注意臀部的固定位置要与股骨头保持在大致相同的高度，右髋关节要处于内收、外展的中间位。

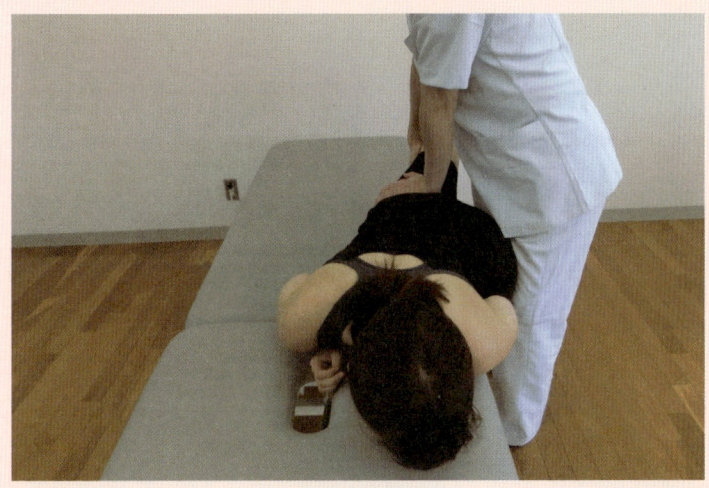

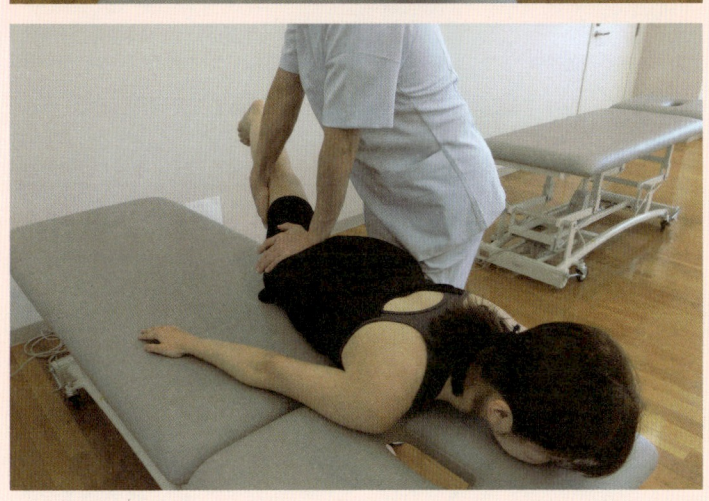

图1-1-2 髂腰肌的固定准备

患者屈曲左髋关节并使左脚踩地，整个骨盆后倾，同时，右髋关节完全伸展。此时如果拉伸左髋关节，骨盆很容易前倾，因此要提前固定好肢体的位置。如果左腿的屈曲程度不够，骨盆就不能充分后倾，所以左腿应屈曲至踩地，足部应在左髋关节下方。

患者左膝关节的屈曲程度受腘绳肌的伸展性的影响。如果腘绳肌紧绷，则膝关节可以更大程度地屈曲，因此必须保证左足部踩地并且位于左髋关节下方。

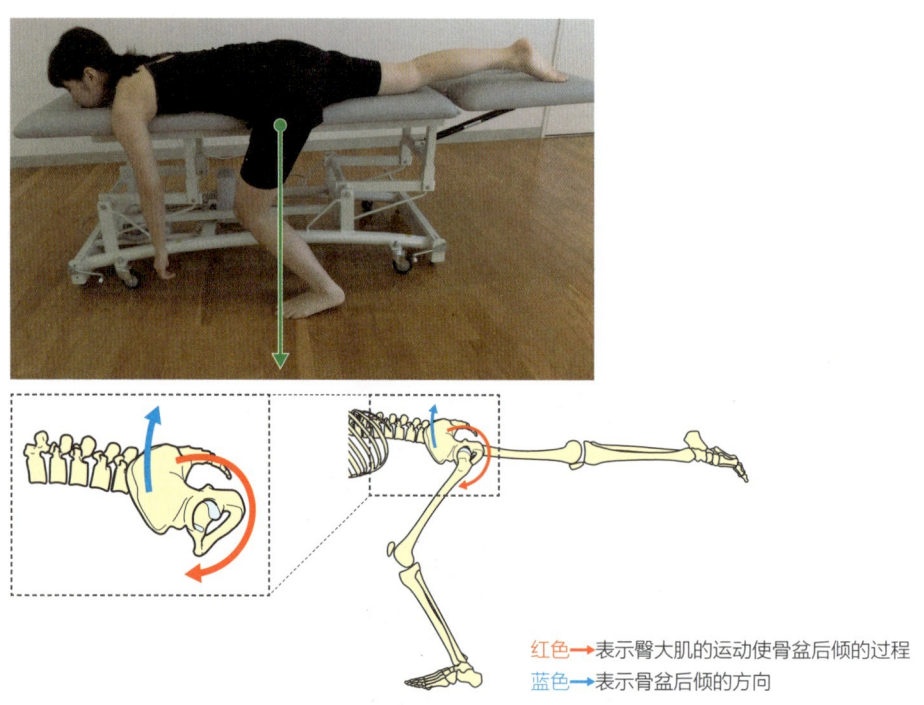

红色 ➡ 表示臀大肌的运动使骨盆后倾的过程
蓝色 ➡ 表示骨盆后倾的方向

图1-1-3 髂腰肌的固定方法（1）

物理治疗师让患者将左足跟踩在自己的左脚上，防止患者的左髋关节伸展，进行固定（①○）。同时，物理治疗师用左大腿到骨盆区域固定患者的骨盆，防止患者的骨盆向左移动（②○）。

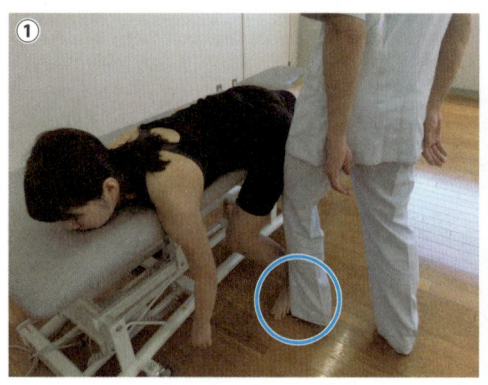
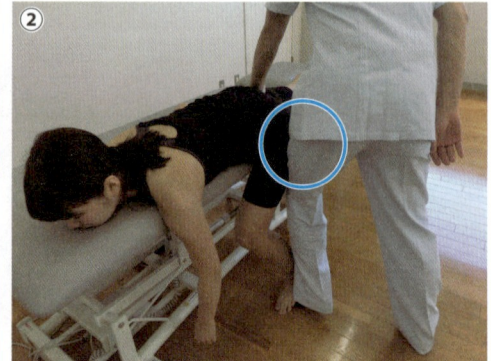

图1-1-4 髂腰肌的固定方法（2）

物理治疗师用左手固定患者的右髋关节，间接固定其骨盆。找准此固定位置很重要。正确的固定位置大致为患者身体的大转子位置（白色虚线），大转子位于股骨头中心的稍下方，固定它将压迫坐骨结节的后部附近区域，进而使骨盆保持后倾。（〇）

如果按压髂嵴周围，会促使骨盆前倾，拉伸髂腰肌会导致骨盆移动（✕），由此可能会引发伸展型腰痛。

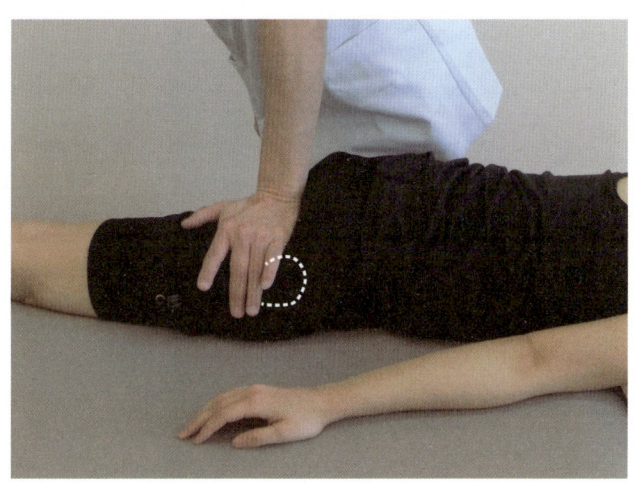

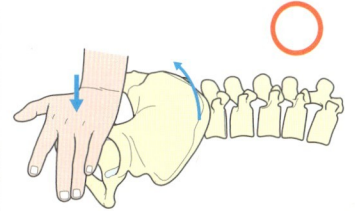

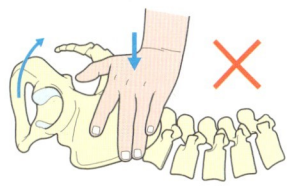

图1-1-5 髂腰肌的拉伸操作

物理治疗师握住患者的右大腿下端（膝关节附近），患者的右膝关节在小腿重量的作用下会处于伸展状态。此时，拉伸右膝关节，一定要避免拉伸到股直肌。

另外，患者的右髋关节要处于内收、外展的中间位，躯干侧面与大腿外侧要大致成一条直线（绿色虚线）。

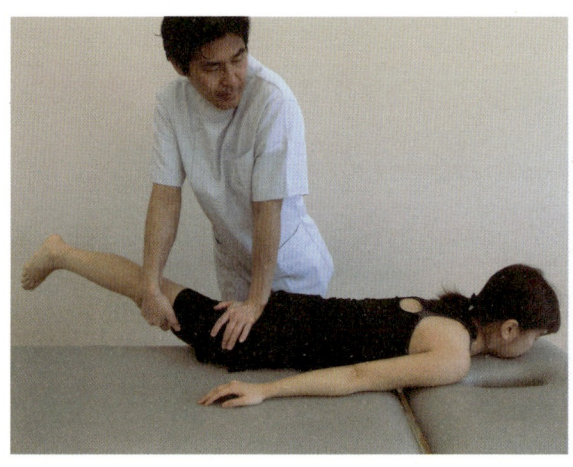

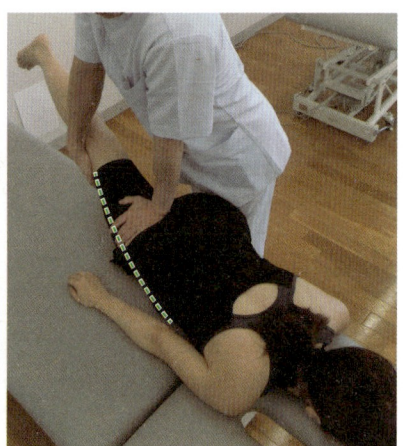

图1-1-6　髂肌的单独拉伸操作

当分别对髂腰肌中的髂肌和腰大肌进行拉伸时，要使患者侧屈躯干。

因为髂肌以髂骨内侧的髂窝为起点，所以要向右侧屈躯干，在腰大肌处于舒张状态时对髂肌进行拉伸。具体的操作如图1-1-3~图1-1-5所示。

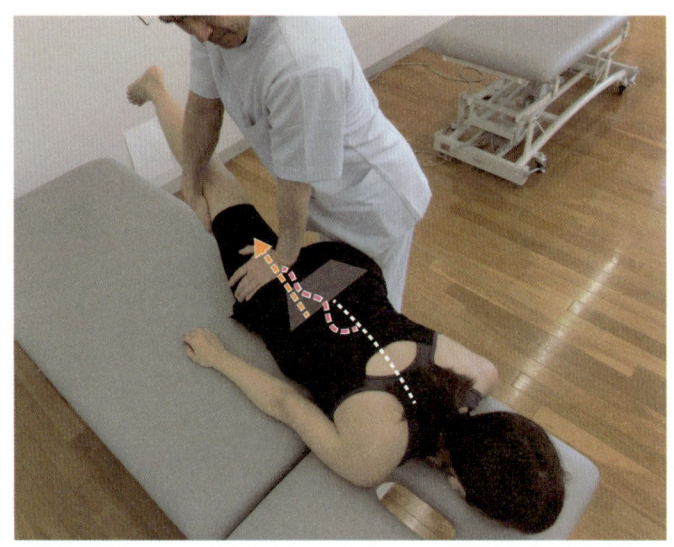

图1-1-7　腰大肌的单独拉伸操作

因为腰椎是腰大肌的起点，所以要向左侧屈躯干，在腰大肌处于伸展状态时对其进行拉伸。

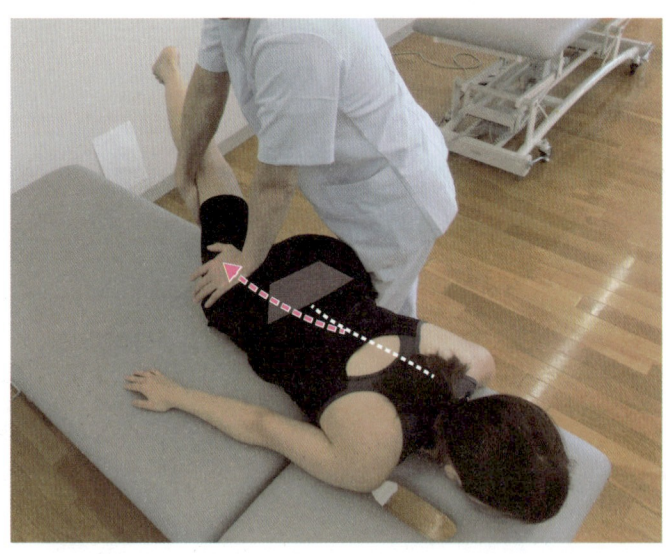

图1-1-8 髂腰肌的其他拉伸操作（仰卧位）

如果物理治疗师的力量较小或者患者的体格较大，物理治疗师可能很难抬起患者的大腿。此时，可采用下述方法。

患者抱住自己的左膝，使左髋关节以最大限度屈曲，同时保持骨盆后倾（①）。物理治疗师用右臂固定患者的右小腿，用左手沿骨盆后倾方向推患者的右臀下部并将其固定（②）。

物理治疗师用右手从前方按住患者的右大腿下端（膝关节附近），使患者髋关节伸展以帮助其拉伸（③）。

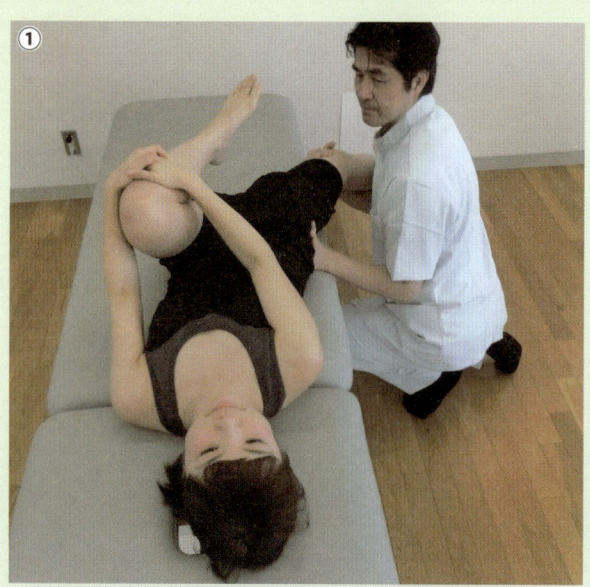

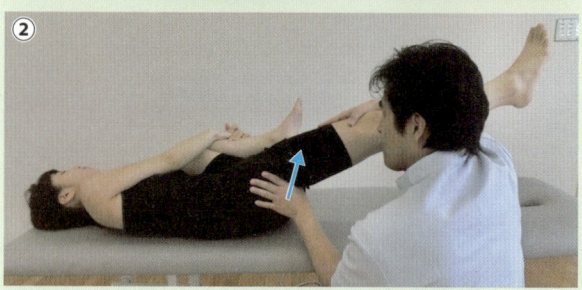

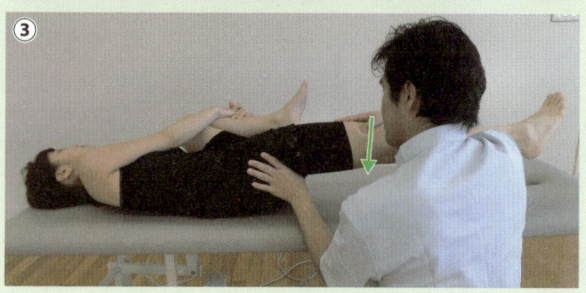

臀大肌 gluteus maximus muscle

起点	（浅层纤维）髂骨翼、髂后上棘、腰背筋膜、骶骨、尾骨 （深层纤维）髂骨外侧面臀后线的后方、骶结节韧带、臀中肌筋膜	支配神经	臀下神经
止点	（浅层纤维）髂胫束 （深层纤维）股骨臀肌粗隆	神经节	L5~S2

■技术要点

肌肉走向与功能	■ 上方纤维经过髋关节内收–外展轴的外上方	▶ 可使髋关节外展
	■ 下方纤维经过髋关节内收–外展轴的内下方	▶ 可使髋关节内收
	■ 经过髋关节屈曲–伸展轴的后方	▶ 可使髋关节伸展
	■ 经过髋关节内旋–外旋轴的后方	▶ 可使髋关节外旋

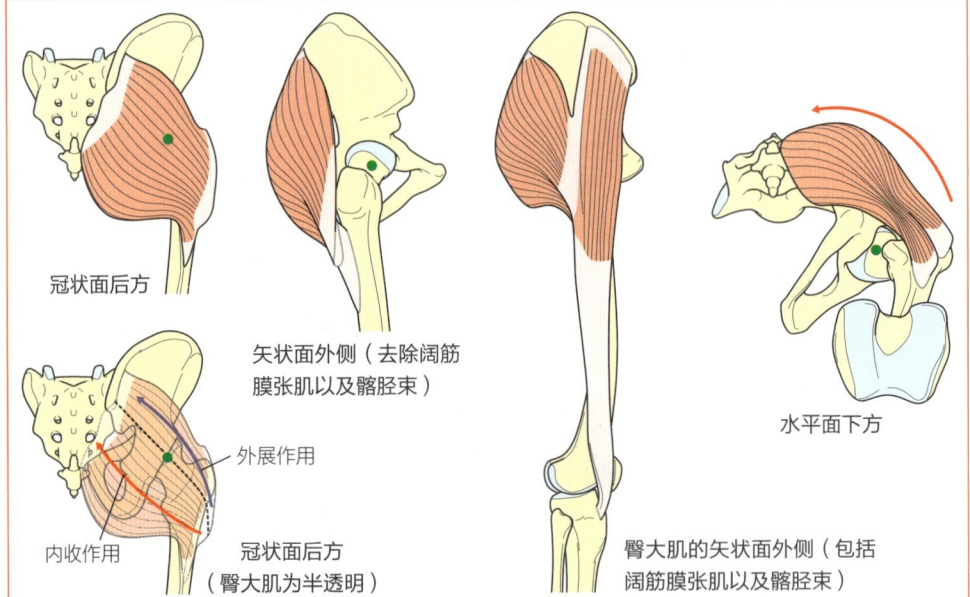

冠状面后方

矢状面外侧（去除阔筋膜张肌以及髂胫束）

外展作用

内收作用

冠状面后方（臀大肌为半透明）

臀大肌的矢状面外侧（包括阔筋膜张肌以及髂胫束）

水平面下方

臀大肌中有深层纤维和浅层纤维，进行拉伸时，它们分别经过内收–外展轴的外上方和内下方。

从矢状面来看，臀大肌经过髋关节的屈曲–伸展轴的后方，所以可使髋关节伸展。从水平面来看，臀大肌经过髋关节的内旋–外旋轴的后方，所以可使髋关节外旋。

从冠状面来看，臀大肌跨越了内收–外展轴，所以内收–外展轴的外上方部分可使髋关节外展，内收–外展轴的内下方部分可使髋关节内收。

通常情况下，反方向运动能够帮助患者拉伸，而由于受到颈干角的影响，这与通过髋关节屈曲来帮助患者拉伸的运动有些许不同。

特别是在进行旋转操作时，即使是外旋肌也需要在外旋的状态下进行拉伸。

| 固定方法要点 | ■ 髋关节屈曲的过程（稍带一些内收的运动）中骨盆如何运动？ | ▶ 骨盆后倾，向对侧旋转 |

拉伸操作要点	■ 由于受到颈干角的影响，解剖学中基本肢位的拉伸操作与通过髋关节屈曲来进行拉伸的操作的方向完全相反。这是拉伸髋关节肌群的难点
	■ 屈曲髋关节时通过外旋来进行拉伸
	■ 屈曲、内旋处于外旋状态的髋关节来进行拉伸

图1-2-1　臀大肌的拉伸操作——全身图

患者仰卧，物理治疗师使患者的髋关节屈曲、外旋、内收来对臀大肌进行拉伸。

为便于区分，拉伸上方纤维时，膝关节与图片相比稍微向对侧（左侧）移动；拉伸下方纤维时，膝关节与图片相比向同侧（右侧）移动。

物理治疗师要使患者的右髋关节保持伸展状态，防止患者在髋关节屈曲的过程中屈曲左下肢。

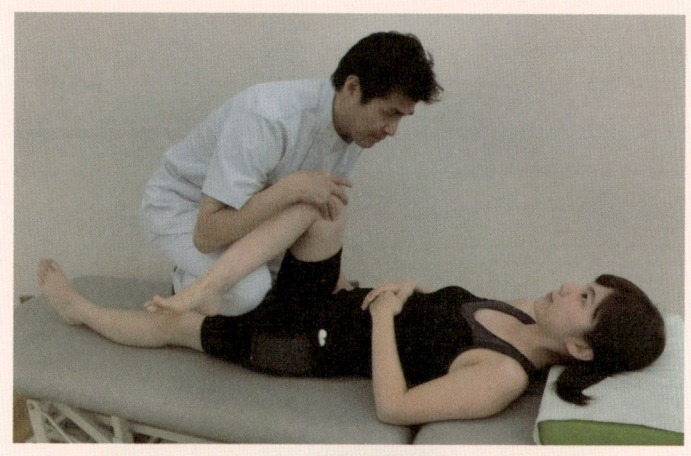

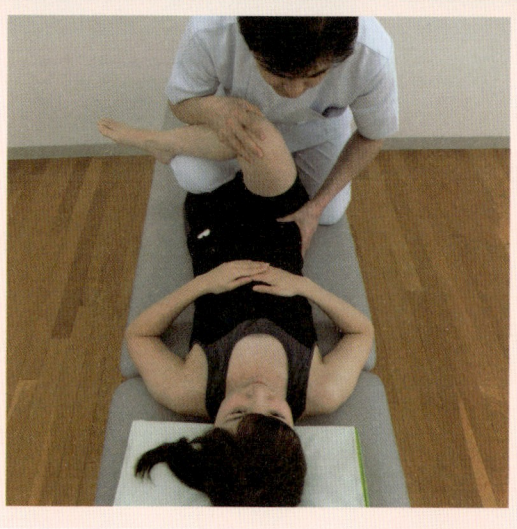

图1-2-2　臀大肌的固定方法（1）

物理治疗师用右膝关节固定患者的左大腿，防止其左大腿屈曲。

在进行操作时，物理治疗师可能会将体重施加给患者的腿部，从而使患者感到疼痛。因此，在操作中，物理治疗师只需将右膝关节贴在患者的左大腿上，使患者的左腿无法屈曲。

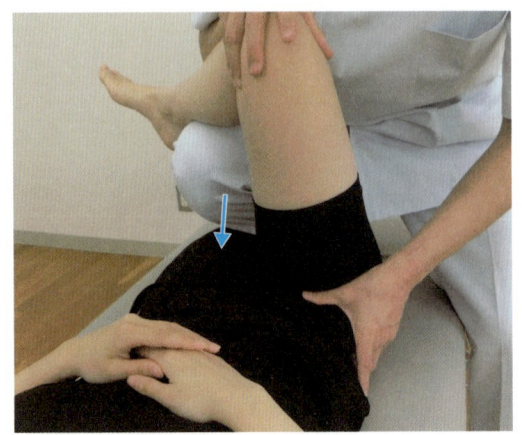

图1-2-3　臀大肌的固定方法（2）

物理治疗师用左手握住患者的右骨盆，向前推右骨盆并使其固定。用左手拇指按住患者的腹股沟部，将其他手指放在髂骨翼的外侧（臀肌的外侧），为了防止骨盆后倾，向前推骨盆并使其固定（a）。同时，为了防止骨盆向左旋转，用左手拇指向右推骨盆并固定（b）。

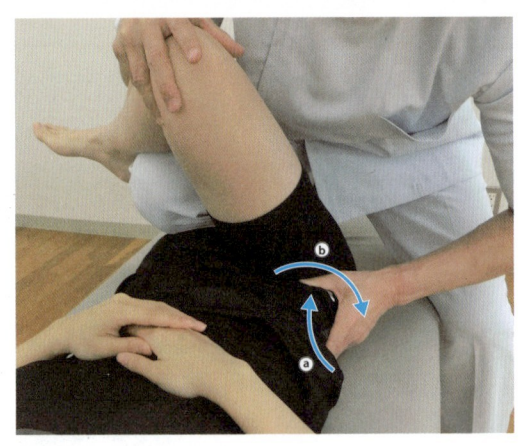

图1-2-4　髋关节屈曲时进行内旋、外旋操作的过程中臀大肌的拉伸变化

因为髋关节伸展时臀大肌可使其外旋，所以大家会认为髋关节内旋能够使臀大肌拉伸。其实，当髋关节屈曲时，臀大肌的走向会发生变化，加上颈干角的影响，髋关节内旋并不能使臀大肌拉伸。如图c所示，外旋髋关节至臀大肌移行位置时，臀大肌的起点和止点的距离最远。

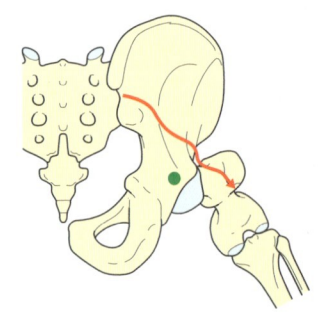

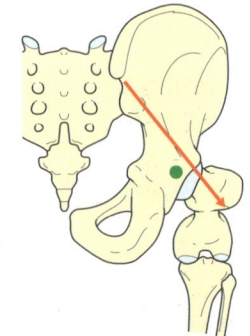

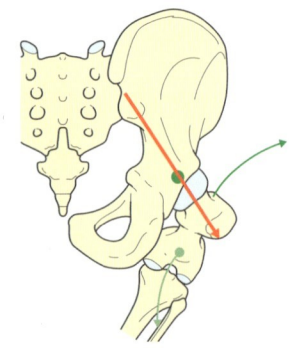

a.髋关节内旋状态　　　　　b.髋关节内旋状态与外旋　　　　c.髋关节外旋状态
　　　　　　　　　　　　　　　状态的中间位

图1-2-5 臀大肌的拉伸操作顺序（1）

①物理治疗师用左手固定患者的右骨盆，同时使患者的右髋关节屈曲。物理治疗师将患者的右小腿 放在自己的右大腿（用右膝关节固定患者的左大腿）上，使其舒张。

②物理治疗师用右手握住患者的右膝关节，并将右前臂放在患者的右小腿上，使患者的右腿移动至 髋关节外旋45度的位置。

③物理治疗师用右手沿着轴（蓝色箭头）推患者的右髋关节，防止患者做出骨盆后倾的代偿动作，以 向前且向左旋转的方向推骨盆的髂嵴周围并使其固定。

④物理治疗师用右膝关节压住患者的右大腿长轴，使其屈曲、内收，以帮助患者拉伸臀大肌。

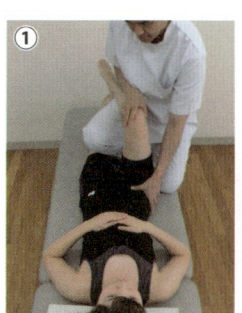 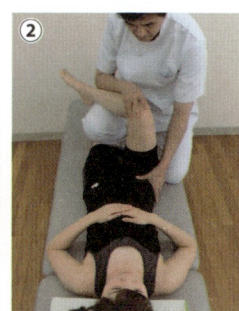 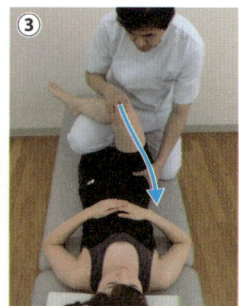 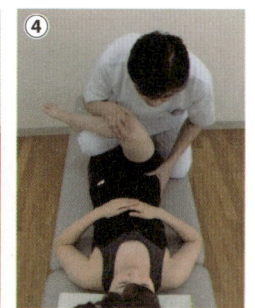

图1-2-6 臀大肌的拉伸操作顺序（2）：大腿部位操作的注意事项

①物理治疗师用右手推动患者的右膝。

②物理治疗师用右手使患者的右髋关节外旋。

③患者的髋关节保持外旋状态，物理治疗师用右手臂贴住患者的右小腿外侧。

④患者的右髋关节要保持外旋状态，物理治疗师平行推动患者的右大腿，使髋关节屈曲、内收。

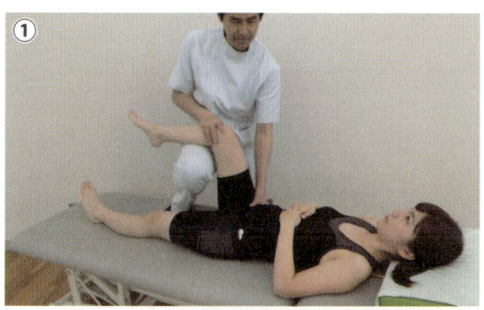 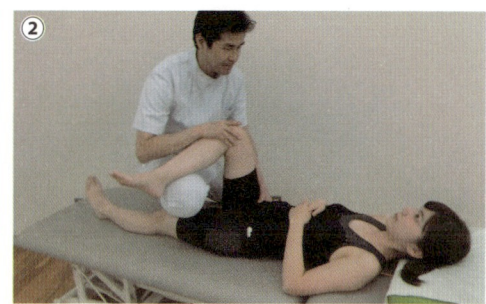

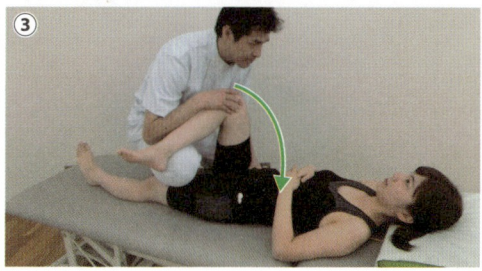 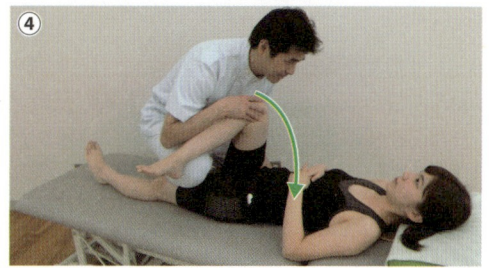

臀中肌（后方纤维）gluteus medius muscle

起点	髂骨外侧的臀前线和臀后线之间	支配神经	臀上神经
止点	大转子的外侧面	神经节	L4~S1

■技术要点

肌肉走向与功能

- 经过髋关节的内收－外展轴的外侧 ▶ 可使髋关节**外展**
- 前方纤维经过髋关节的屈曲－伸展轴的前方 ▶ 可使髋关节**屈曲**
- 后方纤维经过髋关节的屈曲－伸展轴的后方 ▶ 可使髋关节**伸展**
- 前方纤维经过髋关节的内旋－外旋轴的前方 ▶ 可使髋关节**内旋**
- 后方纤维经过髋关节的内旋－外旋轴的后方 ▶ 可使髋关节**外旋**

固定方法要点

- 髋关节的屈曲、外旋、轻度内收运动中骨盆如何运动？ ▶ 骨盆后倾，向同侧下抑，向对侧稍微旋转

拉伸操作要点

- 由于受到颈干角的影响，解剖学中基本肢位的拉伸操作与通过髋关节屈曲来进行拉伸的操作的方向完全相反。要在髋关节屈曲时进行外旋运动来拉伸臀中肌（参照图1-3-4）
- 外旋、伸展、轻度内收髋关节来拉伸臀中肌
- 由于受到颈干角的影响，髋关节通过充分外旋、屈曲、轻度内收来拉伸臀中肌即可

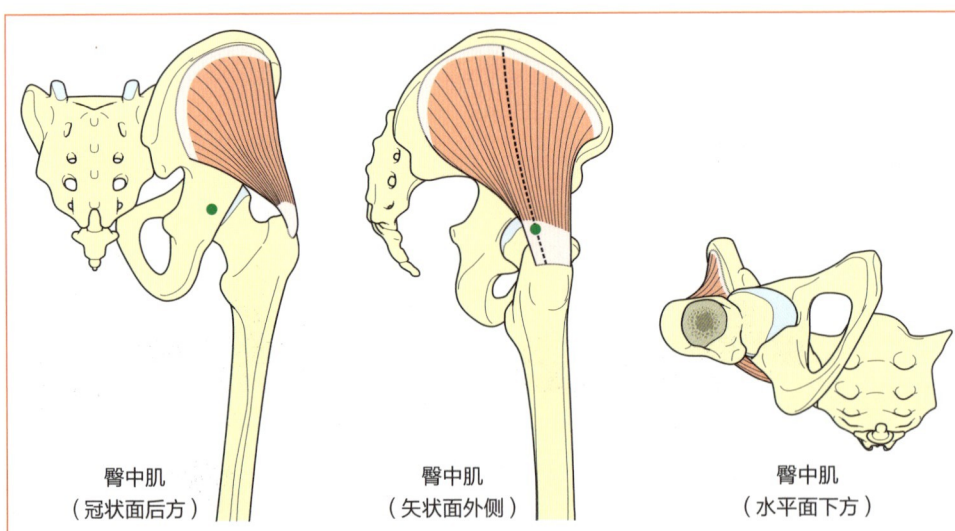

臀中肌 （冠状面后方）	臀中肌 （矢状面外侧）	臀中肌 （水平面下方）

臀中肌中有前方纤维和后方纤维，它们分别经过屈曲－伸展轴的前方和后方。
从冠状面来看，臀中肌经过髋关节的内收－外展轴的外侧，可使髋关节外展。
从矢状面来看，臀中肌中经过髋关节的屈曲－伸展轴的前方的部分可使髋关节屈曲，经过后方的部分可使其伸展。
从水平面来看，臀中肌中经过髋关节的内旋－外旋轴的前方的部分可使髋关节内旋，经过后方的部分可使其外旋。
在这里，我们仅对臀中肌在轴后方的纤维进行讨论（对臀中肌在轴前方的纤维的讨论将在臀小肌的部分进行）。

图1-3-1 臀中肌后方纤维的拉伸操作——全身图

患者仰卧，物理治疗师外旋患者的右髋关节，并稍微向内旋方向进行屈曲操作来拉伸臀中肌后方纤维。物理治疗师使患者的右骨盆前倾并固定。

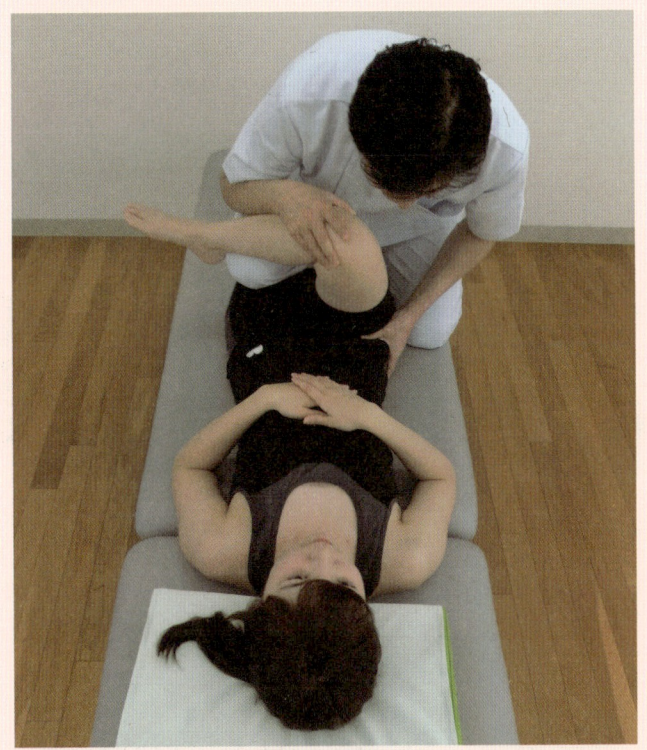

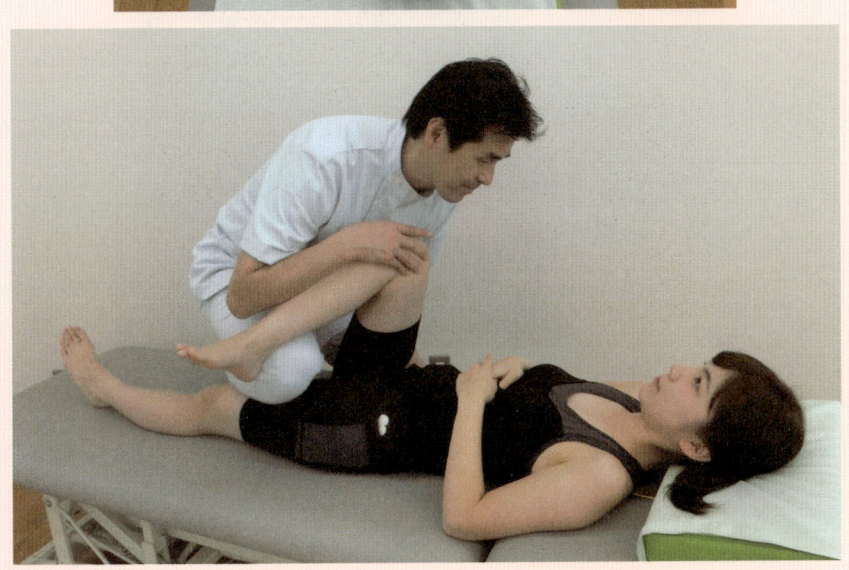

图1-3-2 臀中肌后方纤维的固定方法

在外旋、屈曲、内收髋关节以拉伸臀中肌后方纤维的过程中，骨盆会向后倾、向右下抑、向左旋转
（※注）。为了防止这种情况发生，物理治疗师应用右膝压住患者的左大腿，使其不能上抬。

物理治疗师用左手推动骨盆，使其向右上抬、向前倾、向右旋转并固定。其中最重要的是使骨盆前
倾并固定。

※注：意思是骨盆向左（对侧）移动。

　　躯干相对于骨盆的运动，在运动学中常常被描述为"躯干的右旋转"，但是这里描述的是骨盆的运动，所
　　以用骨盆"向左旋转"来表示。

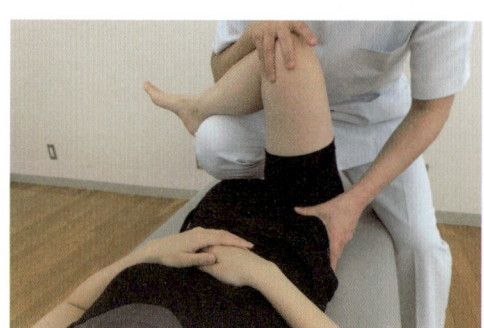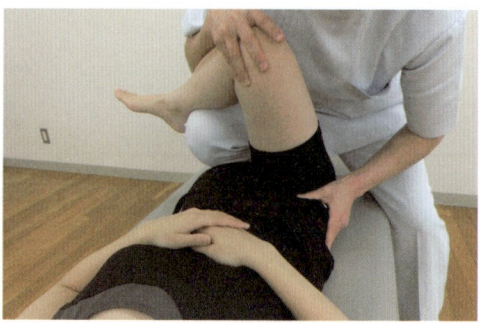

图1-3-3 臀中肌后方纤维的固定方法：详细操作

物理治疗师用左手固定骨盆这一操作在技术上有一定的难度。用左手大拇指以适度的力量按压髋关
节前方（腹股沟），把中指至小指放在髂肌上。注意保持手的姿势不变，使骨盆向右上抬、向前倾、
向右旋转并固定。

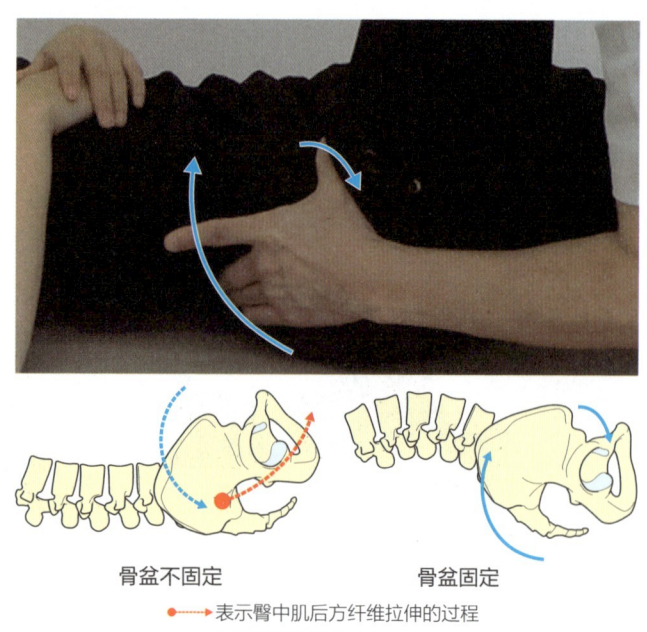

骨盆不固定　　　　　　骨盆固定

→ 表示臀中肌后方纤维拉伸的过程

→ 表示骨盆移动的方向

图1-3-4　髋关节屈曲时进行内旋、外旋操作的过程中臀中肌的拉伸变化

因为髋关节伸展时臀中肌后方纤维可使其外旋，所以大家会认为髋关节内旋能够使臀中肌拉伸。其实，当髋关节屈曲时，臀中肌后方纤维的走向会发生变化，加上颈干角的影响，臀中肌的拉伸方向会相反。如图c所示，在髋关节屈曲时，于内旋–外旋轴的正上方外旋髋关节至臀中肌后方纤维移行位置时，臀大肌的起点和止点的距离最远。然而，由于最终的拉伸操作是在髋关节屈曲的方向上进行的，因此髋关节内旋并不能充分拉伸臀中肌。

虽然臀中肌是代表性髋关节外旋肌，但是在髋关节处于屈曲、外旋位时，其走向会发生变化，产生较微弱的内收作用。

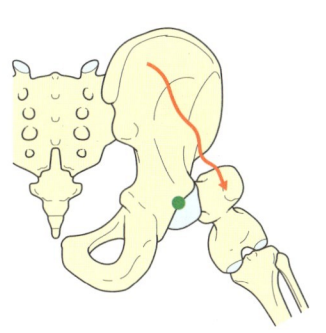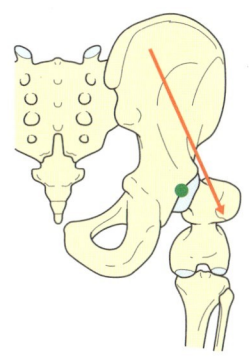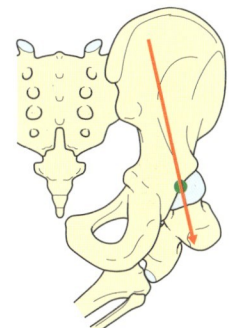

a.髋关节内旋状态　　　　b.髋关节内旋状态与外旋　　　　c.髋关节外旋状态
　　　　　　　　　　　　　　状态的中间位

图1-3-5　臀中肌后方纤维的拉伸操作（1）

①外旋、屈曲、内收髋关节以进行拉伸。

②患者仰卧，髋关节与膝关节均屈曲至成90度，把右小腿放在物理治疗师的右大腿（固定患者的左大腿）上。

③物理治疗师用右前臂和右大腿夹住患者的右小腿，患者的髋关节如图1-3-4c所示呈外旋状态。

④患者的髋关节保持外旋状态，物理治疗师将患者的右膝关节朝颈部推压以进行屈曲、内收。

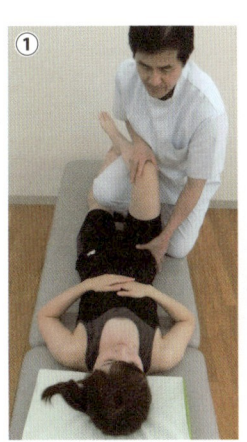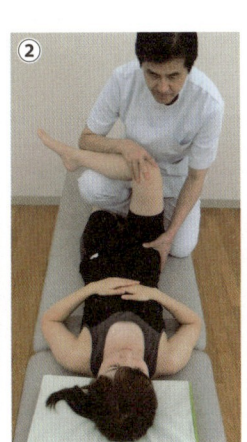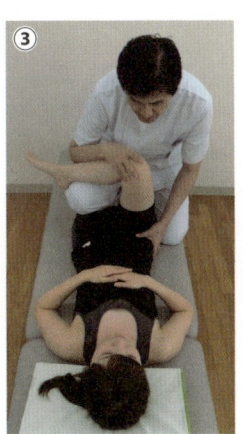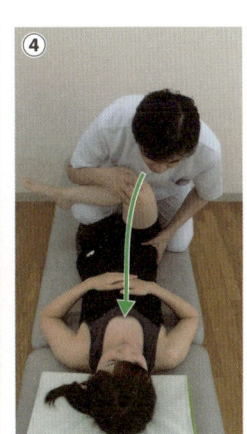

图1-3-6　臀中肌后方纤维的拉伸操作（2）

物理治疗师外旋、屈曲、内收患者的髋关节时，用右手不断轴向按压患者的膝关节（②~④ ➡）。

这是防止患者的骨盆后倾的固定操作之一。

另外，物理治疗师不要只用手轴向按压患者的膝关节，也要适当地利用体重进行操作。

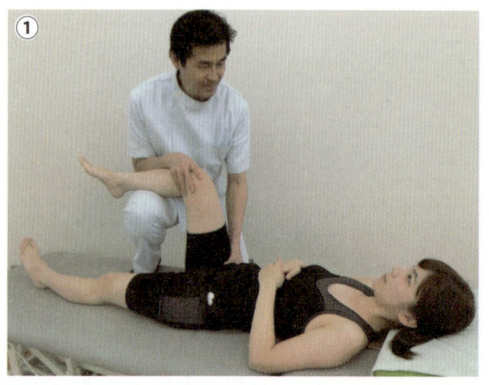
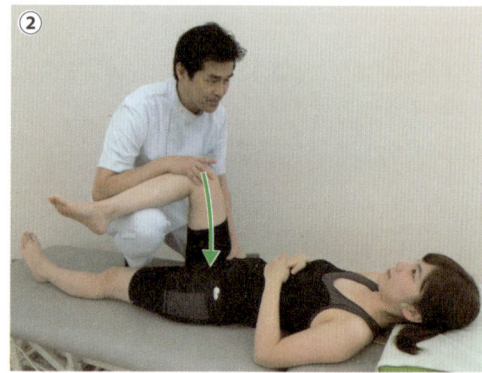
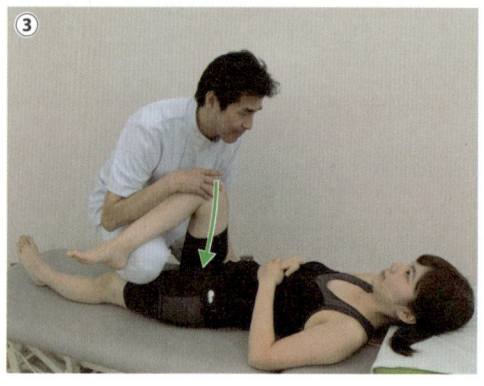
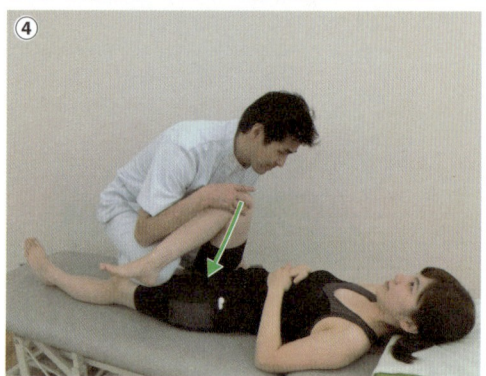

骶髂关节韧带的选择性拉伸

▶ 骶髂关节韧带的拉伸方法

物理治疗师通过触诊骶髂关节韧带的起点——骶骨外侧下方，以及止点——坐骨结节，来确认骶髂关节的运动情况。

物理治疗师用右手从起点触诊骶髂关节韧带，用左手手掌紧贴止点，即坐骨结节处。左手从起点开始向三维方向进行拉伸操作，右手触诊骶结节韧带以确认韧带是否得到了拉伸。

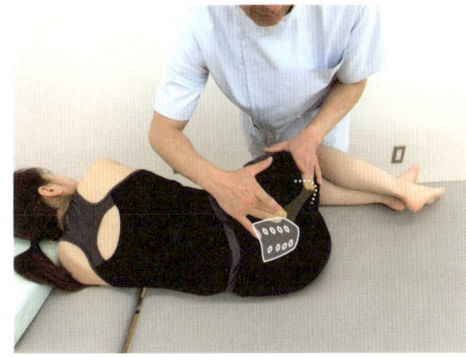

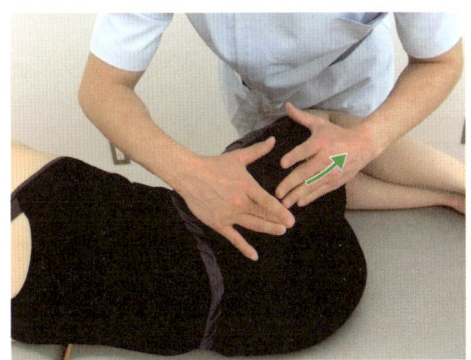

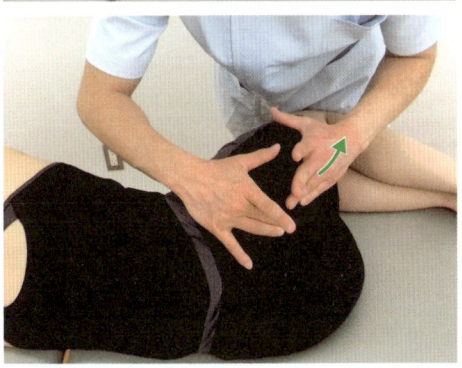

臀中肌（前方纤维）gluteus medius muscle

起点与止点等请参照第16页臀中肌（后方纤维）的内容。

臀小肌 gluteus minimus muscle

起点	髂骨外侧的臀前线的前方	支配神经	臀上神经
止点	大转子的前面	神经节	L4~S1

■技术要点

肌肉走向与功能	■ 经过髋关节的内收－外展轴的外侧	▶ 可使髋关节外展
	■ 经过髋关节的屈曲－伸展轴的前方	▶ 可使髋关节屈曲
	■ 经过髋关节的内旋－外旋轴的前方	▶ 可使髋关节内旋
固定方法要点	■ 拉伸髋关节时骨盆是如何运动的？	▶ 骨盆前倾，向同侧下抑，向对侧旋转
	■ 特别要注意抑制骨盆前倾和骨盆向同侧下抑	
拉伸操作要点	■ 内收、伸展、外旋髋关节来进行拉伸	
	■ 思考能同时内收、伸展、外旋患者的髋关节的握法或操作方法	

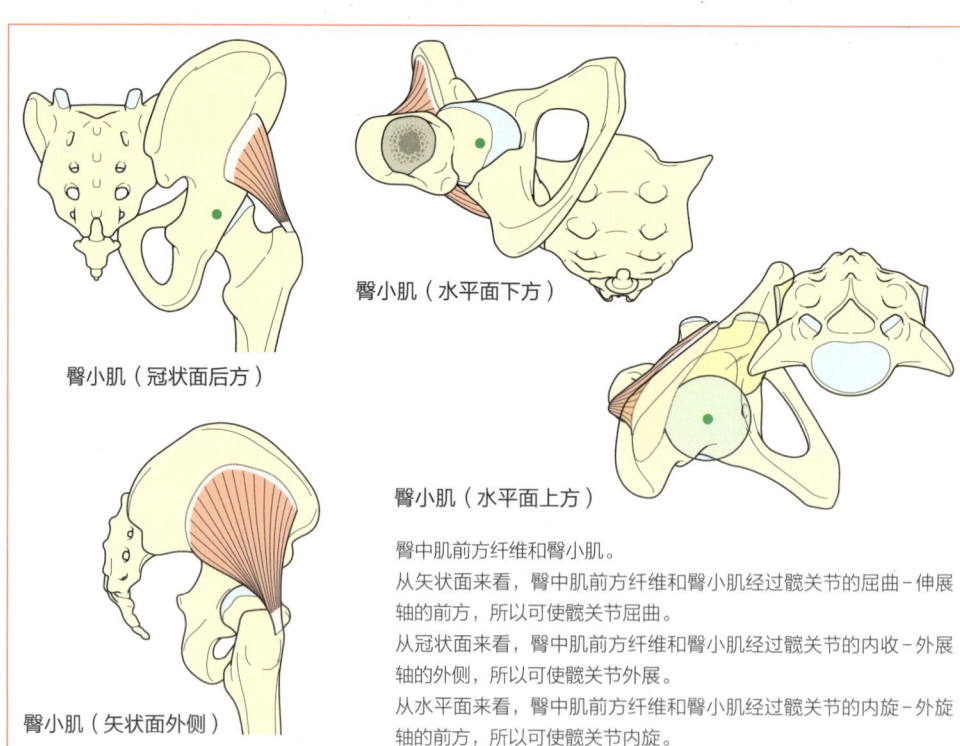

臀小肌（冠状面后方）

臀小肌（水平面下方）

臀小肌（水平面上方）

臀小肌（矢状面外侧）

臀中肌前方纤维和臀小肌。

从矢状面来看，臀中肌前方纤维和臀小肌经过髋关节的屈曲－伸展轴的前方，所以可使髋关节屈曲。

从冠状面来看，臀中肌前方纤维和臀小肌经过髋关节的内收－外展轴的外侧，所以可使髋关节外展。

从水平面来看，臀中肌前方纤维和臀小肌经过髋关节的内旋－外旋轴的前方，所以可使髋关节内旋。

图1-4-1 臀中肌前方纤维和臀小肌的拉伸操作——全身图（1）

患者向右侧卧，屈曲左髋关节和左膝关节，双手于左膝关节下方抱住左小腿。物理治疗师要抑制患者的左骨盆上抬，同时要内收、伸展、外旋其右髋关节。

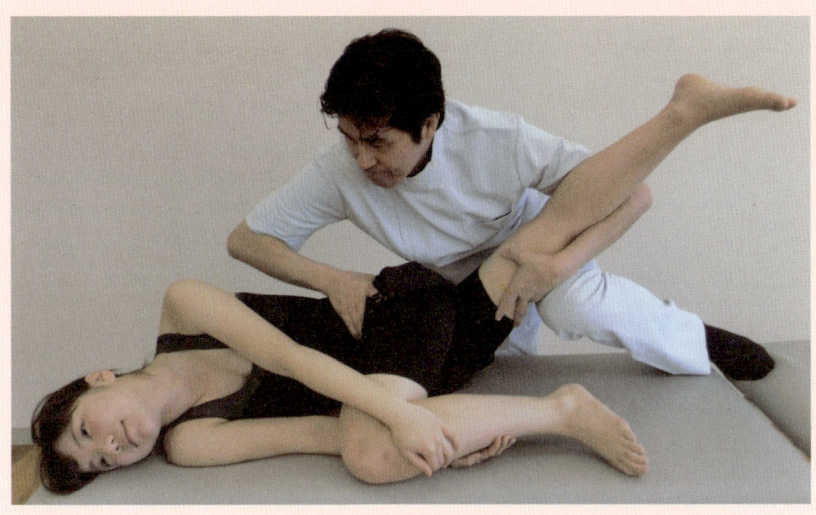

图1-4-2 臀中肌前方纤维和臀小肌的拉伸操作——全身图（2）

物理治疗师要注意患者的右髋关节是否保持伸展、外旋状态。物理治疗师用左臂固定患者的右腿（要注意伸手方法和握持位置）。

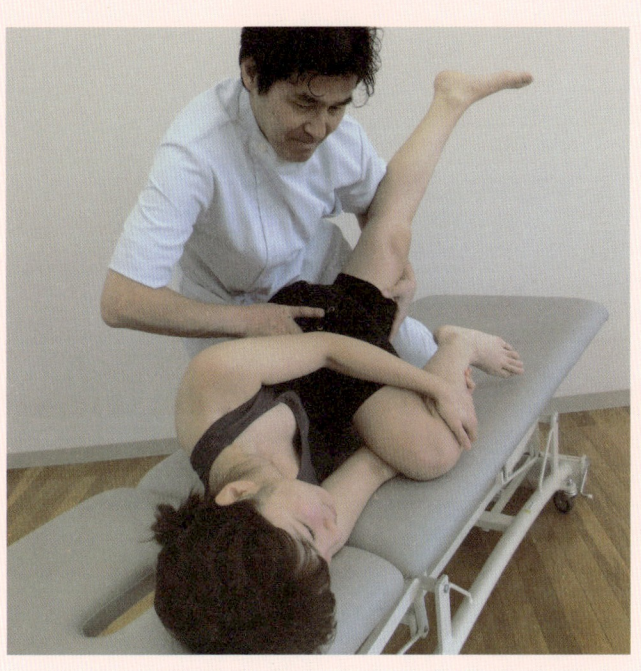

图1-4-3　臀中肌前方纤维和臀小肌的固定准备操作

患者向右侧卧，屈曲左髋关节和左膝关节，双手于左膝关节下方抱住左小腿。此固定准备操作比较容易使患者的骨盆保持后倾。

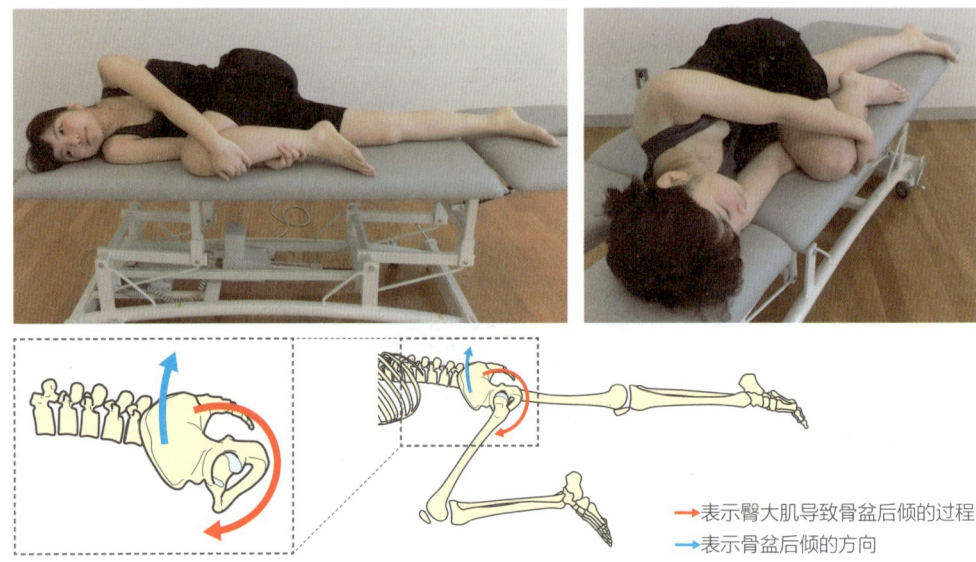

→表示臀大肌导致骨盆后倾的过程
→表示骨盆后倾的方向

图1-4-4　臀中肌前方纤维和臀小肌的固定准备操作中的固定方向

物理治疗师用右手握住患者的左骨盆，向下及向后按压左骨盆并使其固定。

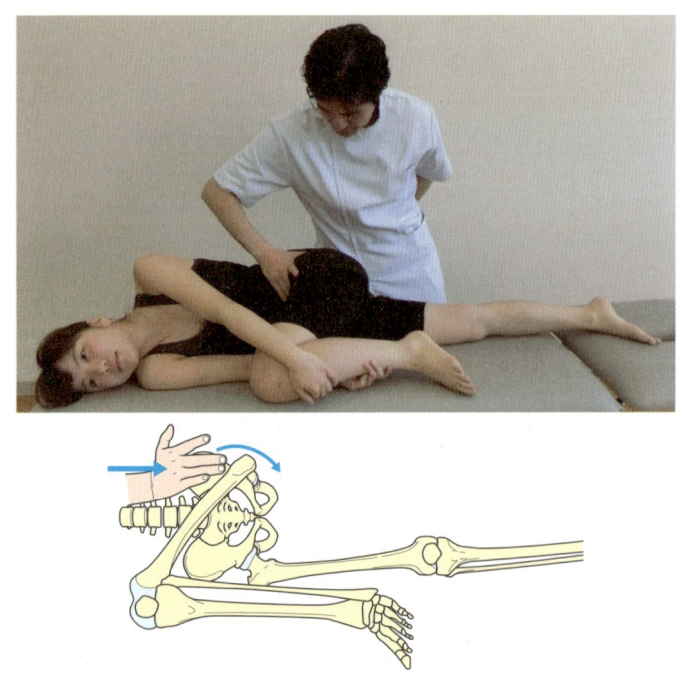

图1-4-5 臀中肌前方纤维和臀小肌的拉伸操作

①物理治疗师用左前臂从后下方托起患者的右小腿，用左手握住右大腿远端。接着，物理治疗师用左手使髋关节内收、伸展、外旋并固定。

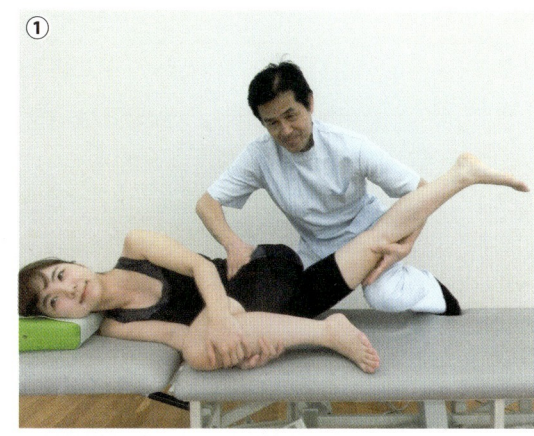

②物理治疗师将患者的右大腿放在自己的左大腿上。此时，患者的左膝保持伸直。同时，患者的右大腿保持外旋状态。此时，骨盆稍微移动一些也无所谓。接着，物理治疗师要对患者的髋关节进行内收操作，将患者的右小腿向天花板方向抬高并固定。

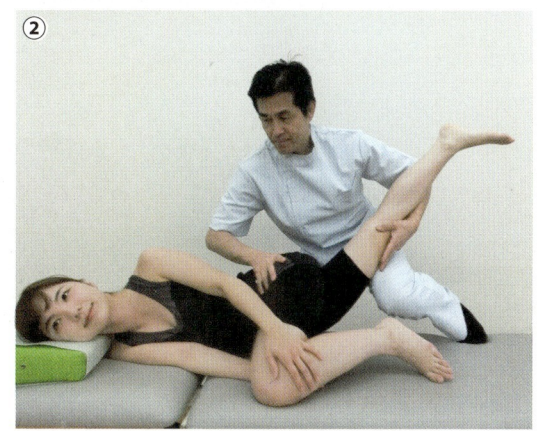

③物理治疗师用右手再次向下按压左骨盆来将其进行重新固定，并保持右髋关节内收。

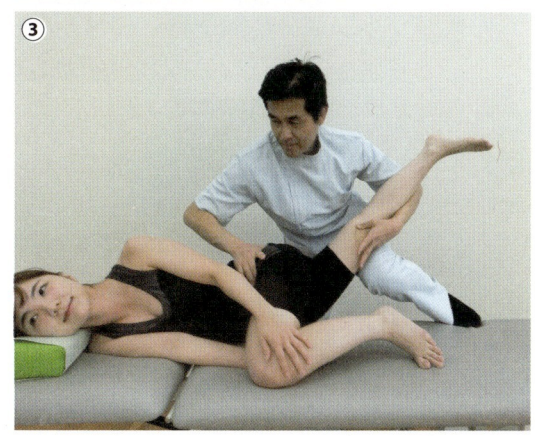

图1-4-6 臀中肌前方纤维和臀小肌的拉伸操作（详细过程）

①物理治疗师用左臂推患者的右小腿后方（如━➤a所示），这是由于内收髋关节时容易外旋髋关节。接着，物理治疗师将患者的右大腿放在自己的左大腿上，使其外旋并逐渐将其抬起。物理治疗师抬高左膝关节使患者的右腿抬起（如━➤b所示），而非用手臂的力量将患者的右腿拉起。

②物理治疗师左臂的正确握法。物理治疗师支撑着患者的右小腿后方，使患者的右髋关节外旋，脚尖朝下。

③物理治疗师左臂的错误握法。物理治疗师支撑着患者的右小腿前方，使患者的右髋关节内旋，脚尖朝上。

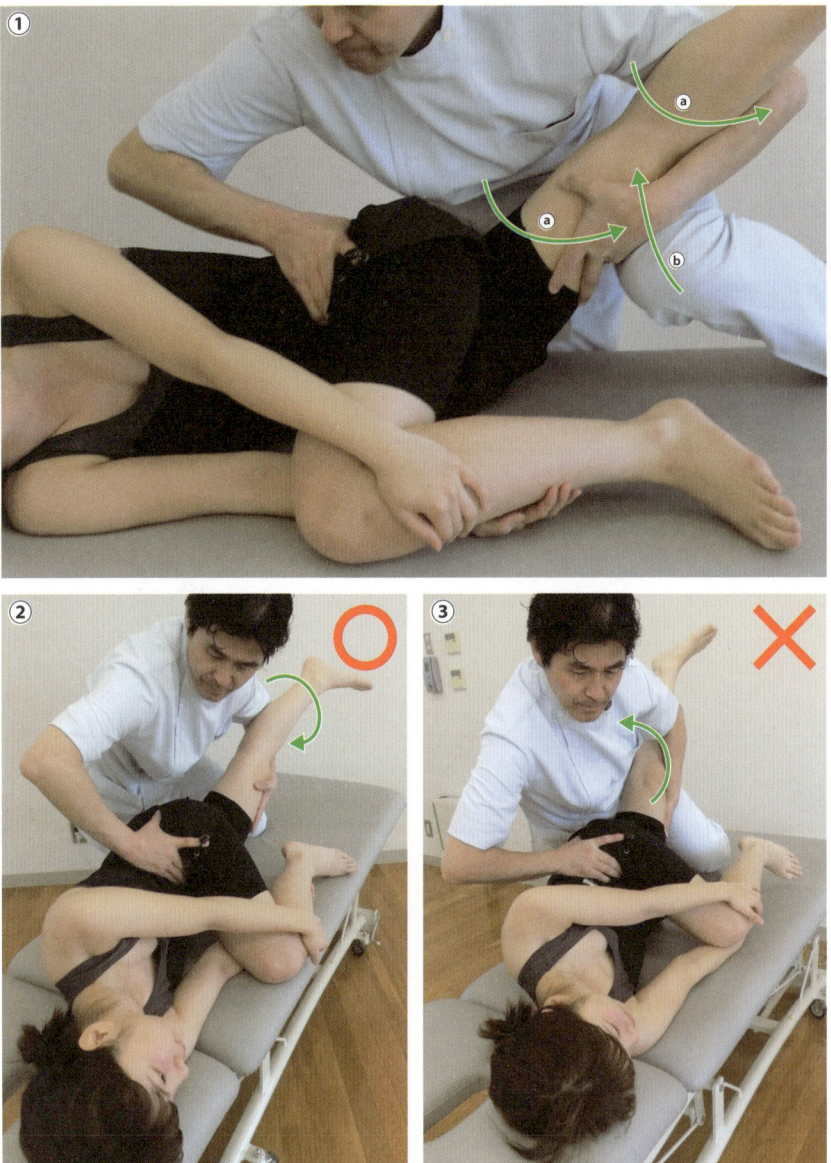

阔筋膜张肌 tensor fasciae latae

起点	髂前上棘		支配神经	臀上神经
止点	移行于髂胫束，止于胫骨粗隆外侧的Gerdy结节		神经节	L4~S1

■技术要点

肌肉走向与功能	■ 经过髋关节的内收－外展轴的外侧	▶ 可使髋关节外展
	■ 经过髋关节的屈曲－伸展轴的前方	▶ 可使髋关节屈曲
	■ 经过髋关节的内旋－外旋轴的前方	▶ 可使髋关节内旋
	■ 膝关节屈曲小于90度时，髂胫束经过屈曲－伸展轴的前方；膝关节屈曲大于90度时，髂胫束经过屈曲－伸展轴的后方	▶ 膝关节轻度屈曲时，可使髋关节伸展；屈曲大于90度时，可使髋关节屈曲
固定方法要点	■ 在髋关节的拉伸操作中，骨盆是如何运动的？	▶ 骨盆前倾，向同侧下抑，向对侧旋转
	■ 特别要注意抑制骨盆前倾和向同侧下抑	

操作拉伸要点	■ 内收、伸展、外旋髋关节来进行拉伸
	■ 在上述髋关节操作中，只有伸展操作需要（迫于无奈时）稍加控制
	■ 思考在患者屈曲膝关节至90度的同时内收、伸展、外旋其髋关节的操作方法
	■ 物理治疗师不仅需要用手，也需要充分利用身体的各个部位进行拉伸操作

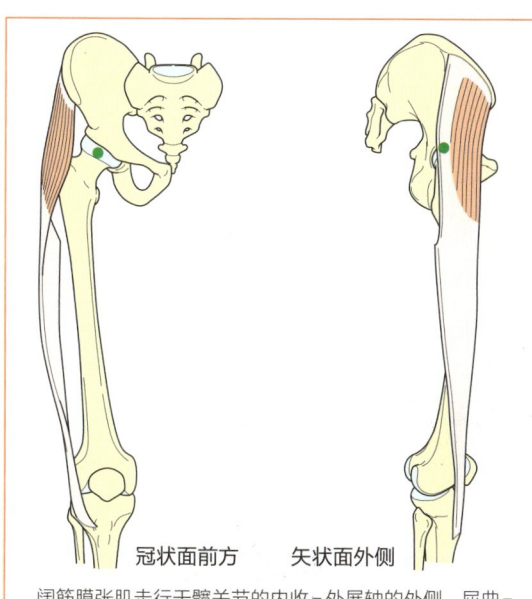

冠状面前方　　　矢状面外侧

阔筋膜张肌走行于髋关节的内收－外展轴的外侧、屈曲－伸展轴的前方、内旋－外旋轴的前方。
膝关节屈曲90度时，阔筋膜张肌经过屈曲－伸展轴的上方。

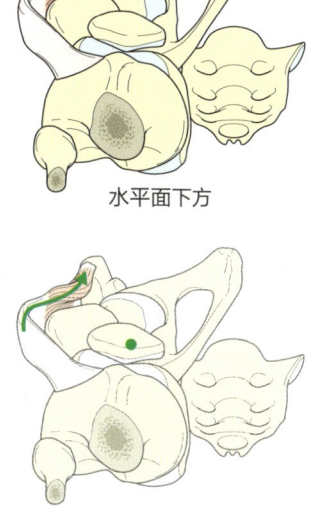

水平面下方

由于可以在内旋－外旋轴的外侧从后往前拉髋关节，阔筋膜张肌可使髋关节内旋。

图1-5-1 阔筋膜张肌的拉伸操作——全身图

患者仰卧，屈曲右膝关节至90度，接着让右腿以右髋关节轻微屈曲的状态向伸展方向外旋、内收以进行拉伸。

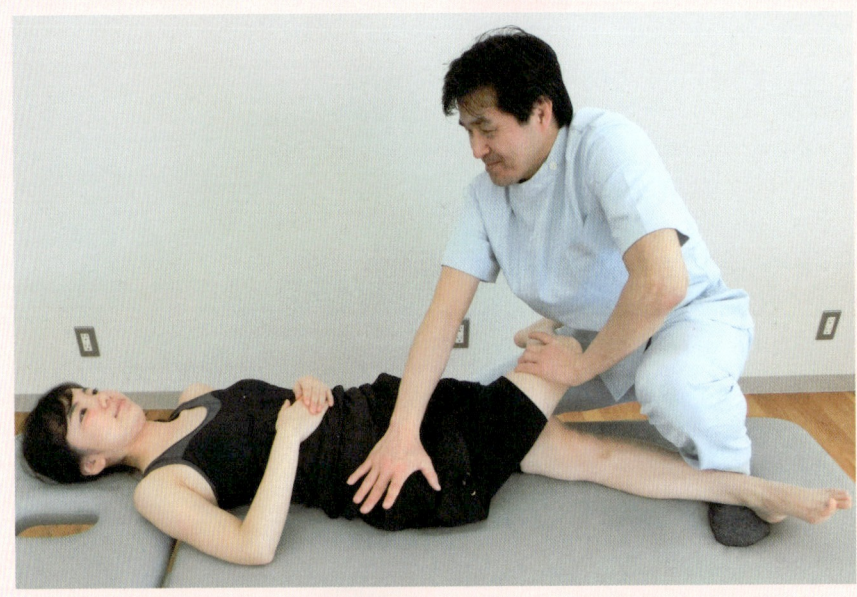

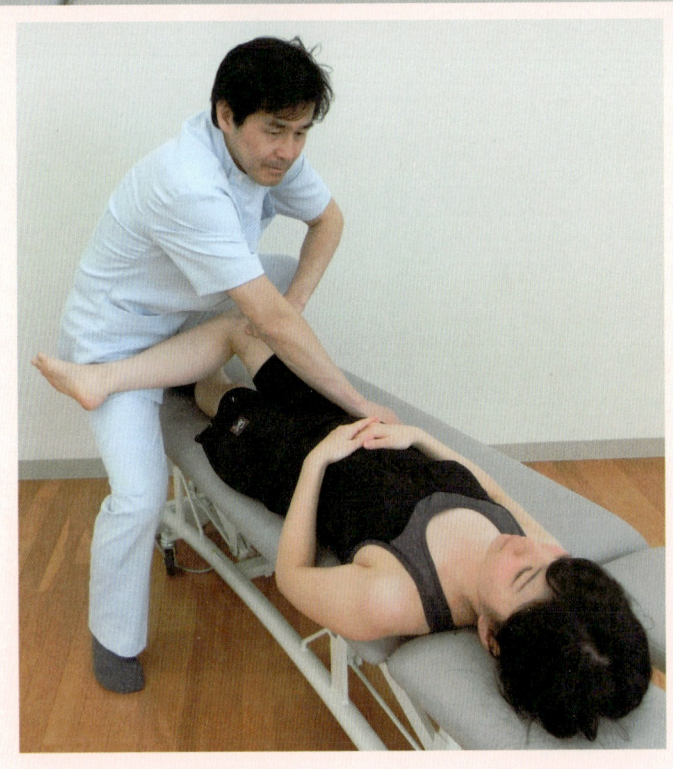

图1-5-2　阔筋膜张肌的拉伸准备操作（1）：包括固定操作

患者靠床左侧仰卧，完全内收左髋关节。物理治疗师用左脚从外侧固定患者的左小腿下端（①）。
接着，物理治疗师使患者的右膝关节屈曲至90度，使右髋关节外旋、内收后，把右小腿的下端放在
自己的右大腿上（②）。

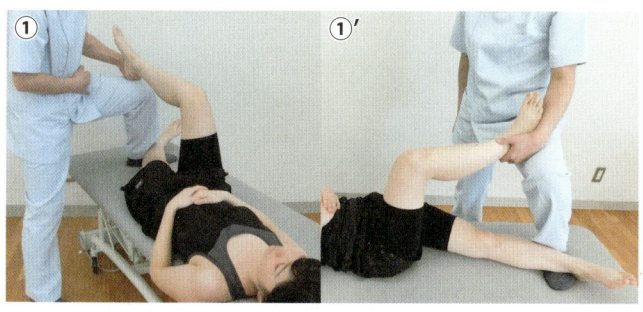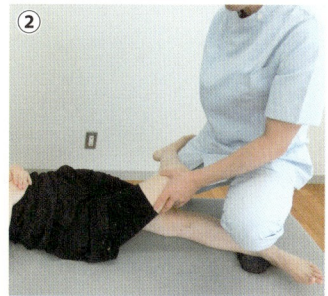

图1-5-3　阔筋膜张肌的拉伸准备操作（2）：具体的位置

由于足关节被强制进行屈曲、内翻，因此物理治疗师不要将患者的右脚外侧贴于自己的右大腿，而
要让患者的右脚外踝跨过自己的右大腿。

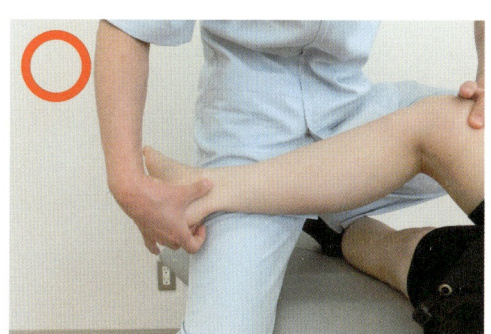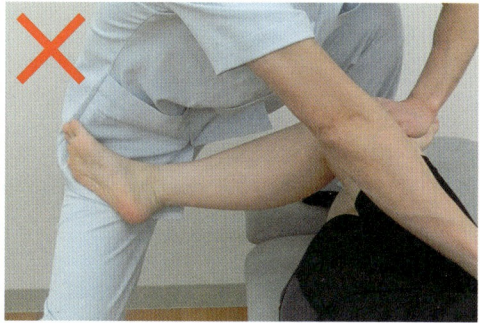

图1-5-4　阔筋膜张肌的拉伸准备操作（3）：物理治疗师的左手握法的变化

物理治疗师将患者的右脚外踝放在自己的右大腿处（①），左手的握法如图（②）所示。

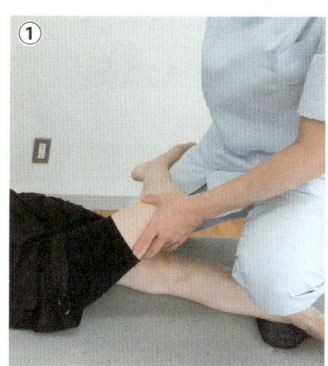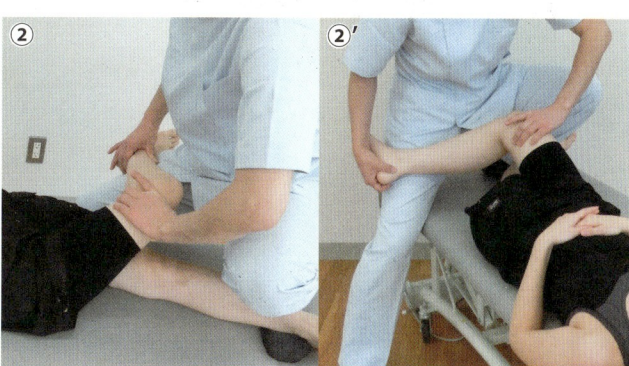

图1-5-5　阔筋膜张肌的固定操作

为了防止对髋关节进行内收操作的过程中右骨盆下抑，物理治疗师应使对侧髋关节完全内收。同时，为了防止对髋关节进行拉伸操作而导致骨盆前倾使右髂前上棘上移，物理治疗师应用右手从前方将骨盆固定住。虽然在右髋关节的外旋操作中患者的骨盆会向右旋转，但是在髋关节轻度屈曲时进行内收操作的过程中，骨盆也会向左旋转，因此这种旋转几乎被抵消。

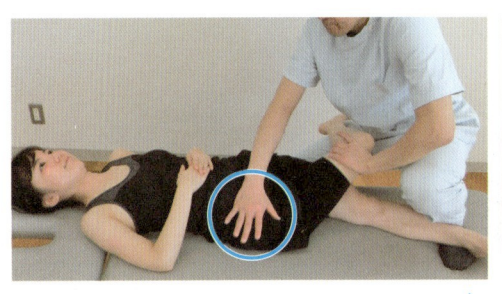
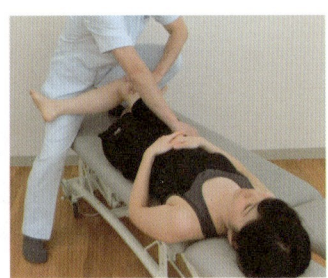
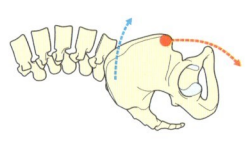
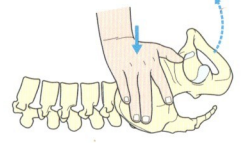

图1-5-6　阔筋膜张肌的单独拉伸操作

当患者的右髋关节处于内收、外旋、轻度屈曲的状态时，物理治疗师可以通过内收操作来拉伸其阔筋膜张肌。此时，虽然髋关节处于轻度屈曲的状态，但是内收和外旋导致的骨盆移动几乎能够互相抵消，因此阔筋膜张肌还是能得到充分拉伸。

物理治疗师在伸展、内收患者的髋关节的同时应移动重心，以使放在自己右大腿上的患者的右小腿的下端能同时右移。（①→②）

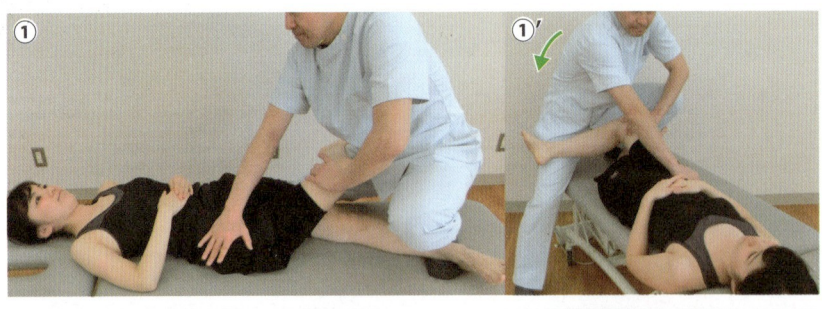
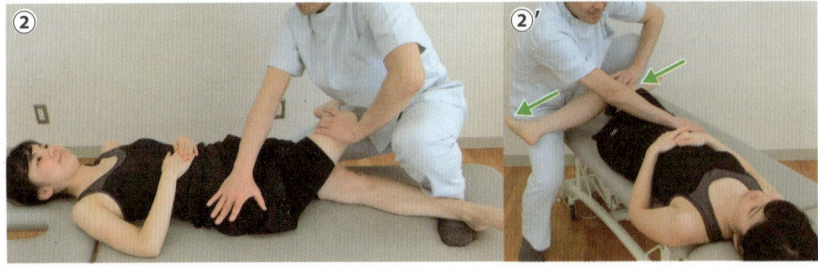

图1-5-7 阔筋膜张肌的错误拉伸操作（1）：增加了屈曲、内旋操作

阔筋膜张肌的常见的错误拉伸操作有内收患者的右髋关节时增加了屈曲、内旋操作。物理治疗师如果在没有意识到在患者的髋关节"外旋"的情况下进行内收操作，则容易增加内旋操作。与此同时，屈曲操作也会增加。

如果患者感到腹股沟部疼痛，那么很可能是因为物理治疗师进行了错误的拉伸操作。

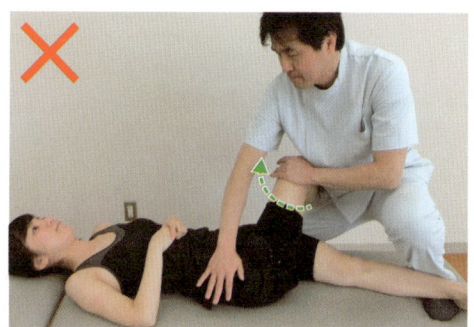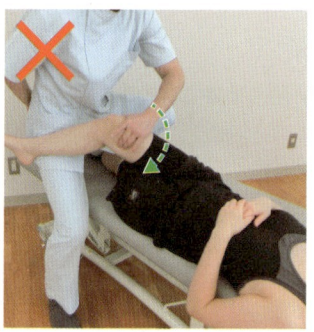

图1-5-8 阔筋膜张肌的错误拉伸操作（2）：向下按压大腿下端

物理治疗师一定要特别注意，如果向下按压患者的大腿下端，即使髋关节处于外旋、伸展状态，也有可能给膝关节内翻施加过大的压力，使患者感到膝关节外侧疼痛。为了避免发生运动障碍，物理治疗师一定要按压正确的位置，进行正确的外旋操作。

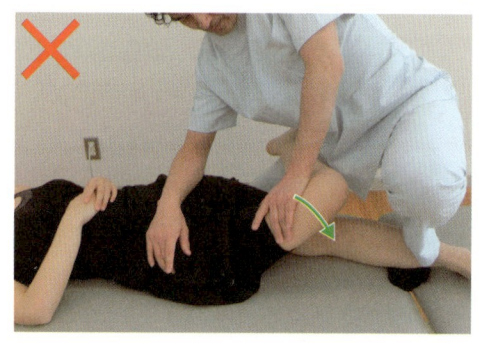

如果向下按压大腿下端，会给膝关节内翻施加过大的压力，使患者感到膝关节外侧疼痛，所以一定不能这样做。

图1-5-9 阔筋膜张肌的正确拉伸操作

为了不犯图1-5-7和图1-5-8所示的错误，物理治疗师应该将左手放在患者的右大腿下端并外旋其右髋关节。操作时，物理治疗师应在感受股骨长轴旋转的同时用左手握住患者的右大腿下端进行正确的操作。

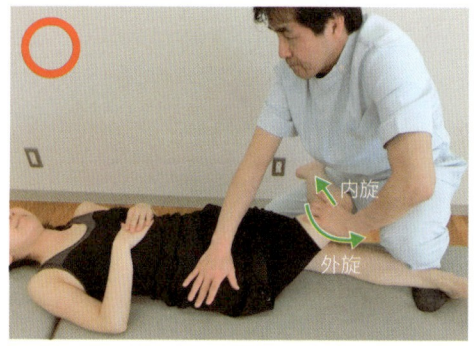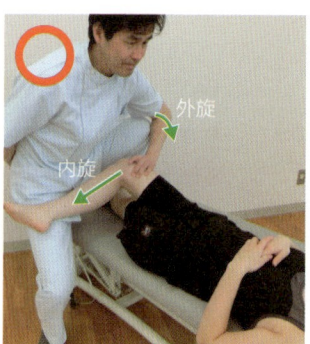

梨状肌 *piriformis muscle*

起点	骶骨前面		支配神经	骶丛
止点	股骨大转子尖端的后缘		神经节	S1、S2

■技术要点

<table>
<tr><td rowspan="4">肌肉走向与功能</td><td>■ 经过髋关节的内收－外展轴的上方</td><td>▶ 可使髋关节外展</td></tr>
<tr><td>■ 后方纤维经过髋关节的屈曲－伸展轴的上方，从后往前运动</td><td>▶ 可使髋关节屈曲</td></tr>
<tr><td>■ 后方纤维经过髋关节的内旋－外旋轴的后方</td><td>▶ 可使髋关节外旋</td></tr>
<tr><td>■ 髋关节伸展时，梨状肌经过内旋－外旋轴的后方；髋关节屈曲时，梨状肌经过内旋－外旋轴的前方</td><td>▶ 可使髋关节外旋</td></tr>
<tr><td>固定方法要点</td><td>■ 髋关节屈曲、外旋、内收时骨盆如何运动？</td><td>▶ 骨盆后倾，向同侧下抑，向对侧旋转</td></tr>
<tr><td rowspan="3">拉伸操作要点</td><td>■ 髋关节屈曲时，梨状肌经过内旋－外旋轴的前方，通过外旋操作可以对其进行拉伸</td><td></td></tr>
<tr><td>■ 外旋、屈曲、内收髋关节来进行拉伸</td><td></td></tr>
<tr><td>■ 髋关节内收幅度比臀中肌后方纤维等的拉伸操作中的髋关节内收幅度大得多</td><td></td></tr>
</table>

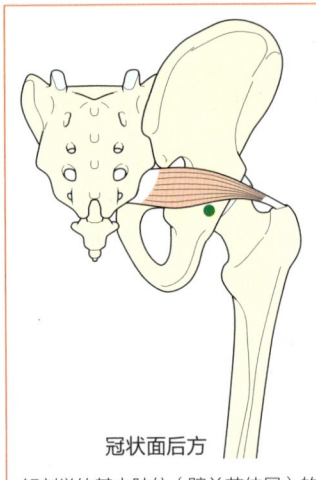 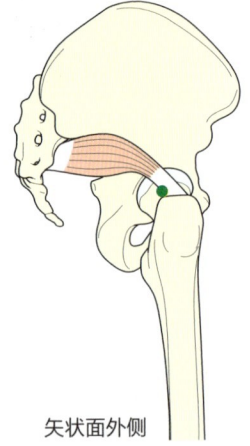 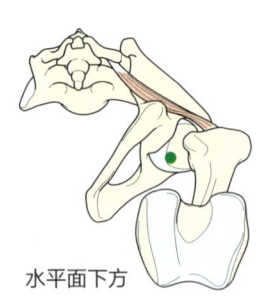

冠状面后方 　　　　　　　　　　矢状面外侧 　　　　　　　　　水平面下方

解剖学的基本肢位（髋关节伸展）的梨状肌：
- 从矢状面来看，梨状肌经过髋关节的屈曲－伸展轴的上方，从后往前运动，可使髋关节屈曲；
- 从冠状面来看，梨状肌经过髋关节的内收－外展轴的上方，可使髋关节外展；
- 从水平面来看，梨状肌中经过髋关节的内旋－外旋轴的后方的部分可使髋关节外旋。

髋关节屈曲时的梨状肌：
- 从矢状面来看，梨状肌经过髋关节的屈曲－伸展轴的上方，从前往后运动，可使髋关节伸展；
- 从冠状面来看，梨状肌经过髋关节的内收－外展轴的上方，可使髋关节外展；
- 从水平面来看，梨状肌中经过髋关节的内旋－外旋轴的前方的部分可使髋关节内旋。

图1-6-1　梨状肌的拉伸操作——全身图（1）

物理治疗师用左手向前推患者骨盆并固定。接着，物理治疗师向外旋、屈曲、内收方向拉伸患者的髋关节。

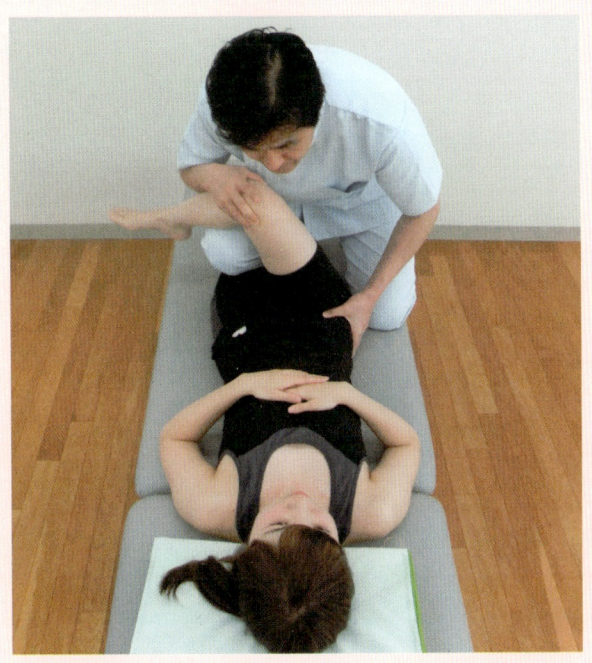

图1-6-2　梨状肌的拉伸操作——全身图（2）

在右髋关节屈曲时进行拉伸会引起伴随骨盆后倾发生的左髋关节屈曲（左大腿上抬）。为了防止这种情况发生，物理治疗师应该将右膝贴于患者的左大腿并使其固定。

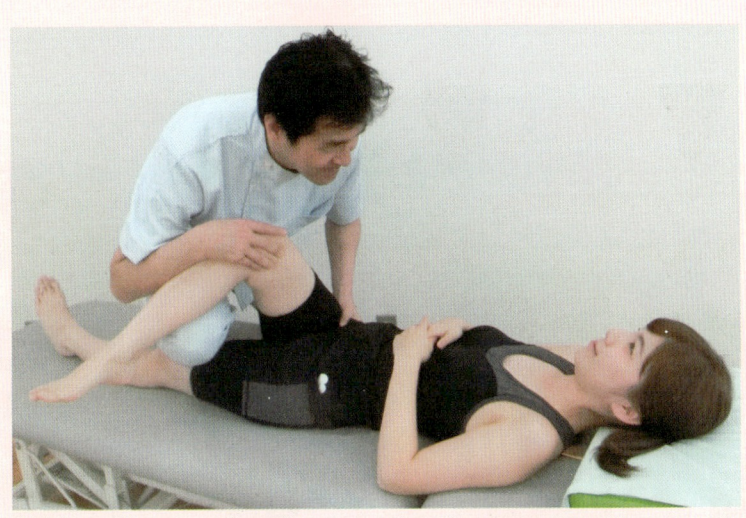

图1-6-3　梨状肌的固定操作

①在右髋关节屈曲时进行拉伸会引起伴随骨盆后倾发生的左髋关节屈曲（左大腿上抬）。为了防止这种情况发生，物理治疗师应该将右膝贴于患者的左大腿并使其固定。<u>物理治疗师一定不要把体重施加在患者的右大腿上</u>，只要防止其左大腿上抬即可。

②物理治疗师用左手向前推患者的骨盆。将左手拇指放在患者的腹股沟部位（髂前上棘的下方），中指至小指无间隙地放在髂肌上，注意在保持握法不变的同时向前推骨盆并使其固定。另外，内收、外旋右髋关节的拉伸操作会导致右骨盆向左下抑、向左旋转，所以物理治疗师要用左手向左上、向右用力固定骨盆。

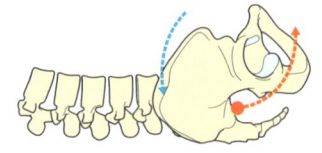

骨盆固定前

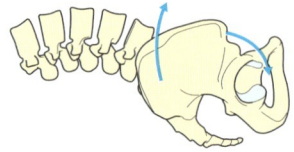

骨盆固定后

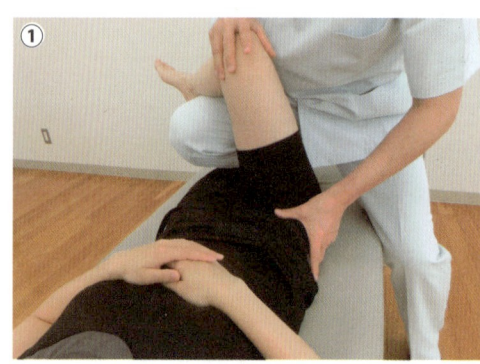 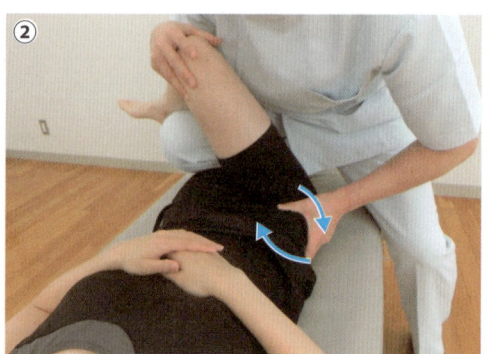

图1-6-4　梨状肌的拉伸操作

物理治疗师屈曲患者的髋关节和膝关节，将患者的右小腿放在自己的右大腿上，用右手握住患者的右膝关节（①）。用右前臂按压患者的右小腿，使患者的右髋关节外旋（②）。用左手向前推患者的骨盆并使其固定，右手借助体重轴向按压患者的膝关节（③）。最后，屈曲、内收、外旋患者的髋关节以拉伸其梨状肌（④）。

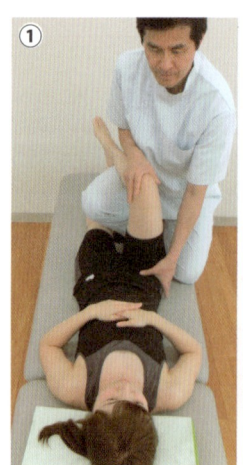 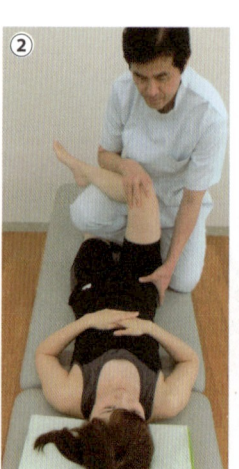 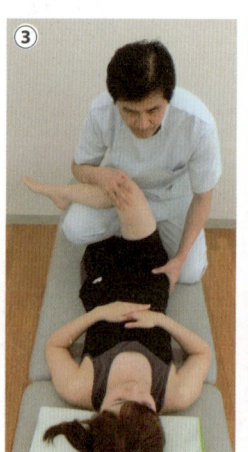 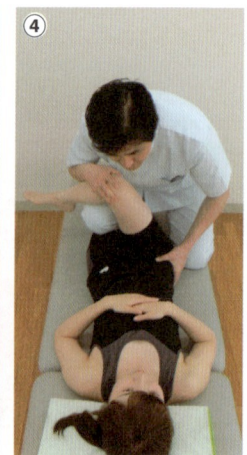

图1-6-5 梨状肌的拉伸操作（进行外旋操作的原因）（1）

髋关节屈曲时梨状肌会逆向作用。此时，梨状肌经过髋关节内旋－外旋轴的前方，可使髋关节内旋（参照图1-6-6）。因此，物理治疗师要外旋患者的髋关节后再对其进行屈曲、内收操作。

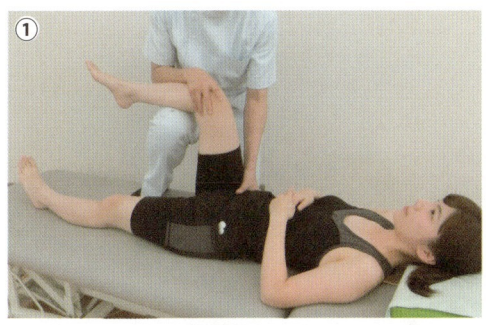
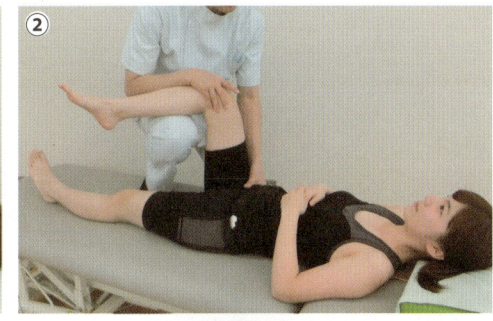
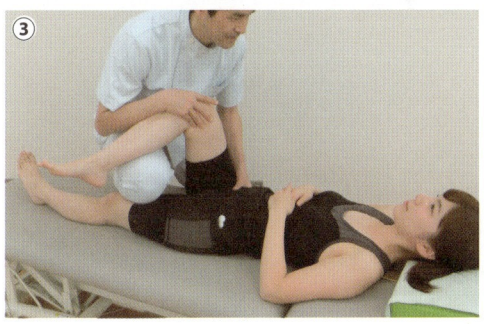
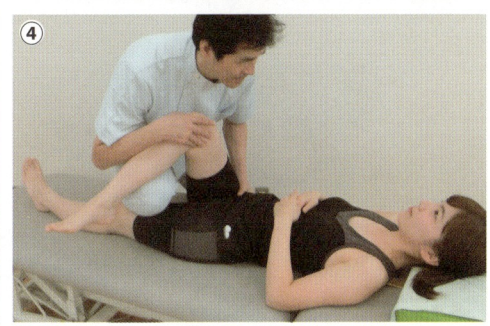

图1-6-6 梨状肌的拉伸操作（进行外旋操作的原因）（2）

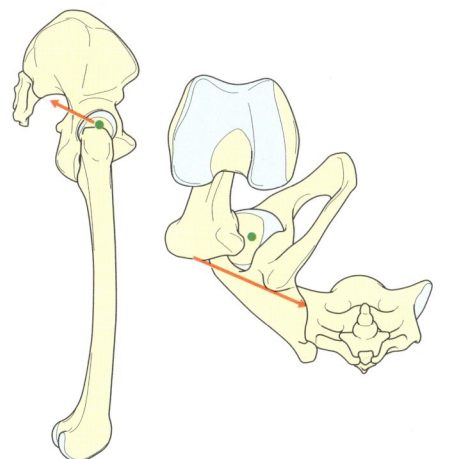

a.髋关节伸展：水平面下方

髋关节伸展时，从水平面来看，梨状肌经过髋关节的内旋－外旋轴的后方，可使髋关节外旋。因此，内旋髋关节可使梨状肌拉伸。

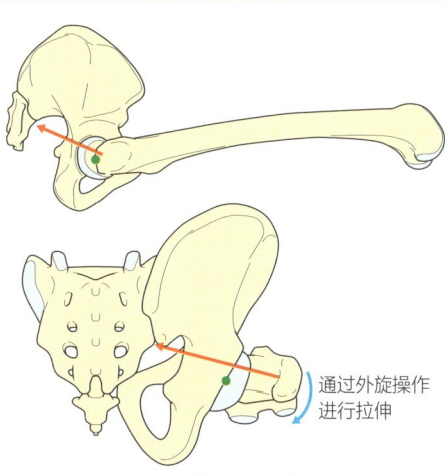

通过外旋操作进行拉伸

b.髋关节屈曲：冠状面后方

髋关节屈曲时，从冠状面来看，梨状肌经过髋关节的内旋－外旋轴的前方，可使髋关节内旋。因此，可通过髋关节的外旋操作对梨状肌进行拉伸。这里是在髋关节屈曲时拉伸梨状肌，因此要在外旋髋关节后再进行内收操作。

股方肌 quadratus femoris

起点	坐骨结节外侧		支配神经	骶丛
止点	大转子后下方的转子间嵴		神经节	L4~S2

■技术要点

肌肉走向与功能	■ 经过髋关节的内收-外展轴的下方	▶ 可使髋关节内收
	■ 经过髋关节的内旋-外旋轴的后方	▶ 可使髋关节外旋
	■ 从矢状面几乎看不到股方肌	▶ 可以认为它不具备使髋关节屈曲和伸展的作用
固定方法要点	■ 外展、内旋髋关节时，骨盆如何运动？	▶ 骨盆向同侧上抬，向对侧旋转
拉伸操作要点	■ 外旋、内收髋关节来进行拉伸	

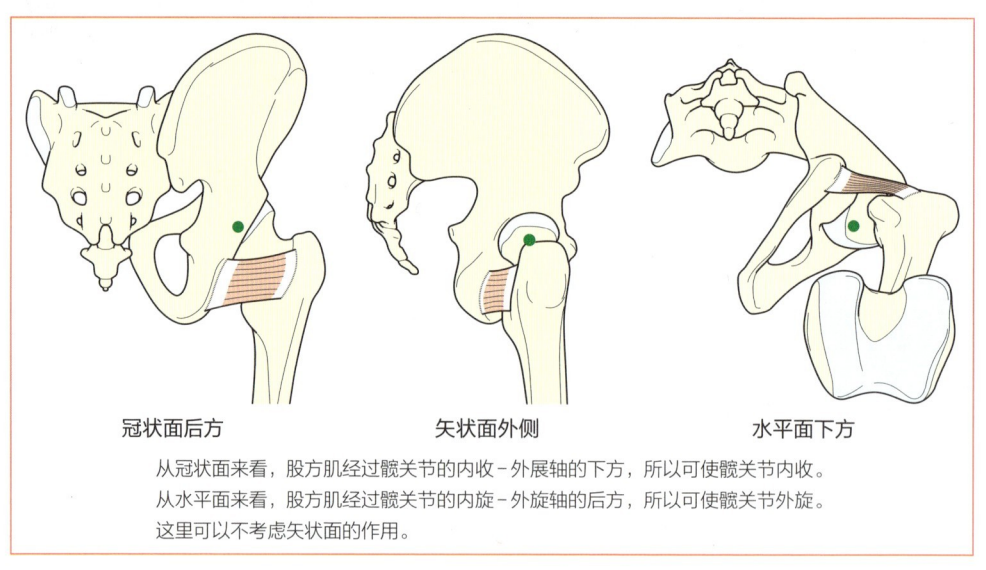

冠状面后方　　　　　　　　矢状面外侧　　　　　　　　水平面下方

从冠状面来看，股方肌经过髋关节的内收－外展轴的下方，所以可使髋关节内收。
从水平面来看，股方肌经过髋关节的内旋－外旋轴的后方，所以可使髋关节外旋。
这里可以不考虑矢状面的作用。

图1-7-1 股方肌的拉伸操作——全身图

患者仰卧，为了防止患者的骨盆向左旋转，物理治疗师应该用右手固定髂前上棘，外展患者的髋关节，再对髋关节进行内旋操作来拉伸股方肌。

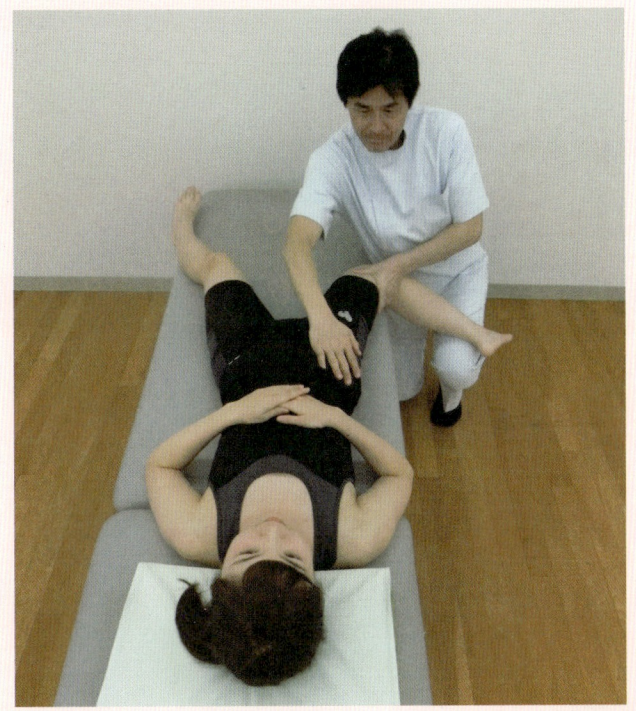

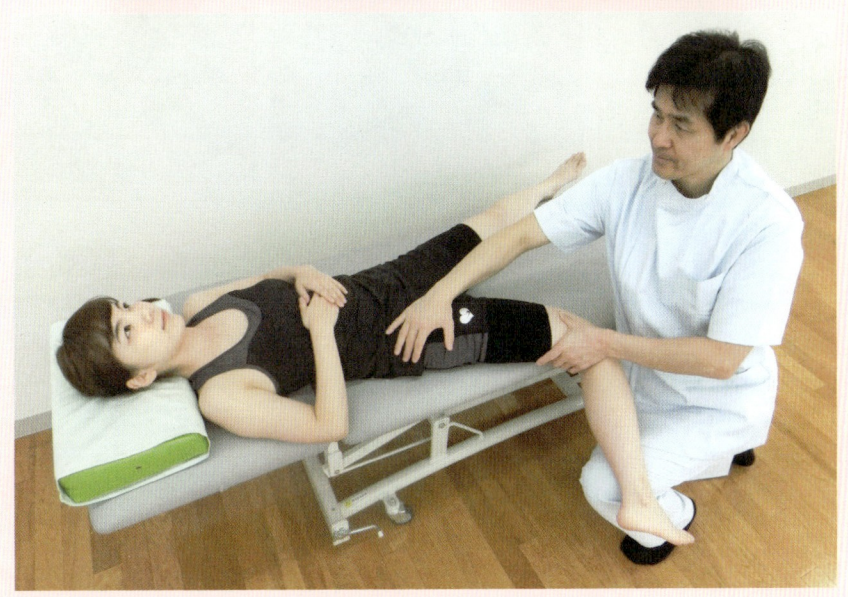

图1-7-2 股方肌的固定方法

患者仰卧，外展左髋关节，用左足跟勾住床沿，使右髋关节也外展，右膝关节以下部位从床上垂下。为了防止患者的骨盆向左旋转，物理治疗师应该用右手固定髂前上棘。

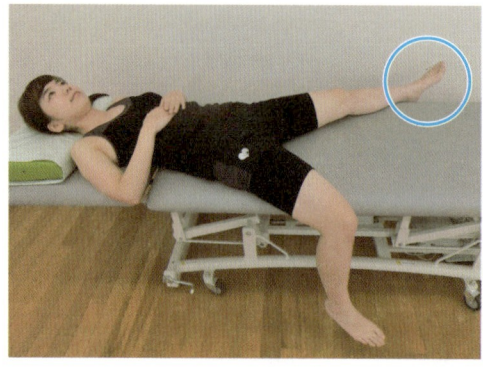
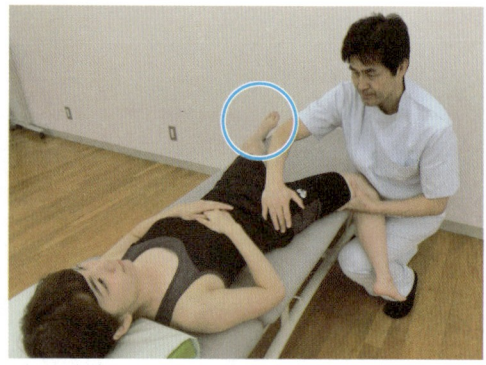

图1-7-3 股方肌的拉伸操作

物理治疗师将患者垂下的右小腿放在自己的左大腿上，用左手握住患者的右大腿下端（①）。在用右手固定骨盆的同时，用左手移动患者的右大腿，用左膝关节向外打开患者的右小腿，使髋关节内旋（②→③）。

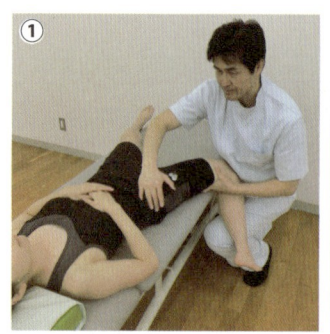
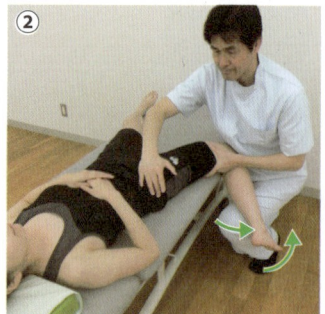
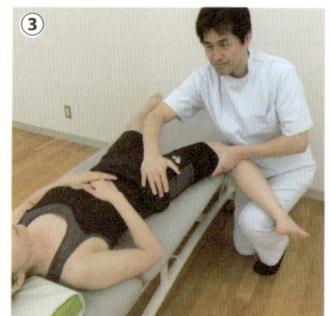

图1-7-4 股方肌的错误拉伸操作：没有意识到要始终保持外展

在内旋患者的髋关节的过程中，物理治疗师如果没有意识到要使其始终保持外展，则会导致髋关节在内旋的同时内收。因此，在内旋患者髋关节时一定要注意避免使其大腿向内转动（伴随着内收）。

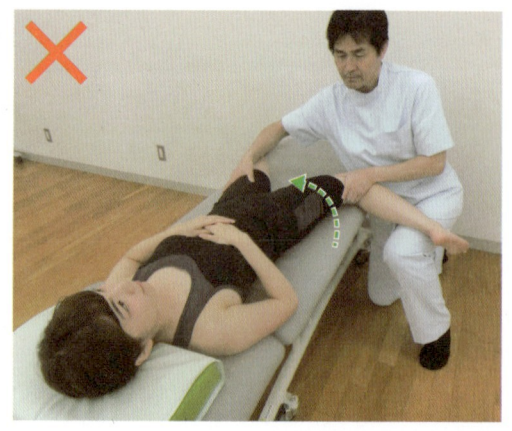

图1-7-5　股方肌的拉伸操作（详细过程）

物理治疗师用左手握住患者的右大腿下端并使髋关节绕大腿长轴向内旋转。作为辅助，物理治疗师可用左膝关节逐渐打开位于自己左大腿上的患者的右小腿，并使右髋关节内旋（②→③）。

如图1-7-4所示，在进行髋关节内旋操作时，容易导致髋关节内收，因此物理治疗师需要注意。

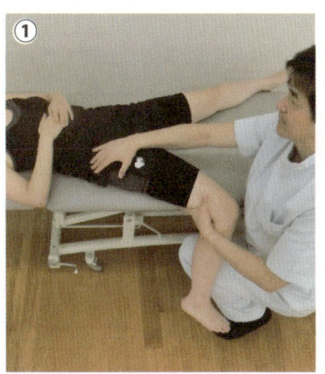
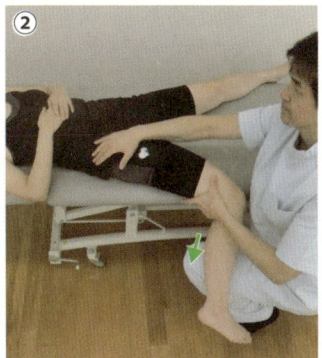
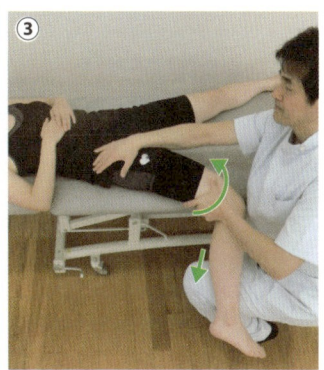

图1-7-6　股方肌的错误拉伸操作：大腿没有充分内旋

物理治疗师虽然用左手和左大腿对患者施加力量以使患者的髋关节内旋，但一定要注意的是，如果物理治疗师的左手不能使患者的右大腿充分内旋（②′-a），则物理治疗师的左大腿对患者的右小腿施加的内旋力（②′-b）反而会使患者的右膝关节外翻。

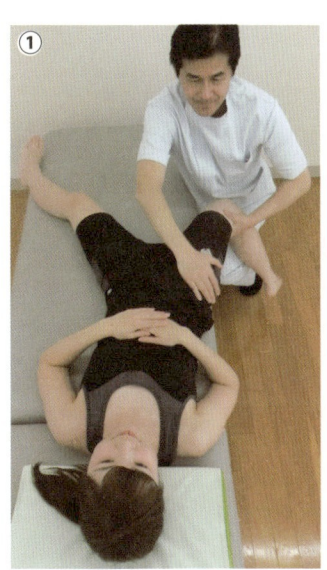
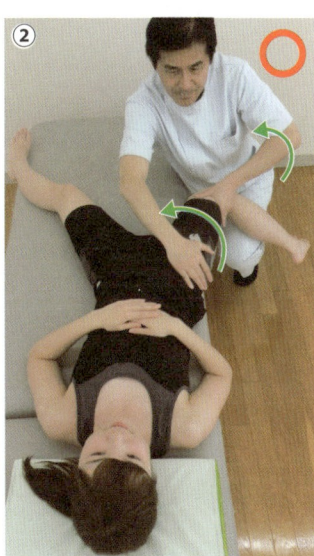
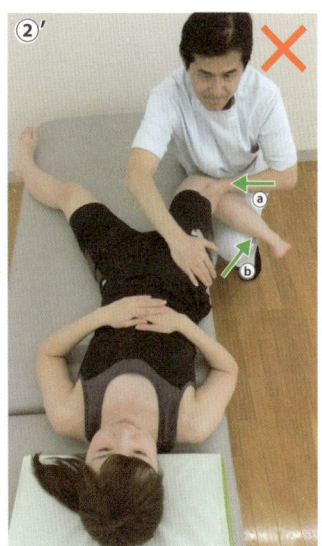

上孖肌 *gemellus superior*

起点	坐骨棘		支配神经	骶丛
止点	转子窝		神经节	L4~S2

下孖肌 *gemellus inferior*

起点	坐骨结节上端		支配神经	骶丛
止点	转子窝		神经节	L4~S2

闭孔内肌 *obturator internus*

起点	闭孔膜内面及其周围骨面		支配神经	骶丛
止点	转子窝		神经节	L4~S2

■技术要点

肌肉走向与功能	■ 几乎经过髋关节的内收－外展轴的正上方	▶ 可以认为不具备使髋关节内收、外展的作用
	■ 经过髋关节的内旋－外旋轴的后方	▶ 可使髋关节外旋
	■ 几乎经过髋关节的屈曲－伸展轴的正上方	▶ 可以认为不具备使髋关节屈曲、伸展的作用
固定方法要点	■ 外展、内旋髋关节时，骨盆如何运动？	▶ 骨盆向同侧上抬，向对侧旋转
拉伸操作要点	■ 外旋髋关节来进行拉伸	

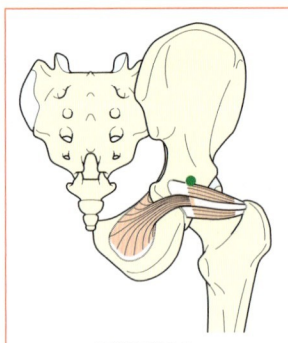 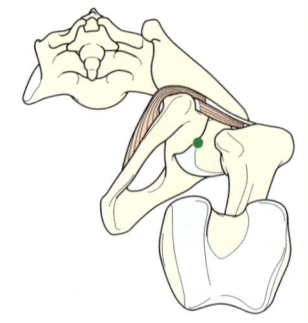

冠状面后方　　　　　　　矢状面外侧　　　　　　　水平面下方

这里可以不考虑冠状面、矢状面的作用。
从水平面来看，上孖肌、下孖肌和闭孔内肌中经过髋关节的内旋－外旋轴的后方的部分可使髋关节外旋。

图1-8-1　上孖肌、下孖肌和闭孔内肌的拉伸操作——全身图

患者仰卧，斜躺在床上，使右膝以下的小腿部分从床上垂下。为了防止患者的骨盆向左旋转，物理治疗师应用右手固定髂前上棘，并在患者的右髋关节处于内收与外展的中间位时对其进行内旋操作以拉伸相应肌肉。

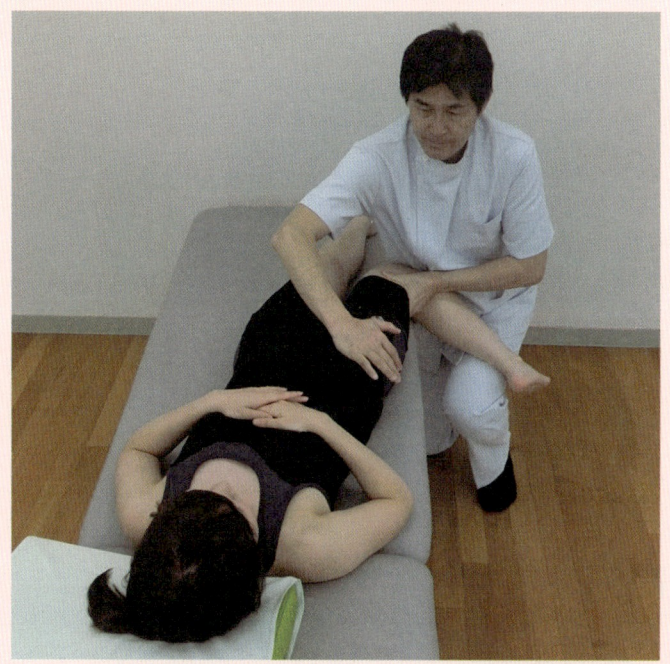

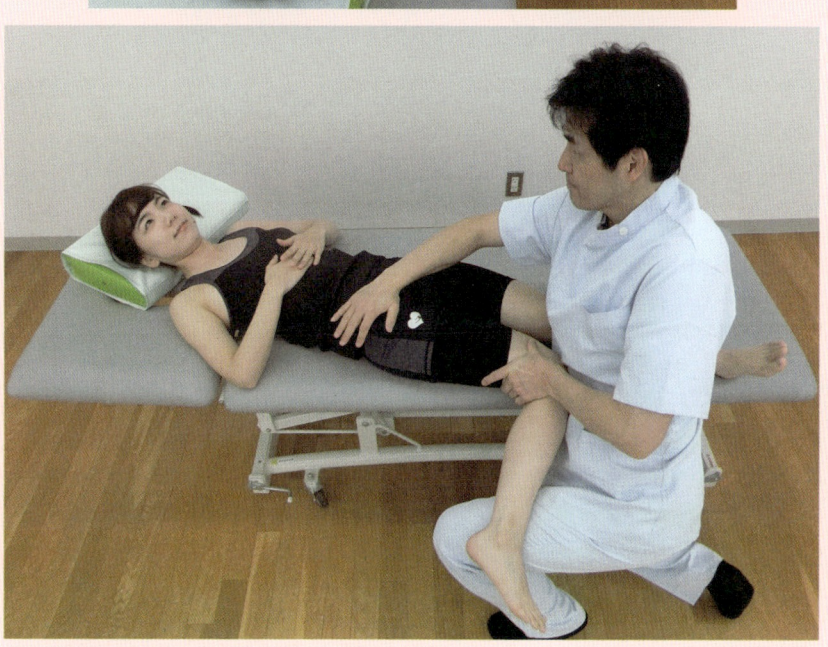

图1-8-2　上孖肌、下孖肌和闭孔内肌的固定方法

患者仰卧，斜躺在床上，保持右髋关节处于内收与外展的中间位，且右膝以下的小腿部分从床上垂下。如果在固定前内旋右髋关节，骨盆会向左旋转。为了防止患者的骨盆向左旋转，物理治疗师应该用右手固定髂前上棘。

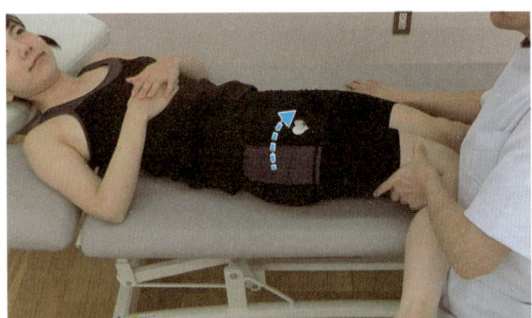
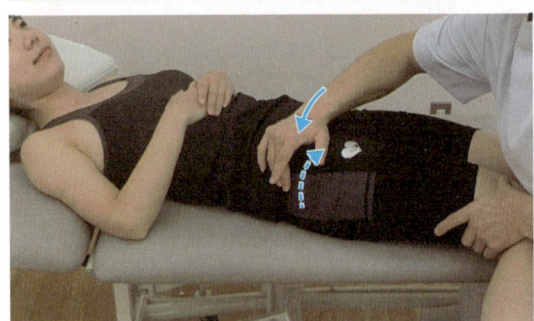
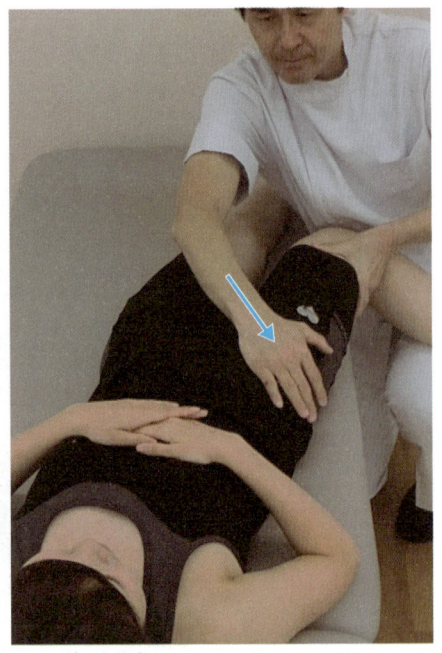

图1-8-3　上孖肌、下孖肌和闭孔内肌的拉伸操作

物理治疗师将患者从床上垂下的右小腿放在自己的左大腿上，用左手握住患者的右大腿的下端（①）。用右手固定骨盆的同时，用左手移动患者的右大腿，使髋关节内旋。
物理治疗师用左膝关节将患者放在自己的左大腿上的右小腿打开，使其内旋（②→③）。

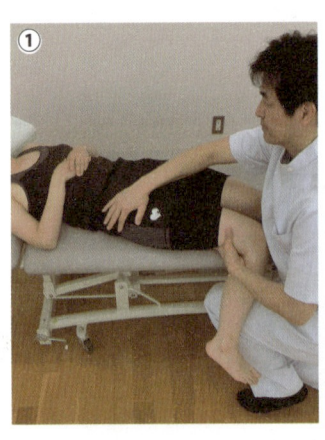
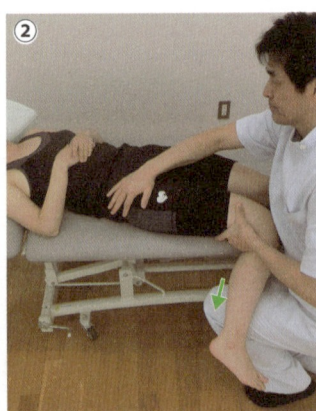
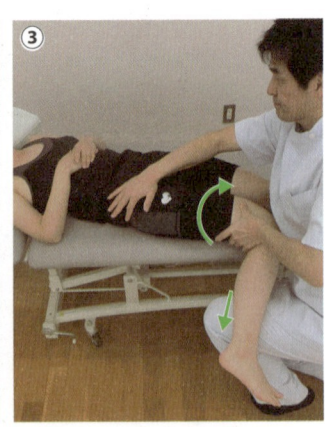

图1-8-4 上孖肌、下孖肌和闭孔内肌的拉伸操作（详细过程）

物理治疗师用左手握住患者的右大腿下端并向内旋转，使右髋关节绕大腿长轴旋转。为此，物理治疗师应该用左膝关节逐渐打开位于自己左腿上的患者的右小腿，并使其内旋（②→③）。

如前文所述，在进行髋关节内旋操作时一定要小心，因为极有可能造成髋关节内收。

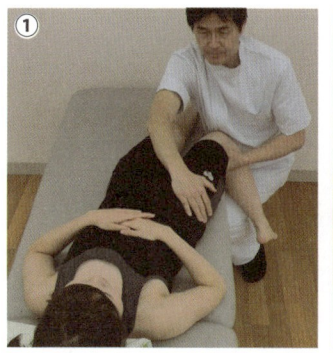
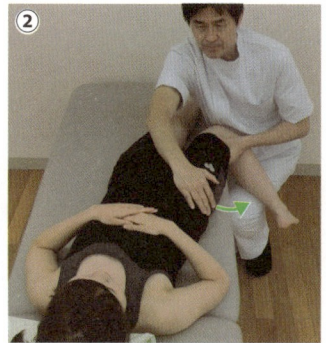
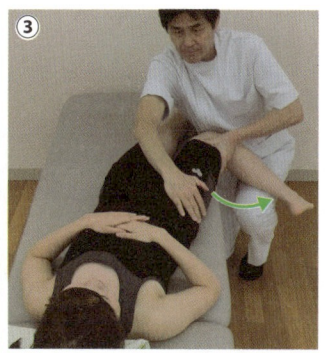

图1-8-5 上孖肌、下孖肌和闭孔内肌的错误拉伸操作：大腿没有充分内旋

物理治疗师虽然用左手和左大腿对患者施加力量以使患者的髋关节内旋，但一定要注意的是，如果物理治疗师的左手不能使患者的右大腿充分内旋（②'-a），则物理治疗师的左大腿对患者的右小腿施加的内旋力（②'-b）反而会使患者的右膝关节外翻。

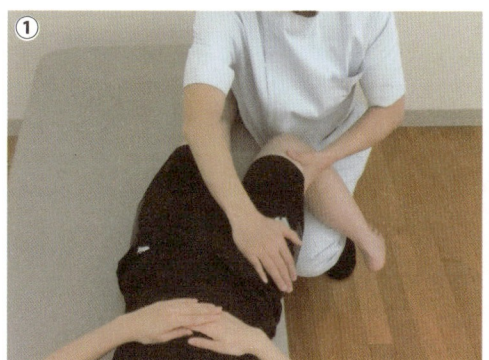
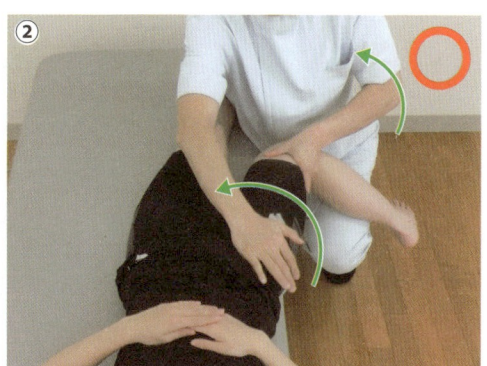
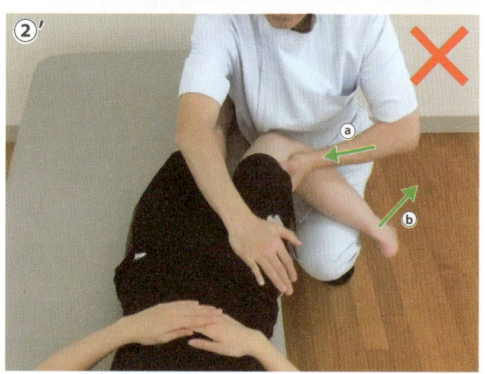

闭孔外肌 obturator externus

起点	闭孔膜外面和周围骨面	支配神经	闭孔神经
止点	转子窝	神经节	L2~L4

■技术要点

肌肉走向与功能	■ 经过髋关节的内收－外展轴的下方	▶ 可使髋关节内收
	■ 经过髋关节的屈曲－伸展轴的下方，从前向后运动	▶ 可使髋关节轻微屈曲
	■ 经过髋关节的内旋－外旋轴的后方	▶ 可使髋关节外旋
固定方法要点	■ 外展、伸展、内旋髋关节时，骨盆如何运动？	▶ 骨盆前倾，向同侧上抬，向对侧旋转
拉伸操作要点	■ 伸展、外展、内旋髋关节来进行拉伸	

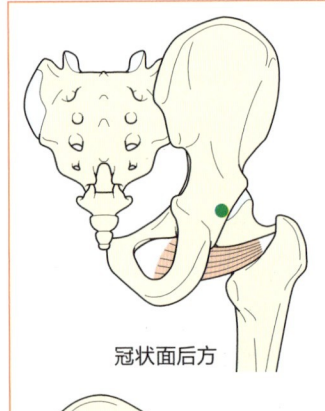

从冠状面来看，闭孔外肌经过髋关节的内收－外展轴的下方，可使其内收。

从矢状面来看，闭孔外肌经过髋关节的屈曲－伸展轴的下方，从前向后运动，可使其轻微屈曲。

从水平面来看，闭孔外肌中经过髋关节的内旋－外旋轴的后方的部分可使其外旋。

冠状面后方

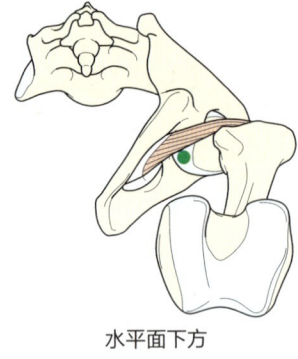

水平面下方

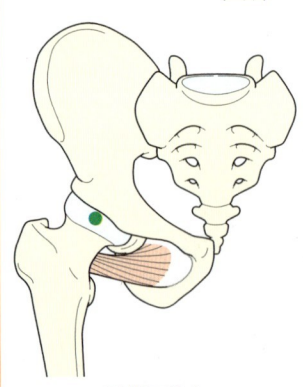

冠状面前方

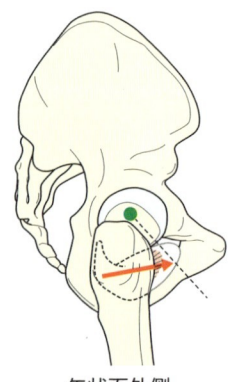

矢状面外侧

图1-9-1 闭孔外肌的拉伸操作——全身图

患者仰卧，外展、屈曲右髋关节，将左足部踩在床边并使其固定。为了防止患者的骨盆向左旋转，物理治疗师应用右手固定髂前上棘，保持患者的右髋关节外展、伸展，使其内旋以拉伸闭孔外肌。

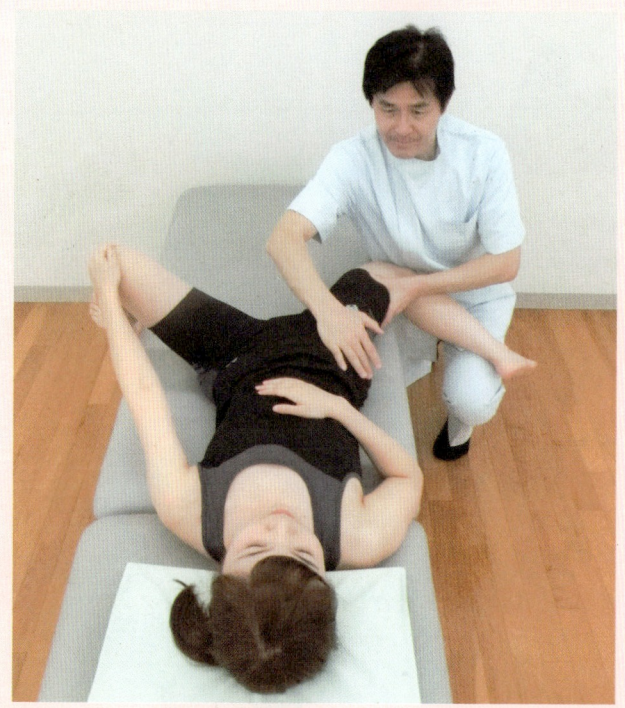

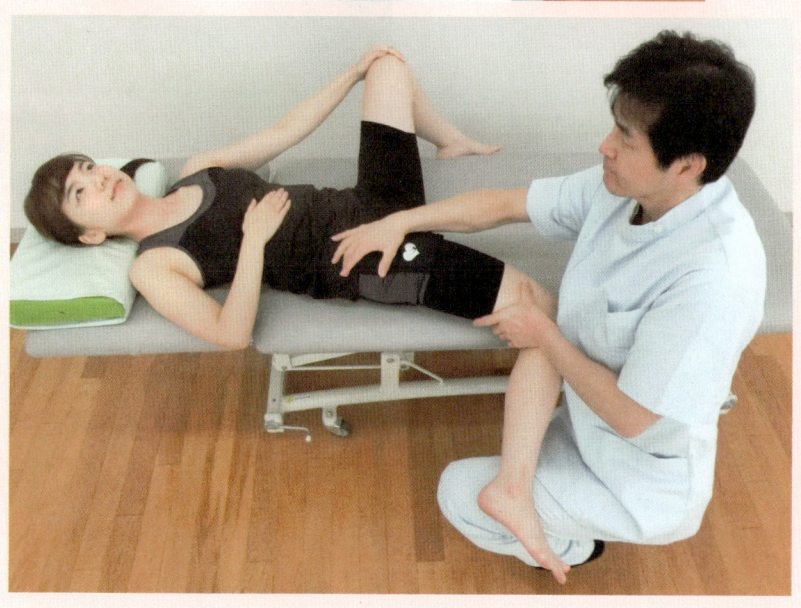

图1-9-2 闭孔外肌的固定方法

患者仰卧，斜躺在床上，屈曲、外展左髋关节，用左足部踩住床沿，防止骨盆前倾、向右上抬；外展右髋关节，使右膝关节以下部分从床上垂下。为了防止患者的骨盆向左旋转，物理治疗师应用右手固定髂前上棘。

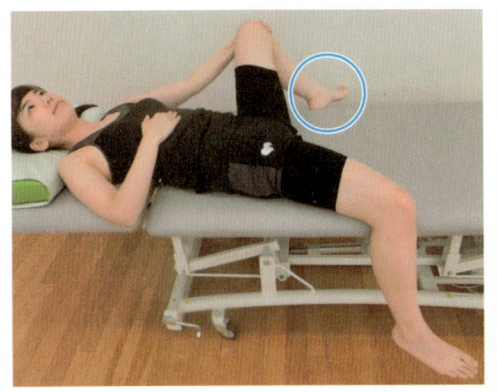
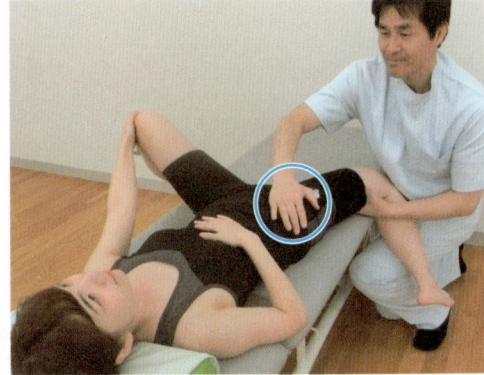

图1-9-3 闭孔外肌的拉伸操作

物理治疗师将患者从床上垂下的右小腿放在自己的左大腿上，用左手握住患者的大腿下端（①）。在用右手固定骨盆的同时，用左手移动患者的右大腿，使髋关节在保持外展时内旋。接着，用左膝关节向外打开患者的右小腿，并使其内旋（②→③）。

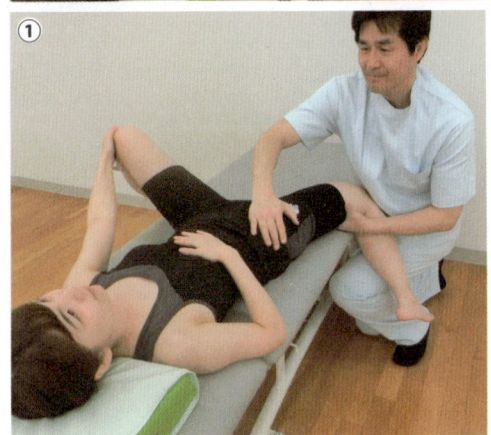
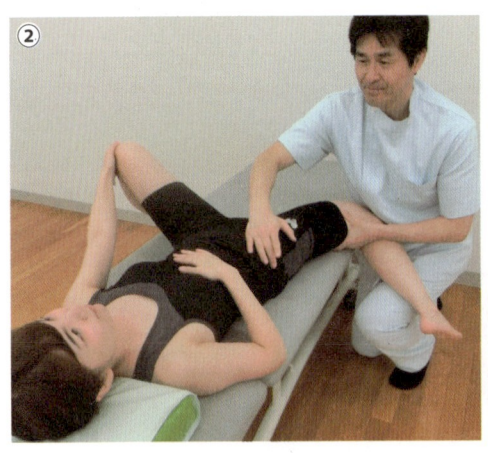
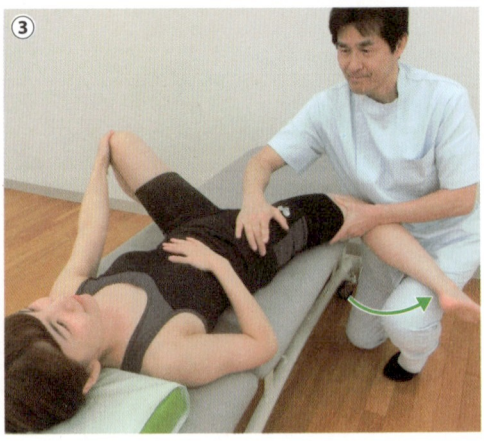

图1-9-4 闭孔外肌的错误拉伸操作：使髋关节内收、内旋

在内旋患者的髋关节的过程中，物理治疗师如果没有意识到要使其始终保持外展，则会导致髋关节在内旋的同时内收。因此，在内旋患者髋关节时一定要注意避免使其大腿向内转动（伴随着内收）。

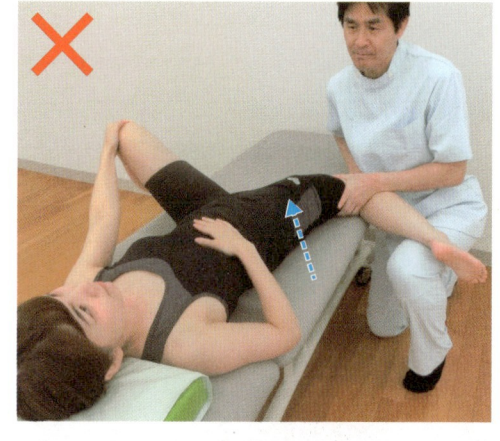

图1-9-5 闭孔外肌的拉伸操作（详细过程）

物理治疗师用左手握住患者的右大腿下端并向内旋转，使右髋关节绕大腿长轴旋转。作为辅助，物理治疗师应用左膝关节逐渐打开患者放在自己的左大腿上的右小腿，并使其内旋（②→③）。

如图1-9-4所示，在进行髋关节内旋操作时一定要小心，因为极有可能造成髋关节内收。

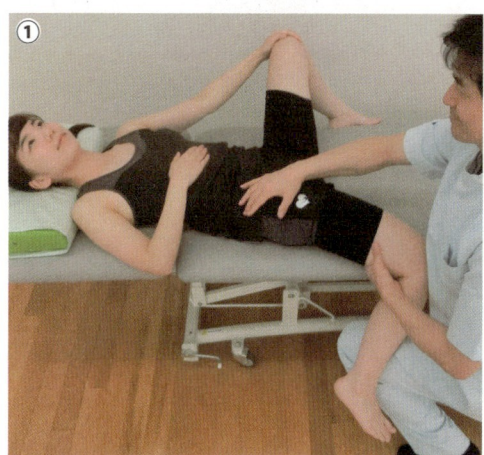

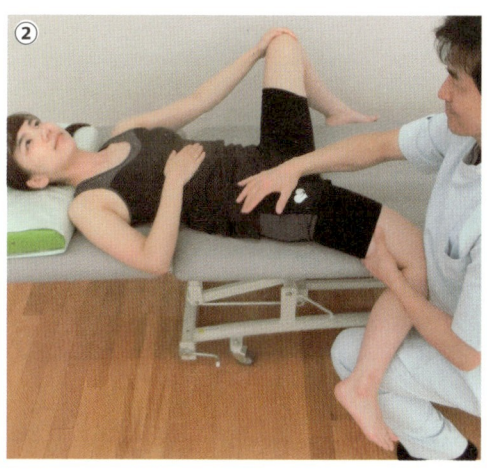

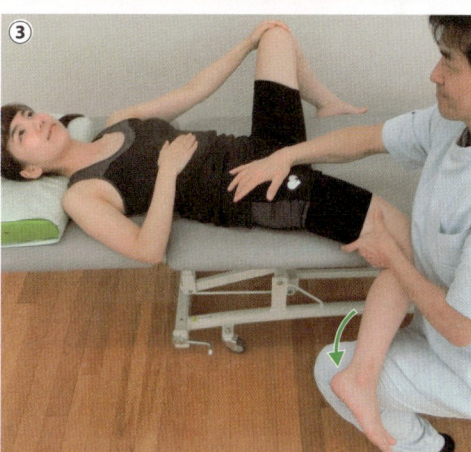

图1-9-6　闭孔外肌的错误拉伸操作：大腿没有充分内旋

物理治疗师虽然用左手和左大腿对患者施加力量以使患者的髋关节内旋，但一定要注意的是，如果物理治疗师的左手不能使患者的右大腿充分内旋（②'-a），则物理治疗师的左大腿对患者的小腿施加的内旋力（②'-b）反而会使患者的右膝关节外翻。

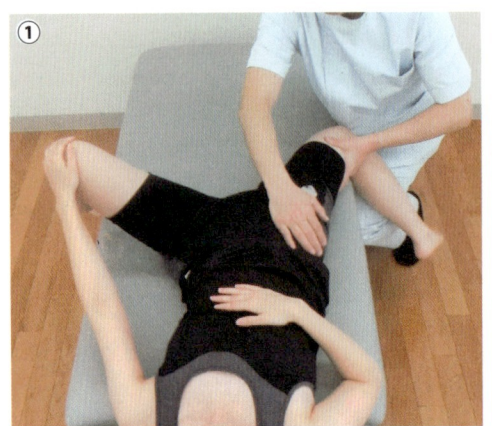

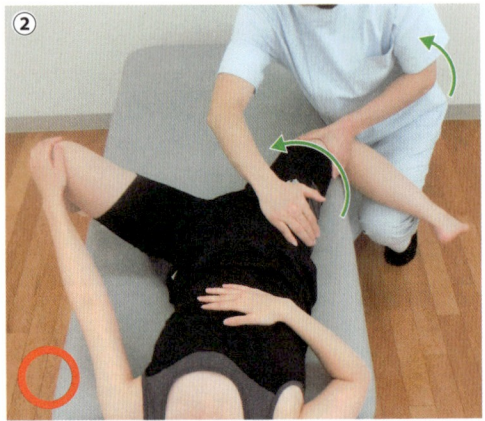

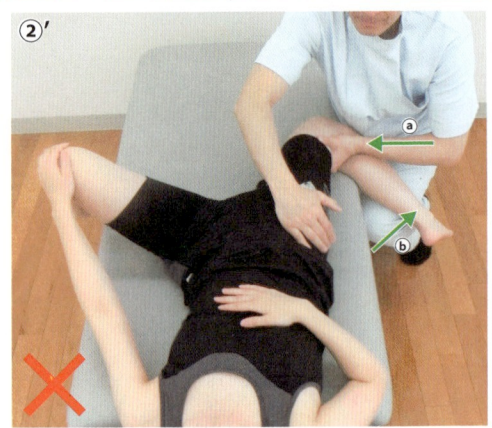

欧博测试法（缩短阔筋膜张肌测试）

一般情况下，缩短阔筋膜张肌测试法中最常用的就是欧博测试法（如右图所示）。患者向左侧卧，检查侧（右）朝上，左腿轻微屈曲，右髋关节伸展、膝关节屈曲90度后内旋右髋关节。此时，如果右膝关节离床，检查侧的阔筋膜张肌便会缩短（如果膝关节仍在床上，阔筋膜张肌便不会缩短）。

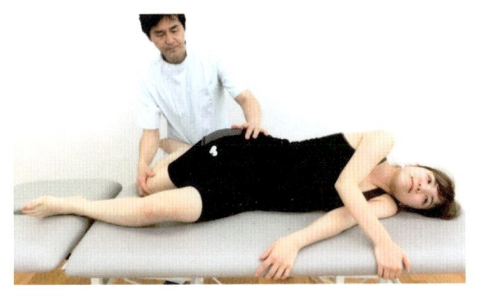

但是，伸展检查侧的髋关节时，骨盆容易前倾，无法充分伸展。因此，笔者所提到的欧博测试法是，患者抱住自己非检查侧的膝关节，使骨盆保持后倾。接着，物理治疗师用左手固定患者的右骨盆以防止其下抑。最后，在防止右髋关节内旋的同时对其进行内收操作，并且保持右膝关节离床，进而缩短阔筋膜张肌（如果膝关节仍在床上，阔筋膜张肌便不会缩短）。只要防止骨盆前倾和下抑，就可以提高阔筋膜张肌缩短的程度。

①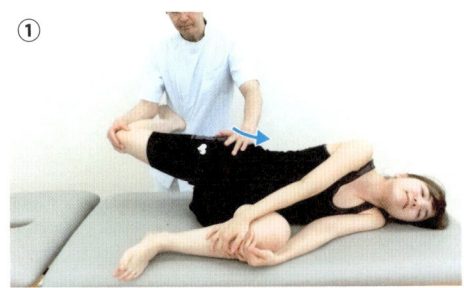

②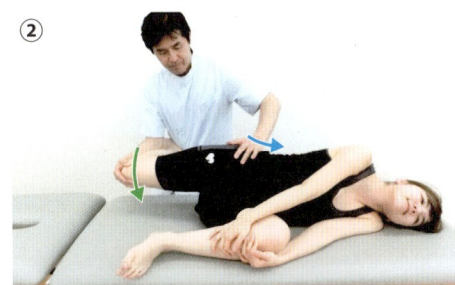

①'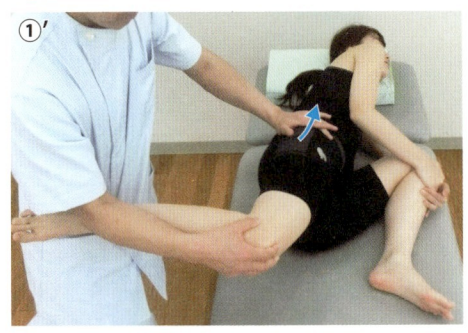

②'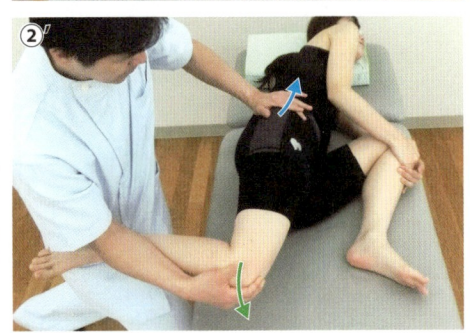

其他需要注意避免的代偿动作

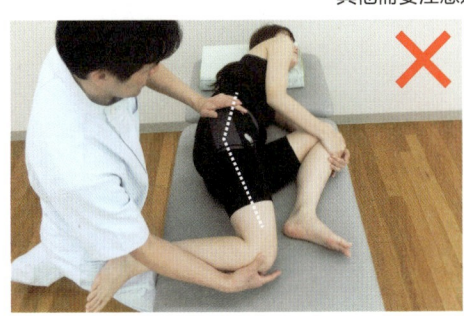
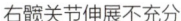

右髋关节伸展不充分

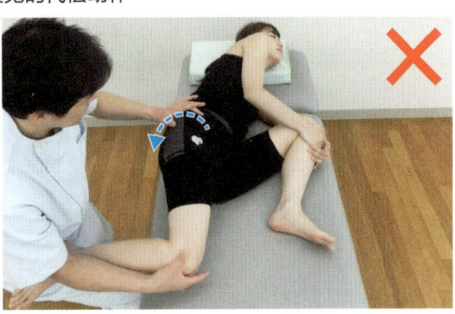

右骨盆打开

长收肌 adductor longus

起点	耻骨结节的下方	支配神经	闭孔神经
止点	股骨粗线内侧唇的中 1/3	神经节	L2~L3

■技术要点

肌肉走向 与功能	■ 经过髋关节的内收－外展轴的内下方	▶ 可使髋关节内收
	■ 经过髋关节的屈曲－伸展轴的前方	▶ 可使髋关节屈曲
	■ 经过髋关节的内旋－外旋轴的前方	▶ 可使髋关节内旋
固定方法 要点	■ 外展、外旋髋关节时，骨盆如何运动？	▶ 骨盆向同侧上抬，向对侧旋转
拉伸操作 要点	■ 外展、外旋、伸展髋关节来进行拉伸	

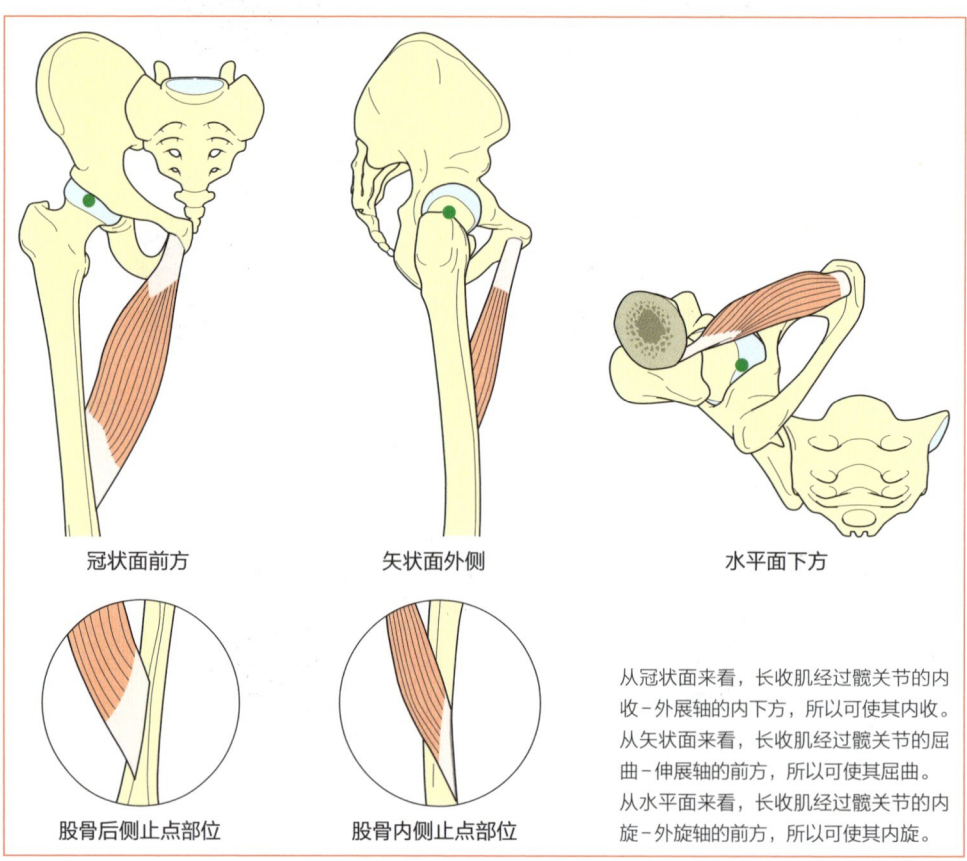

冠状面前方　　　　　　　矢状面外侧　　　　　　　水平面下方

股骨后侧止点部位　　　　股骨内侧止点部位

从冠状面来看，长收肌经过髋关节的内收－外展轴的内下方，所以可使其内收。
从矢状面来看，长收肌经过髋关节的屈曲－伸展轴的前方，所以可使其屈曲。
从水平面来看，长收肌经过髋关节的内旋－外旋轴的前方，所以可使其内旋。

图1-10-1　长收肌的拉伸操作——全身图

患者仰卧，外展左髋关节，用左足跟勾住床沿。为了防止患者的骨盆向左旋转，物理治疗师应用右手固定髂前上棘，然后将患者的右髋关节屈曲并向外打开，以通过外展、外旋和伸展患者的右髋关节拉伸长收肌。

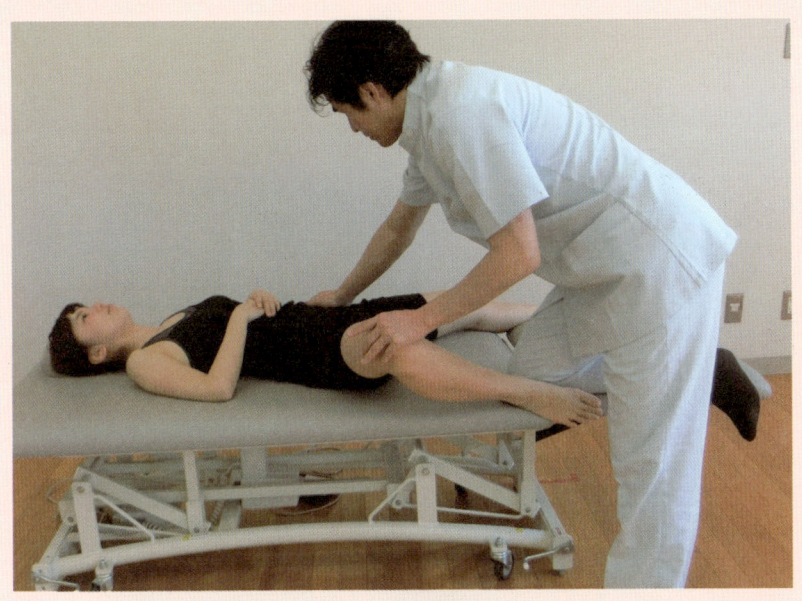

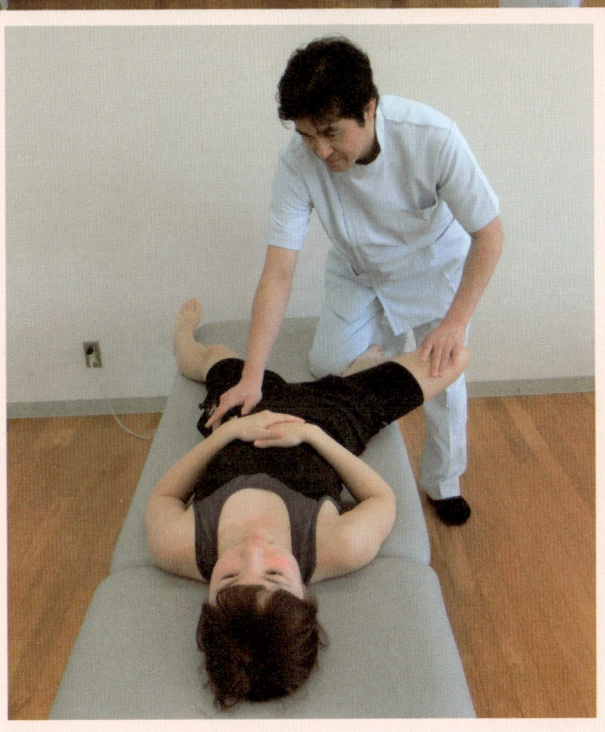

图1-10-2　长收肌的固定方法

患者仰卧，外展左髋关节，用左足跟勾住床沿；抬起右膝，屈曲右髋关节并稍微外展。为了防止患者的骨盆向左旋转，物理治疗师应用右手从前向后固定髂前上棘。

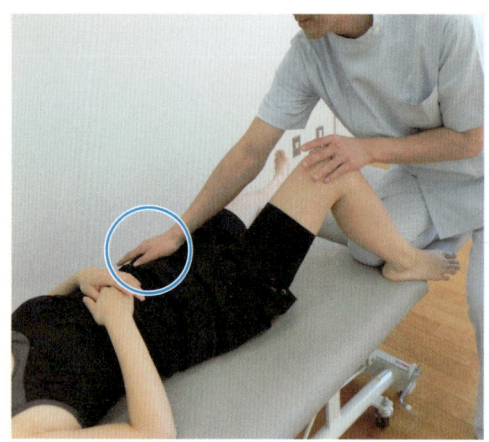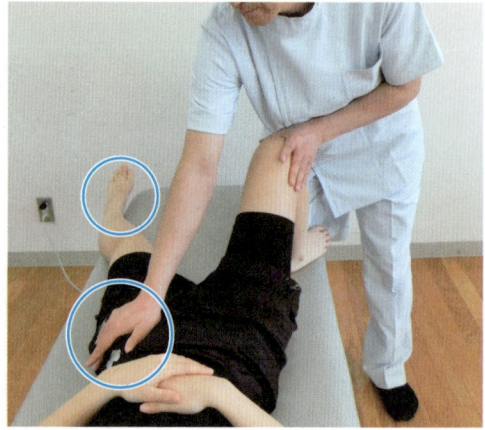

图1-10-3　长收肌的拉伸准备操作

在"打开和闭合"髋关节的过程中，长收肌得到拉伸，但是因为不明确具体需要"屈曲多少度""外旋多少度""伸展多少度"，而且不同人也存在差异，所以物理治疗师需要通过触诊来明确患者拉伸的最大角度和具体的位置。

此时，物理治疗师可将患者的右脚放在自己的右膝内侧并使其固定，通过触诊明确患者拉伸的最大角度和具体的位置后再对长收肌进行拉伸。

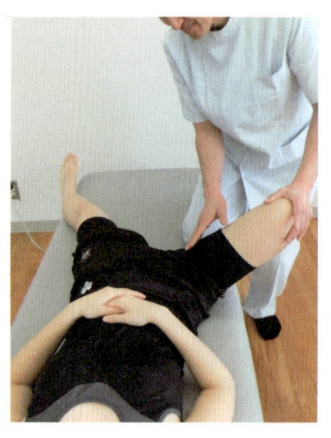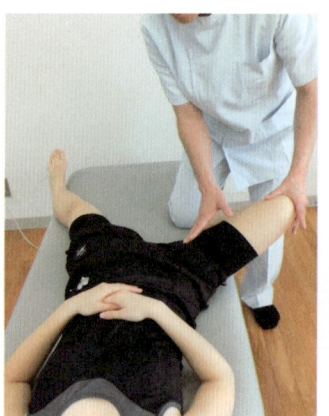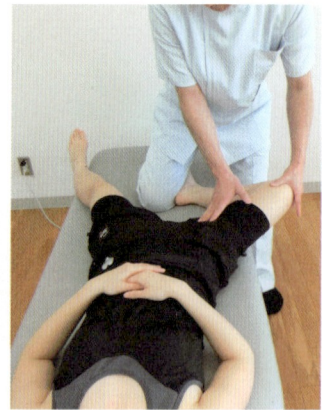

图1-10-4 长收肌的拉伸操作

首先，物理治疗师用右膝内侧固定患者的右脚，防止患者的右脚移动。然后，物理治疗师用右手固定患者的髂前上棘。最后，物理治疗师在患者的右髋关节屈曲时进行外展、外旋、伸展操作以进行拉伸。

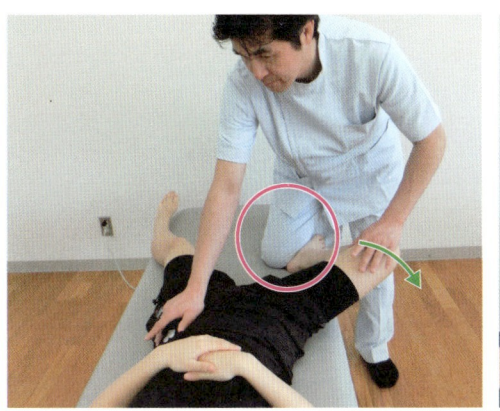
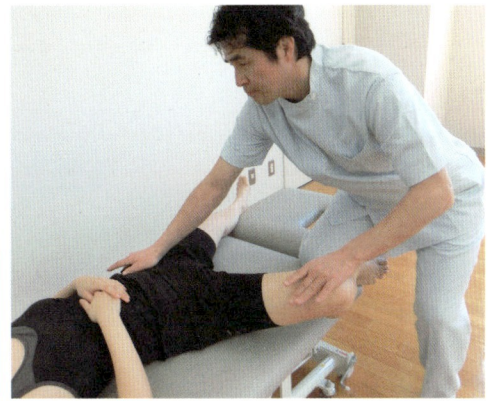

2

专栏

骶髂后韧带选择性拉伸

▶ 骶髂后韧带的拉伸方法

物理治疗师将右手中指放在骶髂关节后方以触诊骶髂后韧带，将左手放在髂骨翼深处以便于操作。髂骨外侧的朝向（a）和骶髂关节的朝向（b）几乎相同，所以物理治疗师用放在髂骨外侧的左手前推髂骨上方，用右手触诊以确认骶髂关节张开后骶髂后韧带是否得到拉伸。

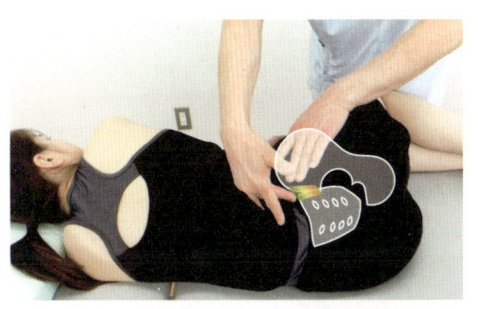
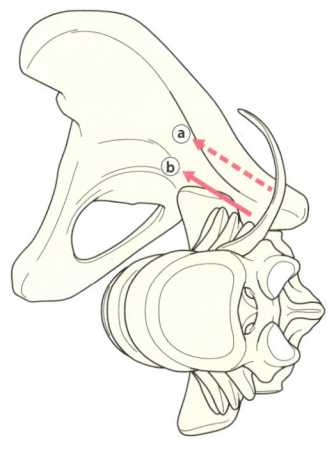
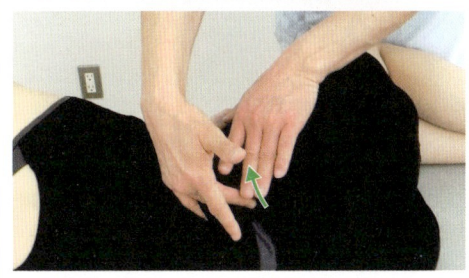
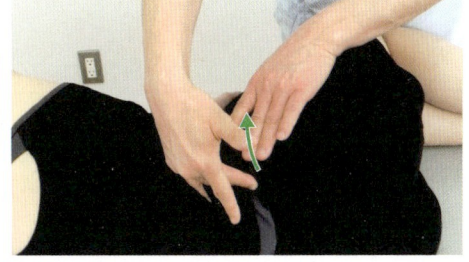

耻骨肌 pectineus

起点	耻骨上支	支配神经	股神经
止点	股骨上端的耻骨肌线	神经节	L2~L3

■技术要点

肌肉走向与功能	■ 经过髋关节的内收-外展轴的内下方	▶ 可使髋关节内收
	■ 经过髋关节的屈曲-伸展轴的前方	▶ 可使髋关节屈曲
	■ 经过髋关节的内旋-外旋轴的稍靠前部位	▶ 可使髋关节轻度内旋

固定方法要点	■ 外展、伸展髋关节时，骨盆如何运动？	▶ 骨盆前倾，向同侧上抬

拉伸操作要点	■ 外展、伸展、轻度外旋髋关节来进行拉伸

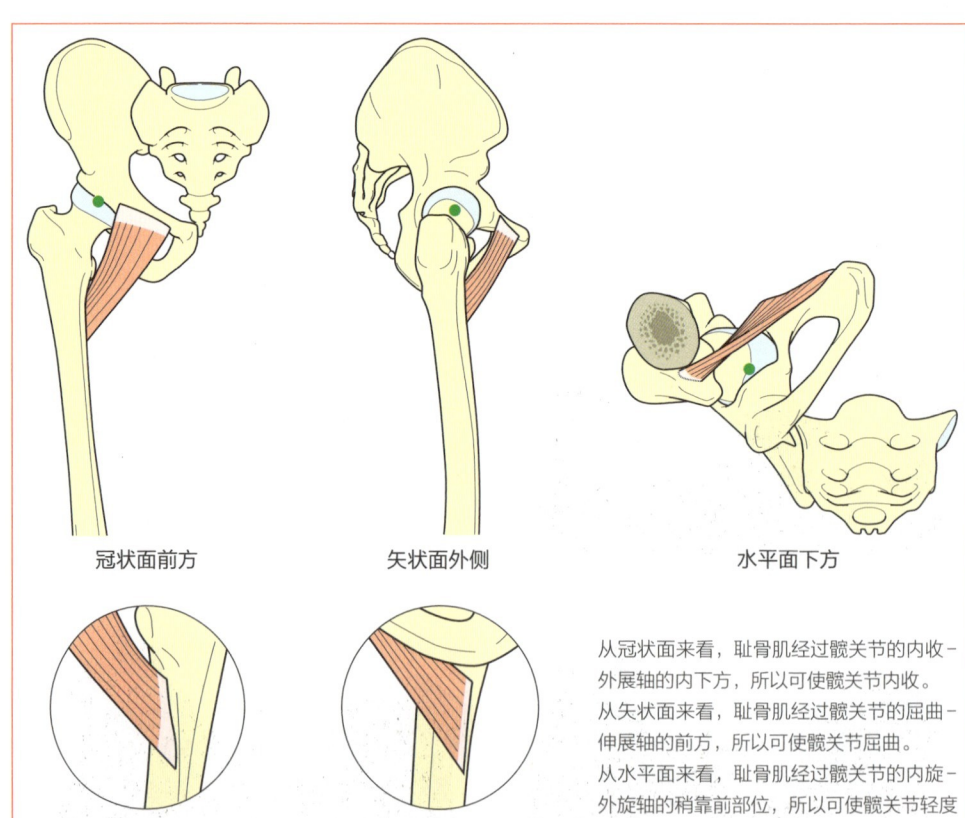

冠状面前方　　　　　矢状面外侧　　　　　水平面下方

股骨后侧止点部位　　　股骨内侧止点部位

从冠状面来看，耻骨肌经过髋关节的内收-外展轴的内下方，所以可使髋关节内收。
从矢状面来看，耻骨肌经过髋关节的屈曲-伸展轴的前方，所以可使髋关节屈曲。
从水平面来看，耻骨肌经过髋关节的内旋-外旋轴的稍靠前部位，所以可使髋关节轻度内旋。

图1-11-1 耻骨肌的拉伸操作——全身图

患者仰卧，外展、屈曲左髋关节，使左足贴于床边并固定；外展、伸展右髋关节，物理治疗师轻度外旋患者的右髋关节以进行拉伸。

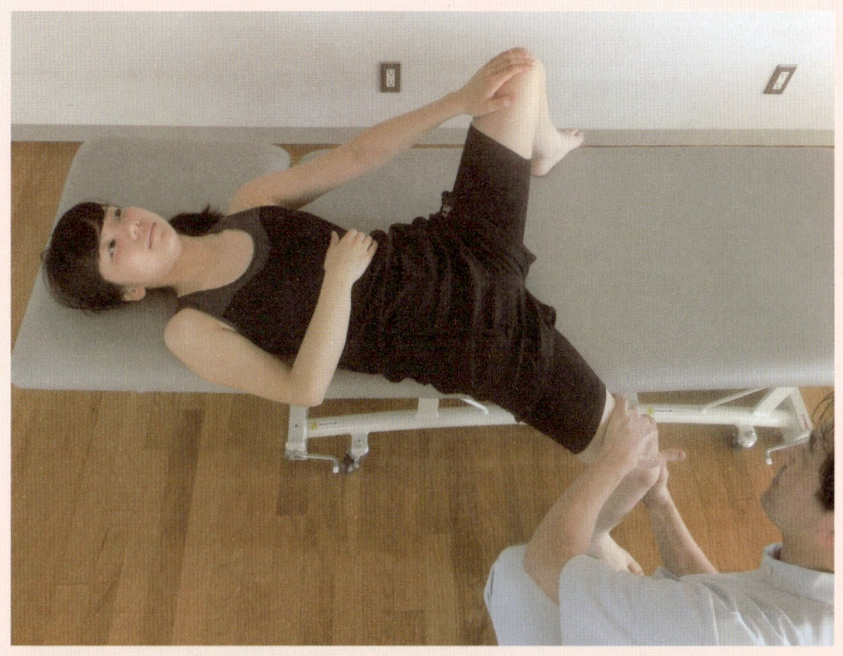

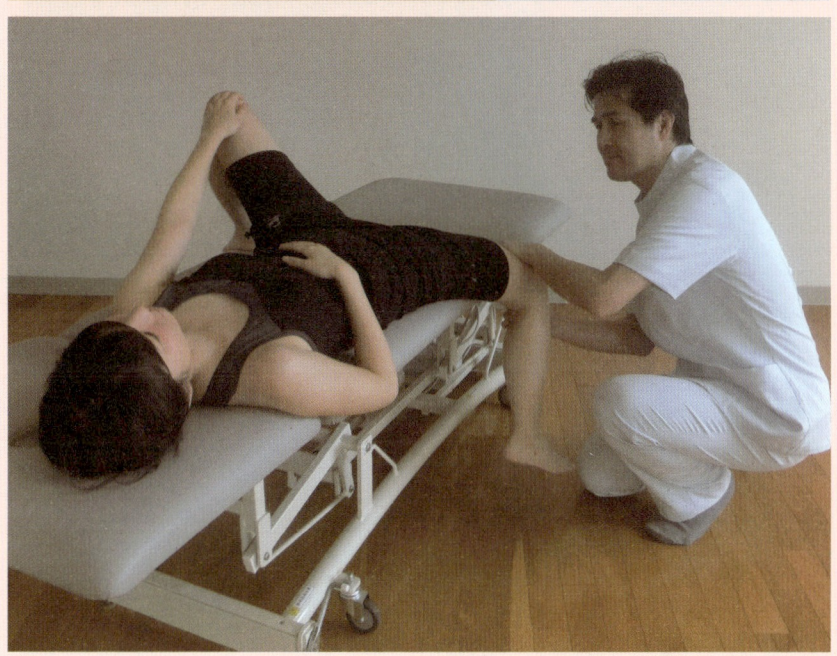

图1-11-2　耻骨肌的固定方法

患者外展、屈曲左髋关节，将右足跟踩在床边并使其固定。患者用左手扶住或握住左膝，并保持不动。为了保持骨盆后倾和左骨盆上抬，患者需要做出此姿势以使右髋关节相对轻微伸展、外展。

拉伸耻骨肌时，物理治疗师需要用两手进行操作，故患者需要自己用手固定左腿。

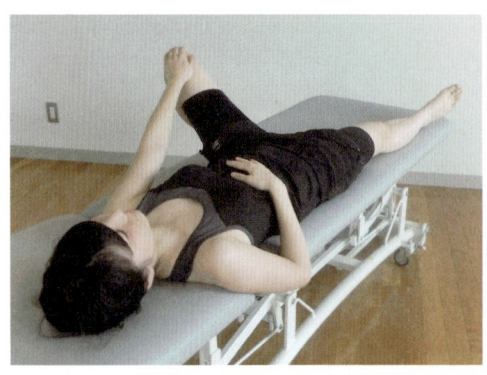 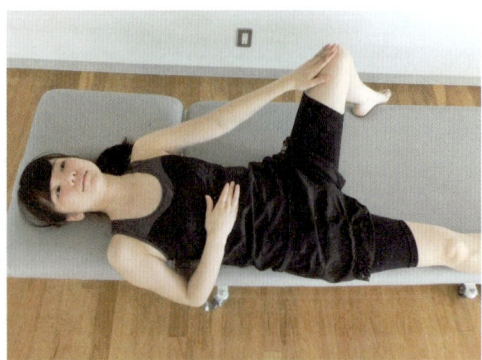

图1-11-3　耻骨肌的拉伸顺序

首先，外展、屈曲右髋关节（①）。为了保持骨盆后倾和左骨盆上抬，实际上患者需要使右髋关节伸展和外展。然后，物理治疗师进一步伸展患者的右髋关节以进行拉伸（②）。

物理治疗师在操作时需要确认患者已经完全固定好左膝关节，要在固定好的情况下进行拉伸操作。

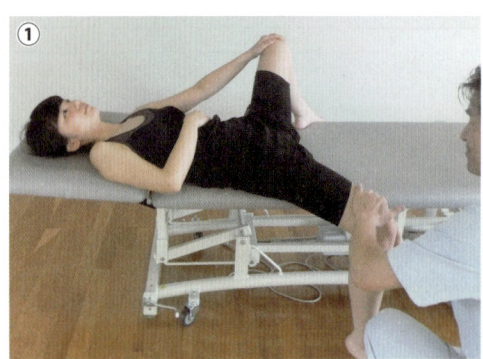 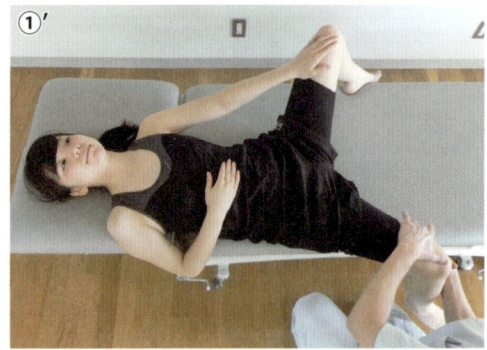

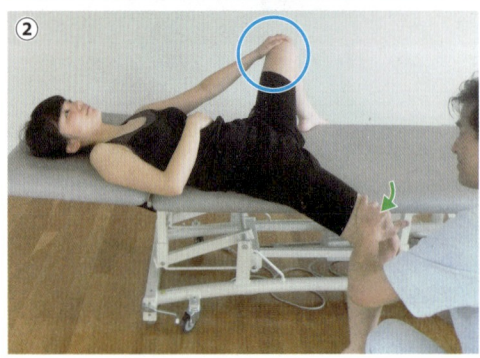

图1-11-4 耻骨肌的拉伸操作

拉伸操作中细微的变化也会使耻骨肌的拉伸效果大有不同。图①和图②所示的肢体的位置虽然变化不大，但是由于物理治疗师对患者的右髋关节进行了伸展，所以与图①相比，图②中的膝关节位置更靠下。

如前所述，患者自己固定膝关节时，骨盆会后倾。虽然患者的部分右大腿位于床外，但是骨盆都位于床上，所以骨盆很难向右旋转。

另外，由于患者的右髋关节在外展时会自然而然地向内旋转，所以物理治疗师要用左手引导患者的右髋关节逐渐外旋。

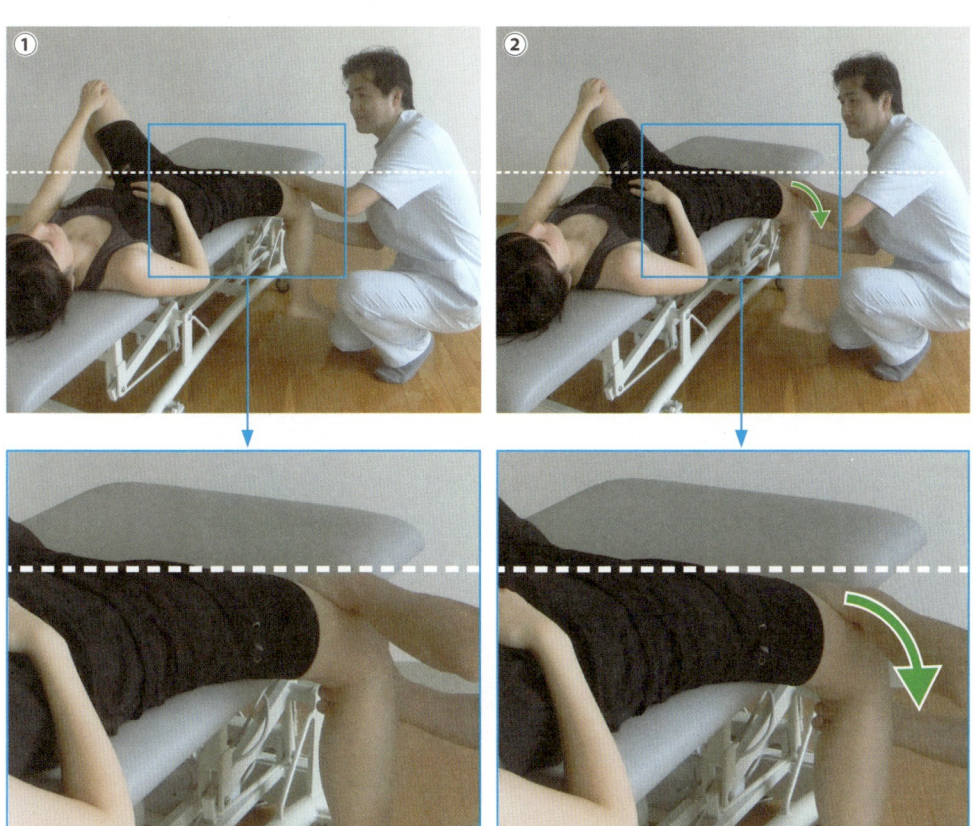

大收肌 adductor magnus

▎腱部

起点	坐骨支和坐骨结节		支配神经	坐骨神经的胫神经分支
止点	股骨内上髁上方的收肌结节		神经节	L4~L5

▎肌部

起点	耻骨下支		支配神经	坐骨神经的胫神经分支
止点	股骨粗线内侧唇		神经节	L4~L5

■技术要点

肌肉走向与功能	■ 经过髋关节的内收－外展轴的内下方	▶ 可使髋关节**内收**
	■ 肌部经过髋关节的屈曲－伸展轴的前方	▶ 可使髋关节**屈曲**
	■ 腱部经过髋关节的屈曲－伸展轴的后方	▶ 可使髋关节**伸展**
	■ 肌部经过髋关节的内旋－外旋轴的较靠后部位	▶ 可使髋关节轻度**外旋**
	■ 腱部经过髋关节的内旋－外旋轴的后方	▶ 可使髋关节**外旋**

固定方法要点	■ 外展、屈曲髋关节时，骨盆如何运动？	▶ 骨盆后倾，向同侧上抬，向对侧旋转

拉伸操作要点	■ 从解剖学的基本肢位来看，外展、伸展、内旋髋关节能实现大收肌的拉伸；但是，当髋关节屈曲时，应该通过外旋操作而不是内旋操作来对其进行拉伸

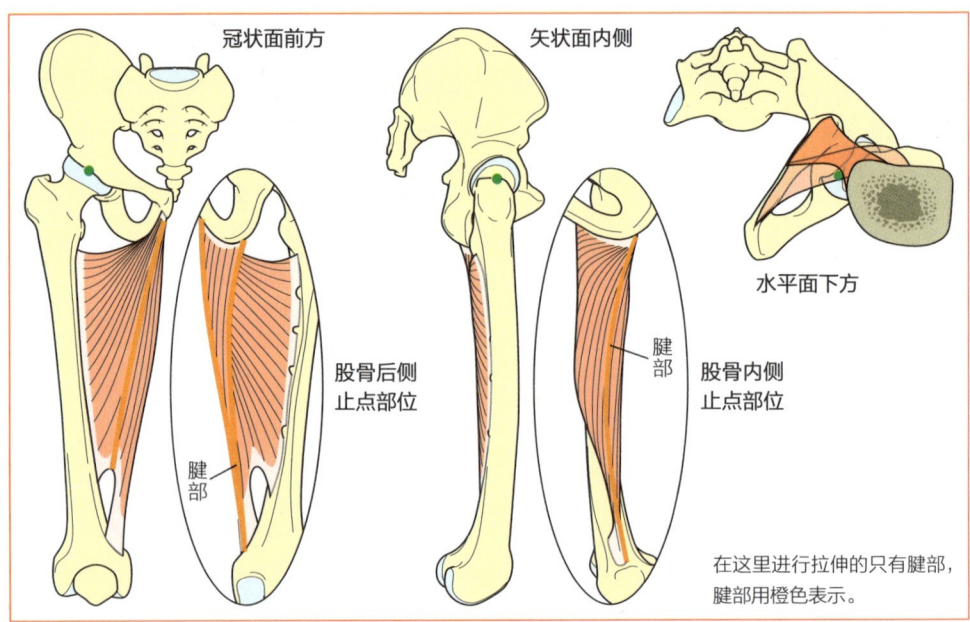

冠状面前方　　　矢状面内侧

水平面下方

股骨后侧止点部位

腱部

股骨内侧止点部位

腱部

腱部

在这里进行拉伸的只有腱部，腱部用橙色表示。

从解剖学基本肢位（髋关节伸展）来看大收肌的腱部：

- 从冠状面来看，大收肌经过髋关节的内收－外展轴的内下方，所以可使髋关节内收；
- 从矢状面来看，大收肌经过髋关节的屈曲－伸展轴的后方，所以可使髋关节伸展；
- 从水平面来看，大收肌经过髋关节的内旋－外旋轴的后方，所以可使髋关节外旋。

当髋关节屈曲时：

- 从冠状面来看，大收肌经过髋关节的内收－外展轴的内下方，所以可使髋关节内收；
- 从矢状面来看，大收肌经过髋关节的屈曲－伸展轴的后方，所以可使髋关节伸展；
- 从水平面来看，大收肌经过髋关节的内旋－外旋轴的内侧，从后向前移行，可使髋关节内旋。

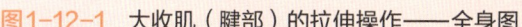

图1-12-1　大收肌（腱部）的拉伸操作——全身图

患者仰卧，外展左髋关节，使左膝关节以下的部位从床上垂下。物理治疗师用右手和右前臂固定患者的骨盆，防止其向右旋转；外展、屈曲、外旋患者的右髋关节，以进行拉伸。

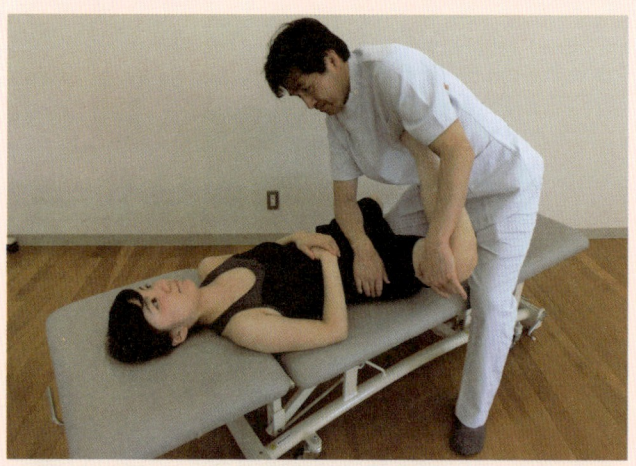

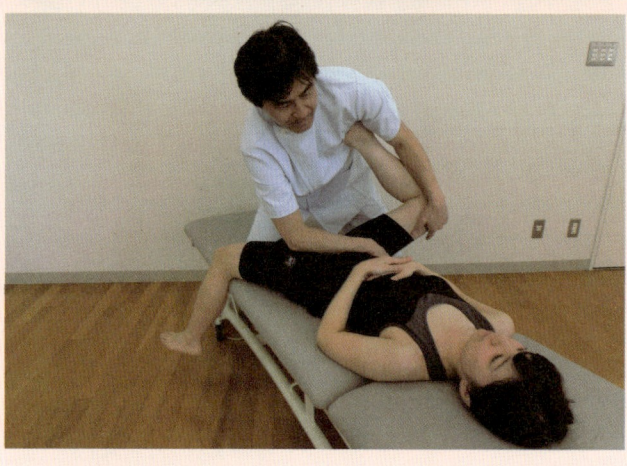

图1-12-2　大收肌（腱部）的固定准备操作（肢位的起始状态）

患者外展左髋关节，使左膝关节以下的部位从床上垂下，伸展左髋关节。为了保持骨盆前倾和左骨盆上抬，患者需要做出此姿势以使右髋关节相对轻微屈曲、外展。

如果患者的腰椎向前屈曲，则可能引起伸展型疼痛，因此一定要注意。

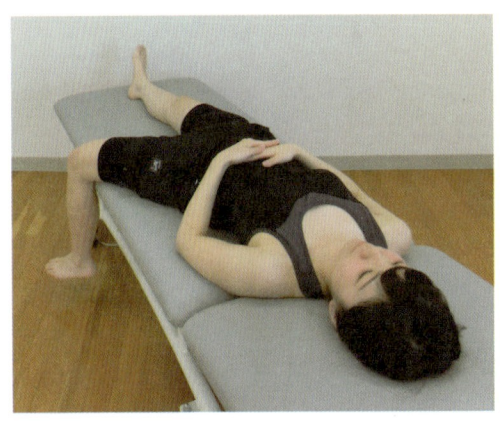
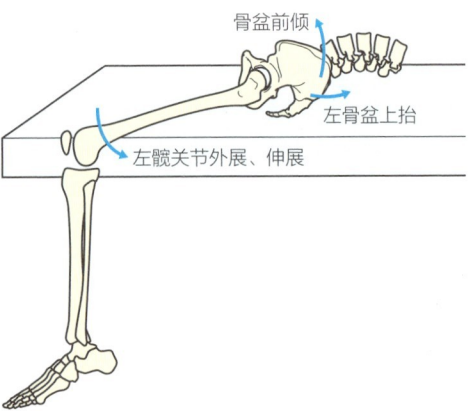

图1-12-3　大收肌（腱部）的固定方法

如图所示，右髋关节在进行屈曲、外展、外旋的拉伸操作的过程中会导致骨盆后倾并向右旋转，以及右骨盆上抬。为了防止这些情况发生，物理治疗师需要前倾、向左旋转、下抑患者的骨盆并使其固定。如图1-12-2所示进行固定时，能够有效抑制骨盆后倾，也能在一定程度上抑制右骨盆上抬。因此，物理治疗师能以此方式有效地防止骨盆向右旋转（使骨盆向左旋转从而固定骨盆）。

物理治疗师的右手食指握住患者的右髂前上棘的外侧（髂骨翼的前方），将右前臂前端贴于患者的左髂前上棘，使患者的骨盆向左旋转并固定。此操作可在一定程度上保持右骨盆前倾和防止其上抬。

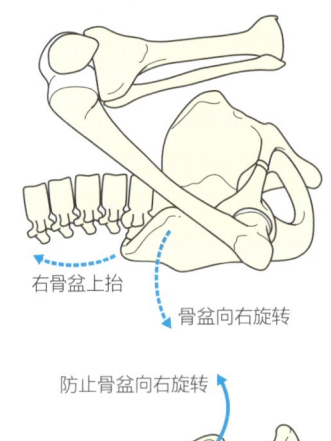
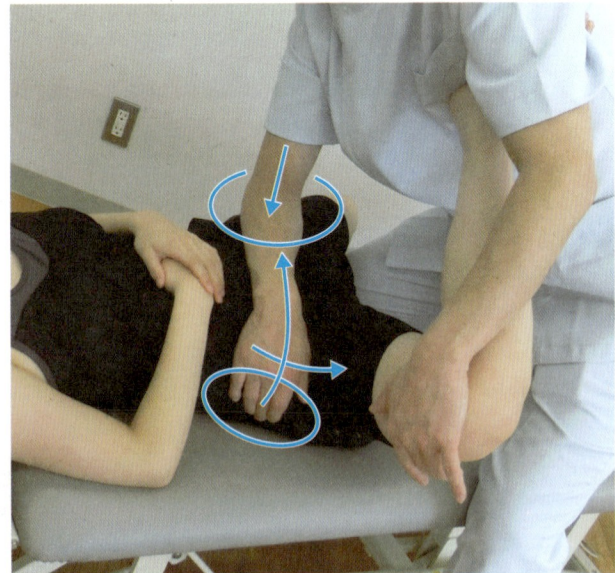

图1-12-4 大收肌（腱部）的拉伸操作（1）

固定骨盆之前要进行拉伸操作前的准备运动。

物理治疗师使患者的右髋关节屈曲、外展，同时要使患者的右膝关节屈曲（②）。

物理治疗师用左腋夹住患者的右脚，用左手从前方握住患者的右大腿下端，从而牢牢固定住患者的右小腿，使其不能移位（③）。注意一定不要强制性地使患者的右小腿外旋。

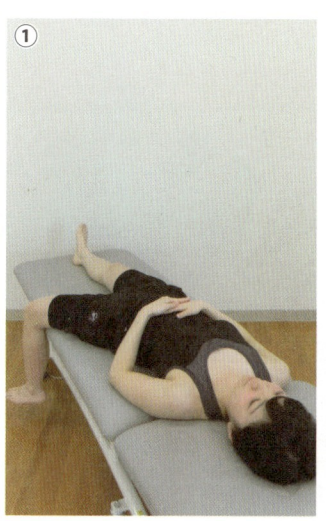

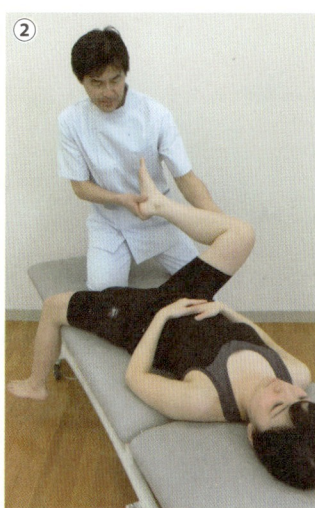

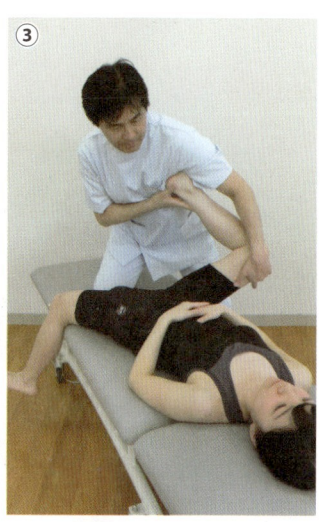

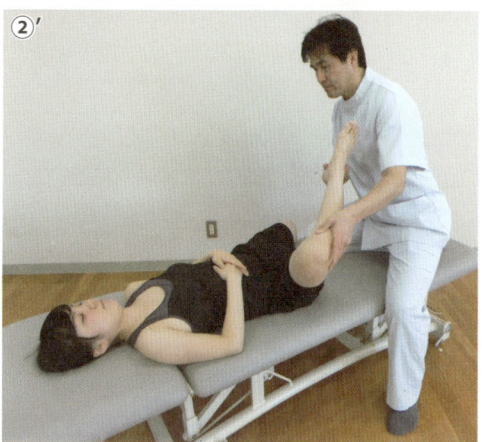

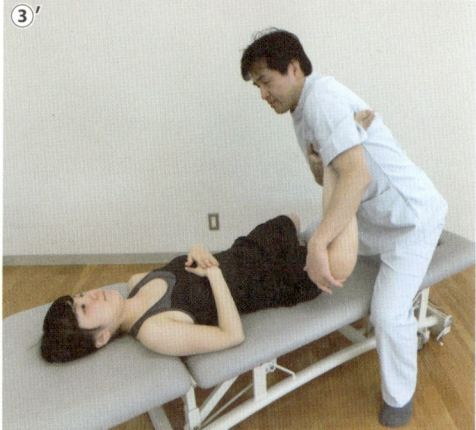

图1-12-5 大收肌（腱部）的拉伸操作（2）

物理治疗师用右手固定患者的骨盆后，进一步屈曲、外展、外旋患者的右髋关节以拉伸其大收肌（腱部），但是不要沿着绿色虚线（×）的方向进行操作，而要远离大收肌（腱部）的起点和止点，沿着绿色实线（○）的方向进行拉伸。

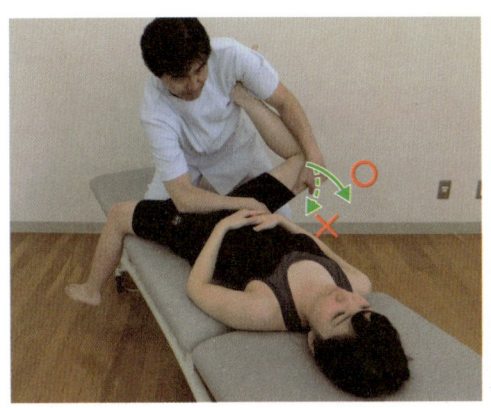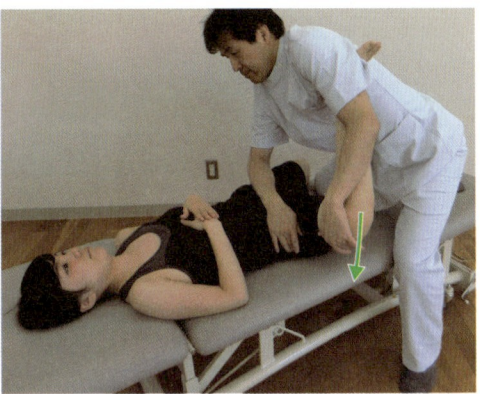

图1-12-6 大收肌（腱部）的拉伸操作的其他方法

在物理治疗师的体形比患者小或者物理治疗师的胳膊不够长的情况下可以使用下述方法。

使用此方法时，物理治疗师并不是用左腋夹住患者的右脚，而是将患者的右小腿远端放于自己的左锁骨处。虽然这会削弱物理治疗师的握力感，导致其很难进行牵引，但是用此方法更容易进行外旋操作。

但是，如果物理治疗师的左锁骨部位和患者的右小腿远端的软组织较少，这一方法很容易使双方都感到疼痛。为了减轻双方的疼痛，物理治疗师可以将毛巾垫于接触部位，这样也可以防止患者的脚部移动。

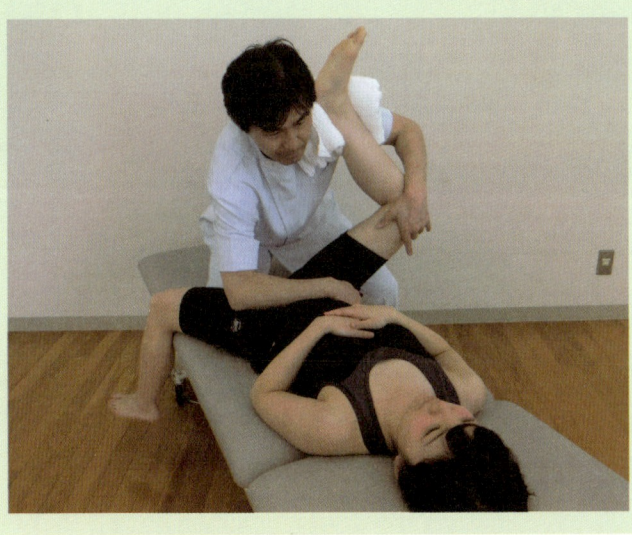

股薄肌 gracilis

起点	耻骨联合外侧	支配神经	闭孔神经
止点	胫骨粗隆内侧	神经节	L2~L3

■技术要点

肌肉走向与功能	■ 是跨越髋关节和膝关节的双关节肌	▶ 可同时进行髋关节和膝关节的拉伸操作
	■ 经过髋关节的内收−外展轴的内侧	▶ 可使髋关节内收
	■ 经过髋关节的屈曲−伸展轴的前方	▶ 可使髋关节屈曲
	■ 经过髋关节的内旋−外旋轴的下内侧，从前向后移行	▶ 可使髋关节外旋
	■ 经过膝关节的屈曲−伸展轴的后方	▶ 可使膝关节屈曲
	■ 经过膝关节（小腿）的内旋−外旋轴的内侧，并向后方移行	▶ 可使小腿内旋

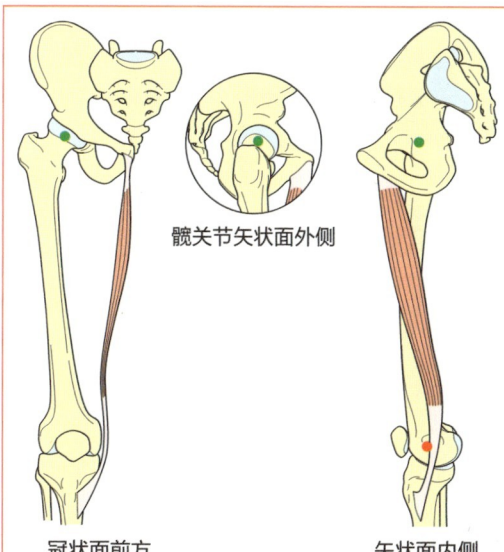

冠状面前方　　　　　　　矢状面内侧

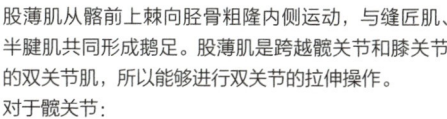

髋关节矢状面外侧

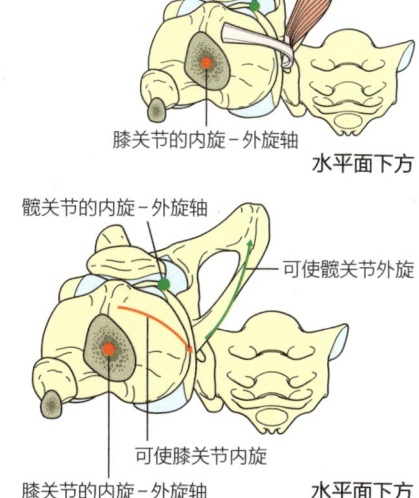

髋关节的内旋−外旋轴

膝关节的内旋−外旋轴　　　　水平面下方

髋关节的内旋−外旋轴

可使髋关节外旋

可使髋关节内旋

膝关节的内旋−外旋轴　　　　水平面下方

股薄肌从髂前上棘向胫骨粗隆内侧运动，与缝匠肌、半腱肌共同形成鹅足。股薄肌是跨越髋关节和膝关节的双关节肌，所以能够进行双关节的拉伸操作。

对于髋关节：

• 从冠状面来看，股薄肌经过髋关节的内收−外展轴的内侧；

• 从矢状面来看，股薄肌经过髋关节的屈曲−伸展轴的前方；

• 从水平面来看，股薄肌经过髋关节的内旋−外旋轴的下内侧。

因为股薄肌向后方（从止点向起点）移行，所以具有内收、屈曲和外旋髋关节的作用。

对于膝关节：从矢状面来看，股薄肌经过膝关节的屈曲−伸展轴的后方；从水平面来看，股薄肌经过膝关节的内旋−外旋轴的内侧并向后方移行，所以总体具有屈曲、内旋膝关节的作用。

图2-1-1　股薄肌的拉伸操作——全身图

患者仰卧，外展左髋关节，用左足跟勾住床边。物理治疗师在患者的右髋关节保持伸展的状态下，对其进行外展、内旋操作。

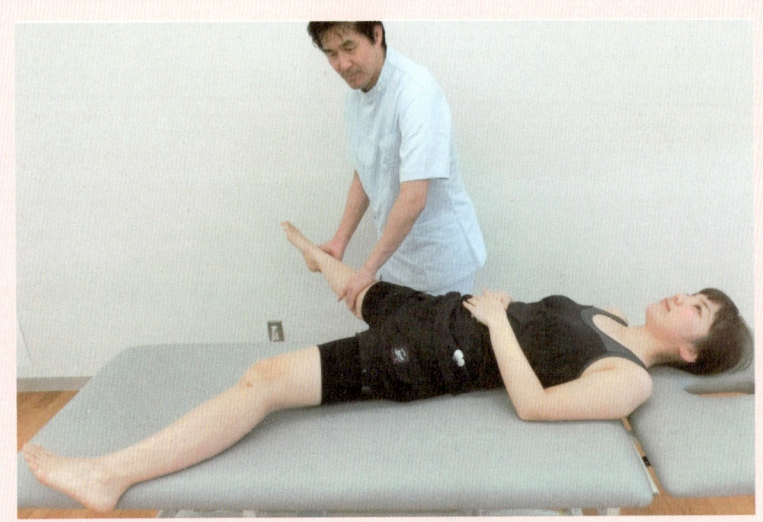

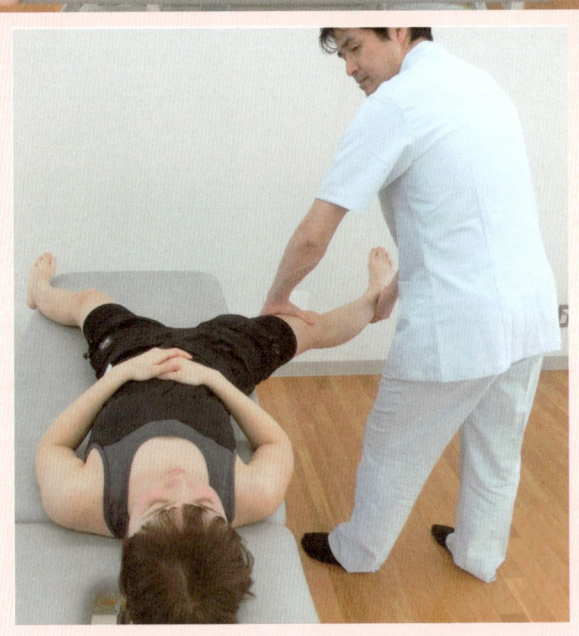

图2-1-2 股薄肌的固定准备操作

患者外展左髋关节，将左足跟伸出床外，使足跟内侧紧贴床边并勾住。此操作能够使骨盆向左上抬（向右下抑）。固定准备操作只需做到这种程度。

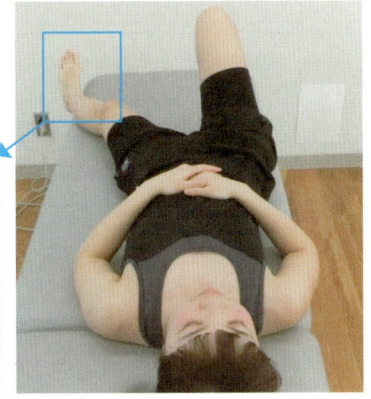

图2-1-3 股薄肌的错误固定操作（1）：髋关节没有外展

如果没有通过外展患者的左髋关节使其固定，在拉伸操作过程中，患者的右骨盆就会上抬（左骨盆下抑），股薄肌就无法得到充分拉伸（a、b）。

如果患者的左髋关节外展，其他内收肌群就会使患者的左骨盆上抬（右骨盆下抑），从而能够防止右骨盆上抬（c）。

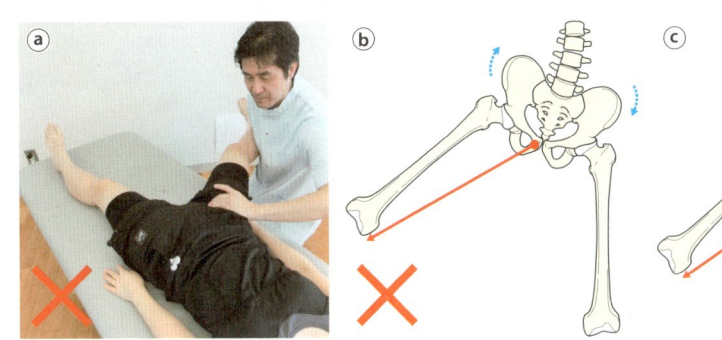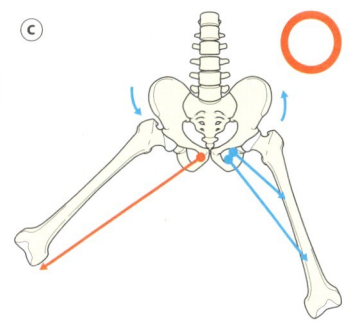

图2-1-4 股薄肌的错误固定操作（2）：髋关节过度外展

如果患者过度外展左髋关节，小腿就会从床上垂下，左髋关节伸展，从而引起骨盆前倾。此时，患者的右髋关节也会屈曲，经过髋关节屈曲－伸展轴前方的股薄肌会舒张，就达不到拉伸股薄肌的效果。因此，进行左髋关节外展操作时应防止小腿从床上垂下，要控制好其外展的程度。

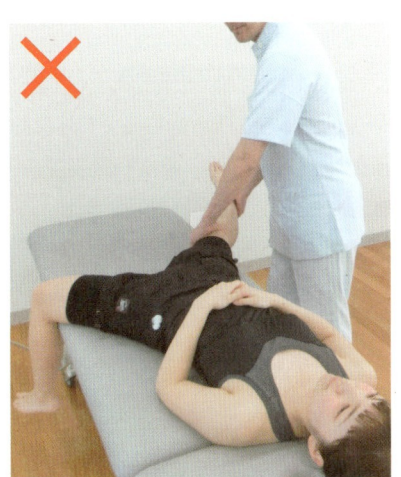

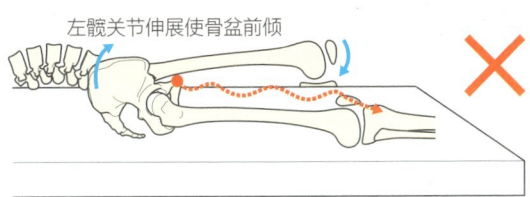

左髋关节伸展使骨盆前倾

骨盆前倾使右髋关节屈曲

图2-1-5　股薄肌的拉伸操作（1）

物理治疗师用右手握住患者的右小腿下端后侧，用左手握住患者右大腿下端，同时使患者的右膝关节伸展。在右髋关节处于伸展状态时，物理治疗师对其进行外展、内旋操作来拉伸股薄肌。

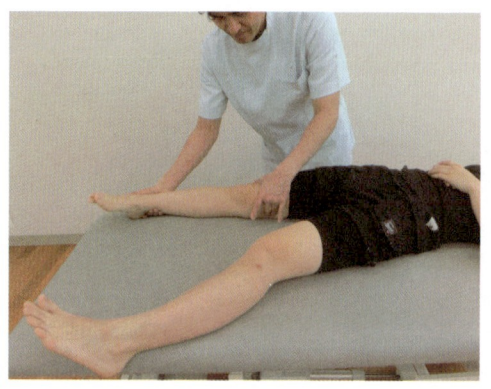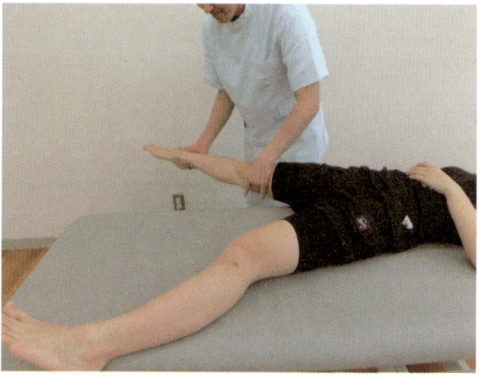

图2-1-6　股薄肌的拉伸操作（2）

股薄肌位于髋关节内侧，并从前向后运动，所以需要内旋髋关节来拉伸股薄肌。物理治疗师用左手触诊股薄肌，确认它的拉伸程度，同时用右手对患者的左足跟进行操作。

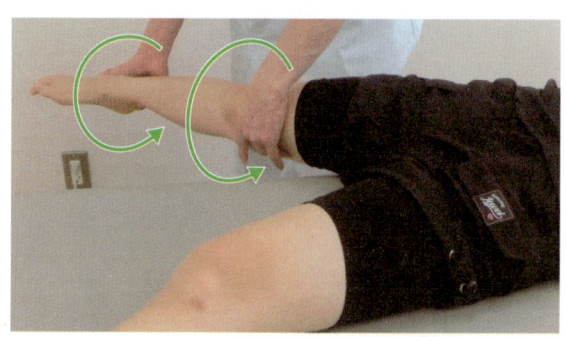

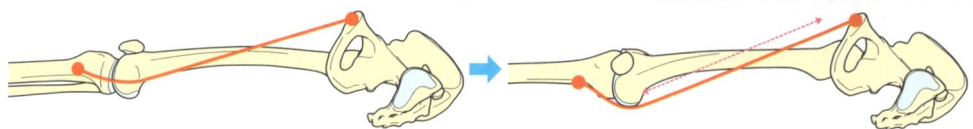

图2-1-7　股薄肌的拉伸操作（单独）

物理治疗师应在患者的右髋关节轻微伸展时进行拉伸操作。但是一定要注意，如果右髋关节过度伸展骨盆会前倾。

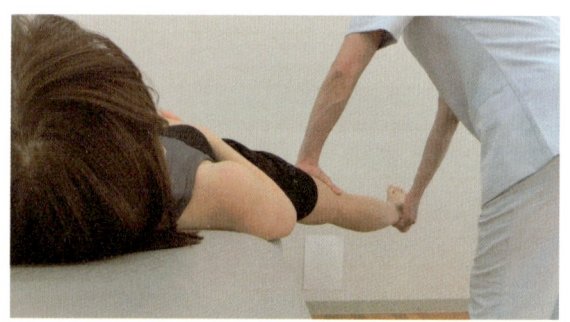

图2-1-8 股薄肌的固定准备操作（其他方法）

患者屈曲、外展左髋关节，使左足跟勾住床沿；用左手握住左膝内侧，使左腿固定。

由于左髋关节屈曲、外展，骨盆后倾和向左上抬的状态会更容易保持，同时骨盆会向左旋转。

因此，这种有效的固定方法让物理治疗师几乎不需要伸展患者的右髋关节，稍微外展患者的右髋关节时就能拉伸股薄肌。

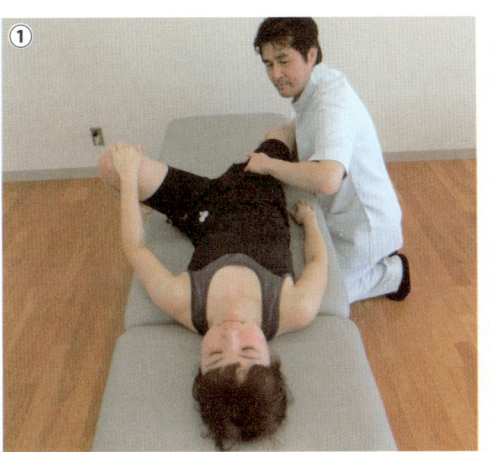
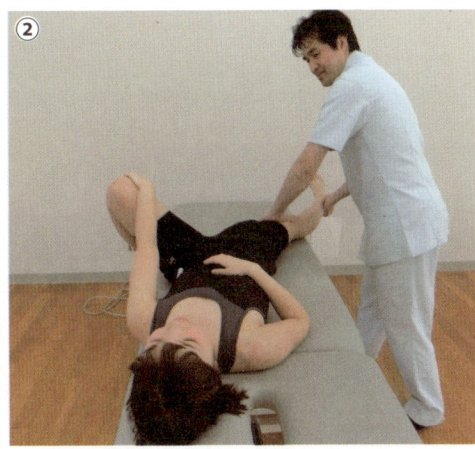
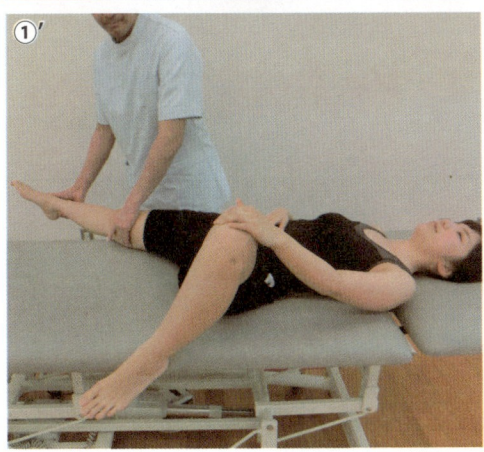
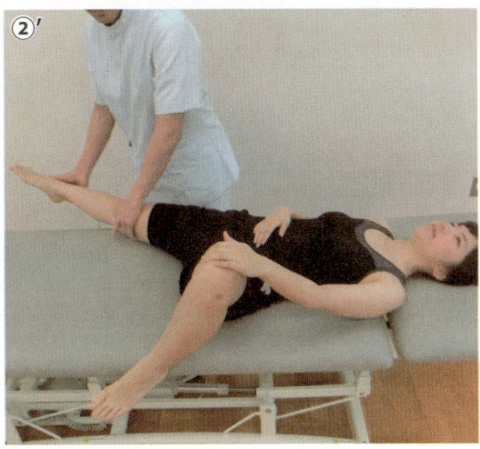

利用拉伸操作进行鹅足肌腱炎鉴别测试（1）

▶ 鹅足肌腱炎鉴别测试

为了缓解鹅足肌腱炎的症状，物理治疗师需要找出具体是哪个部位的肌肉疼痛，找到疼痛的具体肌肉部位后，再对其进行拉伸以缓解症状。在进行鉴别测试的过程中，物理治疗师要在患者的膝关节周围施加适当的压力来进行拉伸，而在进行治疗和预防鹅足肌腱炎的拉伸操作过程中，要注意不要在患者的膝关节周围施加压力，不要对其进行刺激性拉伸（请参照第89页）。

股薄肌相关问题是引起鹅足肌腱炎的最主要原因（请参照下面的内容）。

缝匠肌相关问题仅次于股薄肌，是引起鹅足肌腱炎的主要原因之一（请参照第75页）。

半腱肌相关问题是引起鹅足肌腱炎的原因之一（请参照第83页）。

▶ 股薄肌拉伸测试

在此操作中，虽然患者的髋关节外展、伸展、内旋，但是膝关节屈曲，所以股薄肌未得到拉伸（①）。物理治疗师要注意防止患者的髋关节屈曲，并用右手伸展患者的膝关节（②）。物理治疗师应在保持患者的髋关节外展、伸展、内旋状态的同时用左手触诊股薄肌，确认其在膝关节伸展的过程中是否得到了拉伸。最后，物理治疗师通过增加对膝关节的牵引力与鹅足的摩擦力使膝关节得到伸展。

如果股薄肌相关问题是引起鹅足肌腱炎的原因，膝关节在逐渐完全伸展的过程中会产生与鹅足肌腱炎的症状类似的痛感，所以物理治疗师要一边确认患者的身体感觉，一边进行操作。

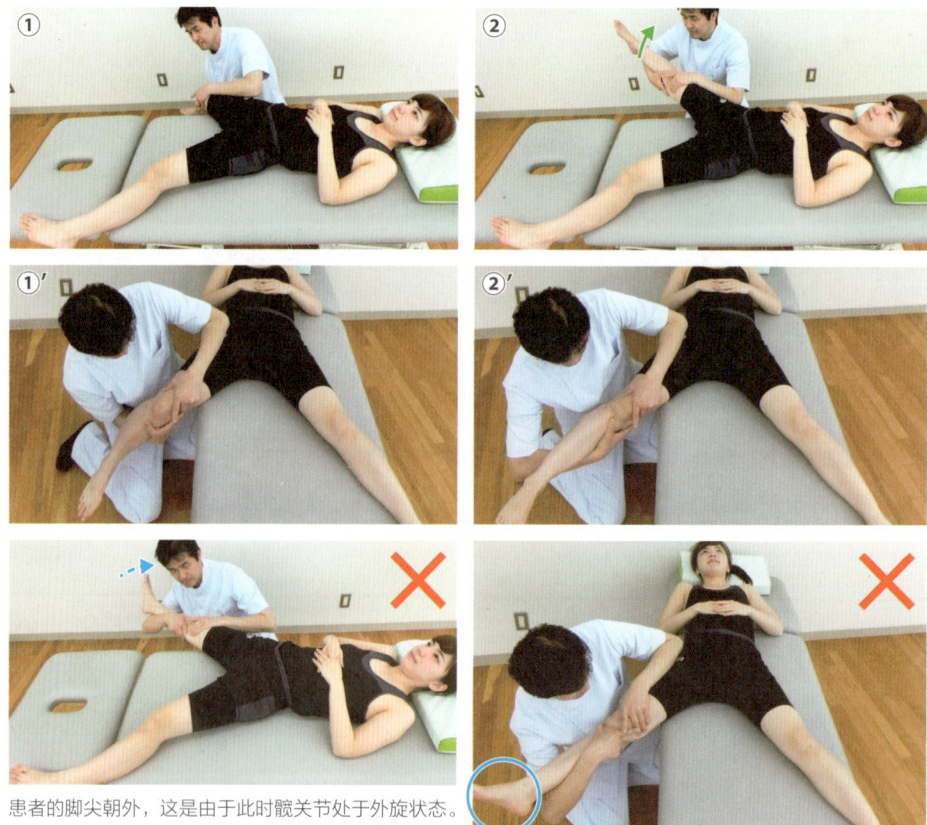

患者的脚尖朝外，这是由于此时髋关节处于外旋状态。这会使髋关节不能得到充分拉伸。

缝匠肌 *sartorius*

起点	髂前上棘	支配神经	股神经
止点	胫骨粗隆内侧	神经节	L2~L3

■技术要点

<table>
<tr><td rowspan="6">肌肉走向与功能</td><td>■ 是跨越髋关节和膝关节的双关节肌</td><td>▶ 可同时进行髋关节和膝关节的拉伸操作</td></tr>
<tr><td>■ 经过髋关节的内收－外展轴的外侧</td><td>▶ 可使髋关节外展</td></tr>
<tr><td>■ 经过髋关节的屈曲－伸展轴的前方</td><td>▶ 可使髋关节屈曲</td></tr>
<tr><td>■ 经过髋关节的内旋－外旋轴的前方，向上外侧移行</td><td>▶ 可使髋关节外旋</td></tr>
<tr><td>■ 经过膝关节的屈曲－伸展轴的后方</td><td>▶ 可使膝关节屈曲</td></tr>
<tr><td>■ 经过膝关节（小腿）的内旋－外旋轴的前方，并向下内侧移行</td><td>▶ 可使小腿内旋</td></tr>
<tr><td>固定方法要点</td><td>■ 伸展髋关节时骨盆前倾</td><td>▶ 在对侧髋关节屈曲时，向后推动骨盆并使其固定</td></tr>
</table>

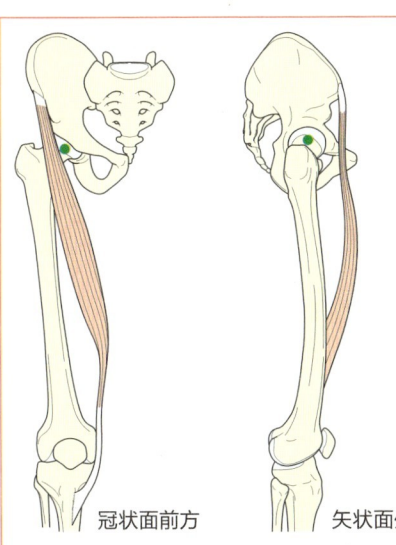

冠状面前方　　**矢状面外侧**　　**膝关节内侧**

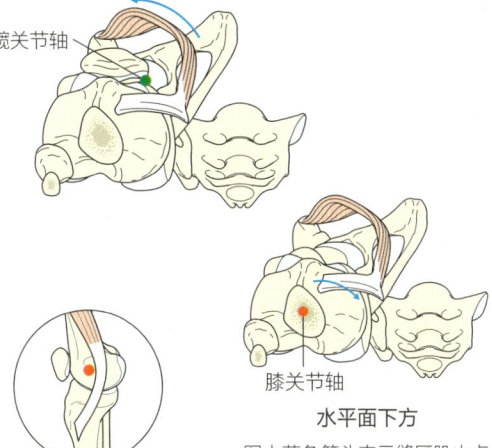

髋关节轴

膝关节轴

水平面下方

图中蓝色箭头表示缝匠肌止点到起点移行的过程。

缝匠肌从髂前上棘向胫骨粗隆内侧运动，与股薄肌、半腱肌共同形成鹅足。缝匠肌是跨越髋关节和膝关节的双关节肌，所以能够进行双关节的拉伸操作。

对于髋关节：
- 从冠状面来看，缝匠肌经过髋关节的内收－外展轴的外侧；
- 从矢状面来看，缝匠肌经过髋关节的屈曲－伸展轴的前方；

- 从水平面来看，缝匠肌经过髋关节的内旋－外旋轴的前方。

缝匠肌的移行方式决定其具有外展、屈曲和外旋髋关节的作用。

对于膝关节：从矢状面来看，缝匠肌经过膝关节的屈曲－伸展轴的后方；从水平面来看，缝匠肌经过膝关节的内旋－外旋轴的前方并向内侧移行，所以总体具有屈曲、内旋膝关节的作用。

■膝关节一直处于伸展状态，所以小腿无法外旋

■伸展、内收、内旋髋关节来进行拉伸。髋关节充分内旋能使股薄肌更容易得到拉伸

图2-2-1 缝匠肌的拉伸操作——全身图（1）

患者仰卧，深度屈曲左髋关节后用右前臂压住自己的左膝关节。物理治疗师对右髋关节进行内收、伸展、内旋操作来拉伸患者的缝匠肌。

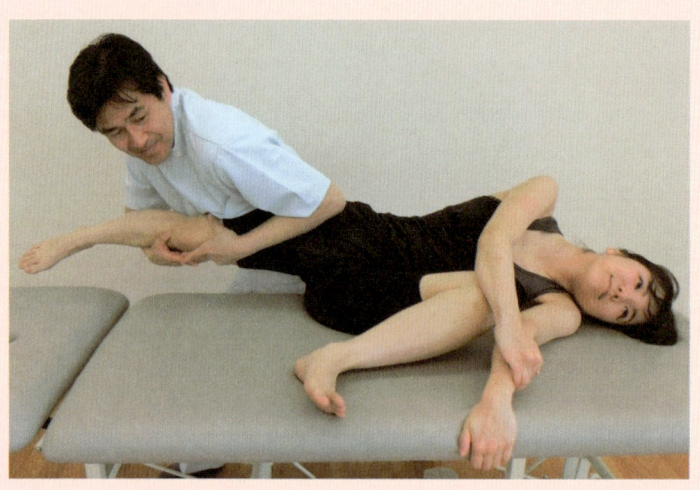

图2-2-2 缝匠肌的拉伸操作——全身图（2）

在内收、伸展、内旋髋关节时，患者的拉伸感明显，尤其是有意识地去感受物理治疗师的内旋操作时。物理治疗师必须用自己的胳膊和胸部牢牢固定患者的右腿，同时患者在进行拉伸操作的过程中一定要牢牢抓住床，防止身体在床上移动。

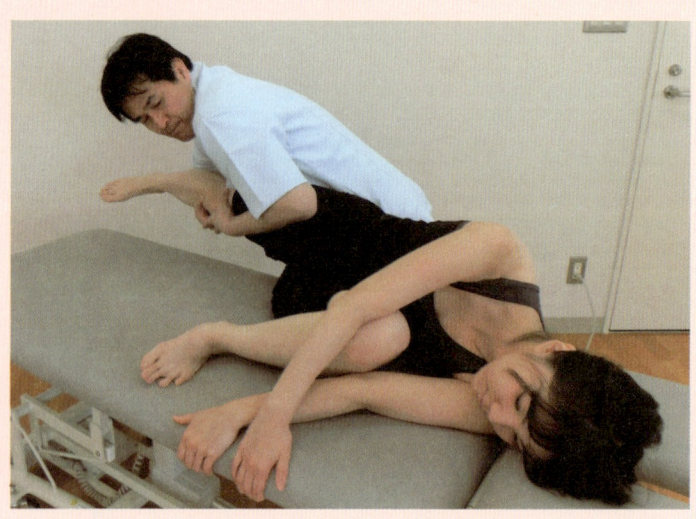

图2-2-3 缝匠肌的固定准备操作（1）

患者深度屈曲左髋关节，用右手将左膝关节抱住，用左手抓住床沿，防止身体在进行拉伸操作的过程中在床上移动。此时患者不用力地自然地抱住左膝关节即可。

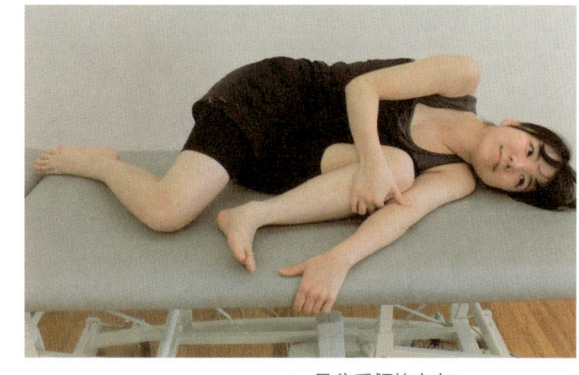

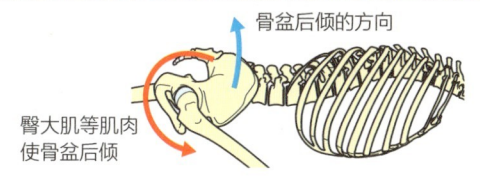

骨盆后倾的方向

臀大肌等肌肉使骨盆后倾

图2-2-4 缝匠肌的固定准备操作（2）

物理治疗师在进行拉伸操作时，患者要保持深度屈曲左髋关节并将自己固定在床上。
在拉伸的过程中，物理治疗师用自己的左骨盆固定患者的骨盆［臀部下方（围绕○部分）］，使其保持后倾。

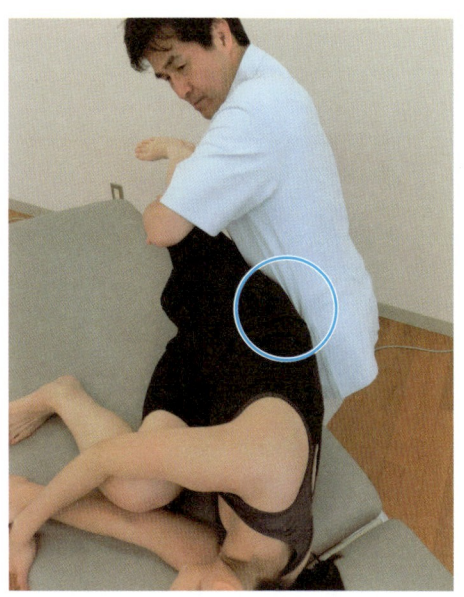

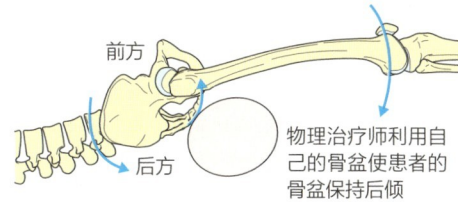

前方

后方

物理治疗师利用自己的骨盆使患者的骨盆保持后倾

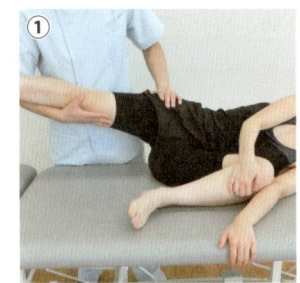
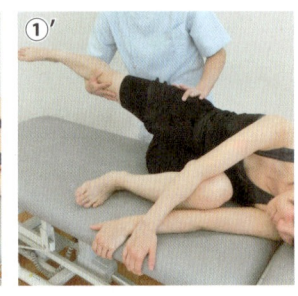

图2-2-5 缝匠肌的拉伸操作（顺序）

①①′伸展患者的右髋关节。

图2-2-6所示的缝匠肌的拉伸准备

②②′物理治疗师将左前臂和右手一起放在缝匠肌的起点和止点处，使缝匠肌沿着双手运动，同时将左肘放在患者的髂前上棘附近，将右手腕关节放在患者的鹅足附近。

③③′物理治疗师用双手和胸部固定患者的右腿，并伸展、内收、内旋患者的髋关节以拉伸缝匠肌。

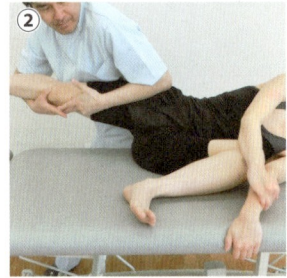
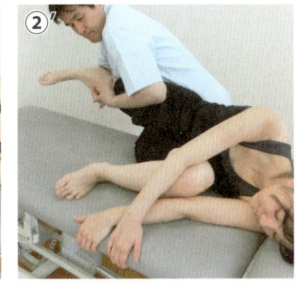
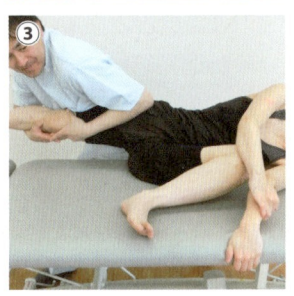
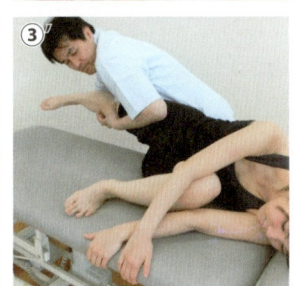

图2-2-6 缝匠肌的拉伸准备操作

继图2-2-5①之后，需要进行以下准备操作。

患者完全侧卧，骨盆向右张开，但避免骨盆正对天花板。

物理治疗师将自己的左前臂（尺骨下端）放在患者的右大转子处（①），使骨盆完全呈侧卧位，同时向前推骨盆（②）。在这个过程中，即使用力过度以致患者稍微俯卧也没有关系。

接着，进行图2-2-5②的操作。

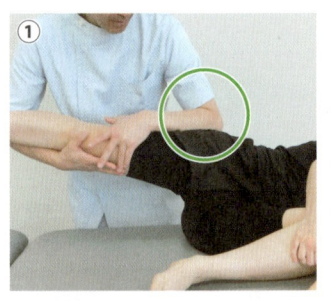
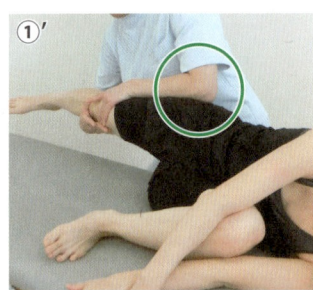
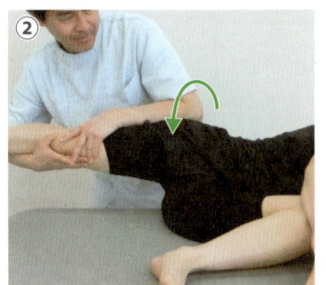
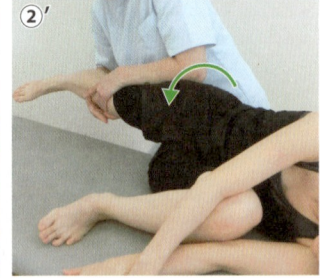

图2-2-7　缝匠肌的手握方法－详细操作（1）

①确认髂前上棘（缝匠肌的起点）。

②物理治疗师将右手小鱼际贴于患者的鹅足处（缝匠肌的止点）。

③物理治疗师将左肘贴于患者的髂前上棘处，左前臂和左手手掌也放在患者的肌肉运动的方向上，两手共同操作使肌肉运动。

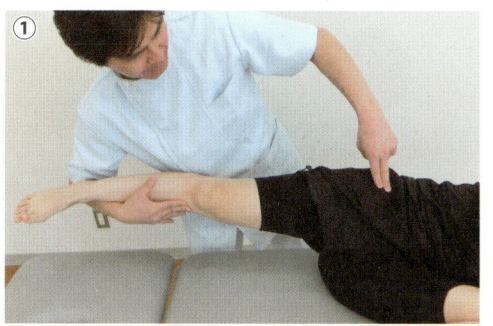
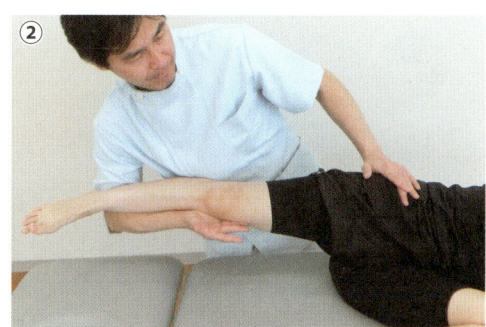

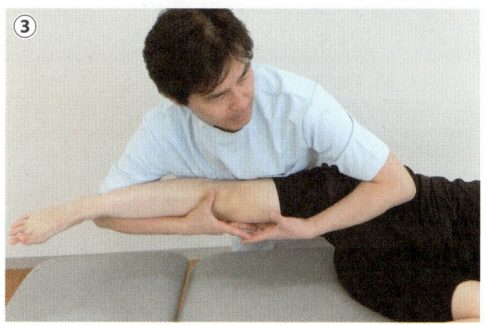
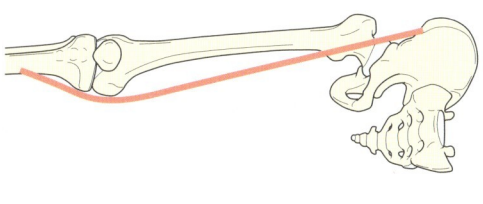

图2-2-8　缝匠肌的手握方法－详细操作（2）

如图2-2-7所示，物理治疗师固定手臂位置后，将自己的左胸廓下方牢牢贴于患者的右大腿外侧（①）。此时，一定要使患者的右髋关节内旋，使缝匠肌得到一定程度的拉伸。

物理治疗师用手臂和左胸廓牢牢固定患者的右大腿，使其保持不动，在此基础上再进行拉伸操作（②）。

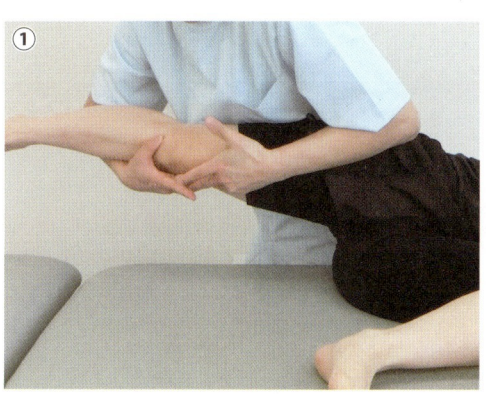
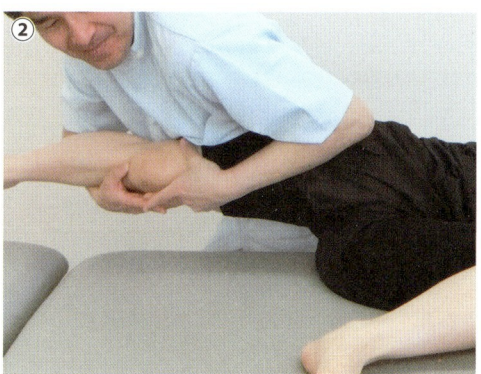

图2-2-9 缝匠肌的拉伸操作-详细操作

物理治疗师在操作时要配合缝匠肌的移行方向，握住患者的小腿下端，向伸展、内收、内旋的方向牵拉，这样更易使缝匠肌得到拉伸。

保持患者的右小腿不动，物理治疗师用右腿支撑体重，此外身体向右旋转，用全身的力量进行拉伸。

在拉伸缝匠肌的过程中，物理治疗师需要掌握正确的技巧，并具备一定的体力。

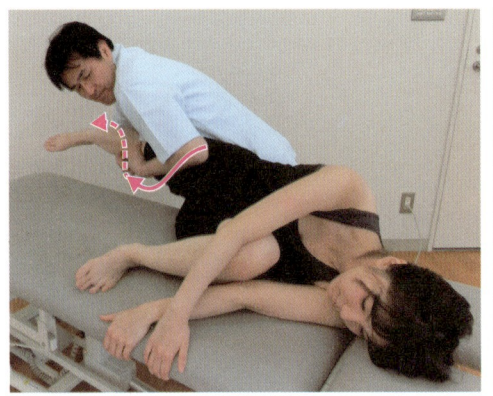 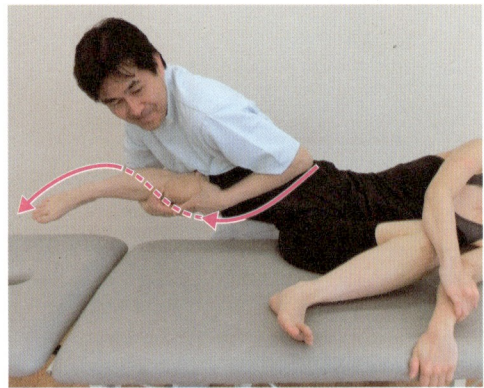

专栏

利用拉伸操作进行鹅足肌腱炎鉴别测试（2）

▶ 缝匠肌拉伸测试

　　患者侧卧（测试侧朝上），右手抱对侧（左）膝关节（①），保持骨盆后倾。物理治疗师用双手伸展、内收、内旋患者的髋关节（②）。此时，一定要注意髋关节伸展会打开右骨盆的后方，容易使骨盆向同侧旋转（×）。为了防止这种情况发生，物理治疗师应该用左前臂向收缩骨盆的方向拉伸，防止骨盆向同侧旋转（③）。

　　最后，伸展膝关节，给缝匠肌施加牵引力和摩擦力。如果在拉伸缝匠肌的过程中身体没有感受到被拉伸，可能是由于拉伸程度还不够。

患者自己进行的固定操作：用右手使左髋关节屈曲，用左手抓住床沿。
物理治疗师进行的固定操作：通过操作左骨盆到大腿外侧的部位来固定患者的臀部。
拉伸操作：使髋关节伸展、内收、内旋，最后伸展膝关节，对其施加压力。

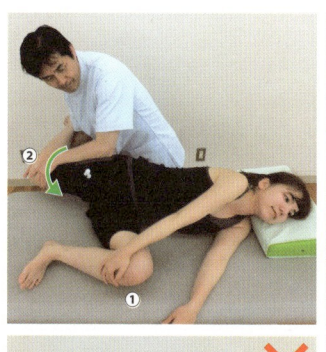
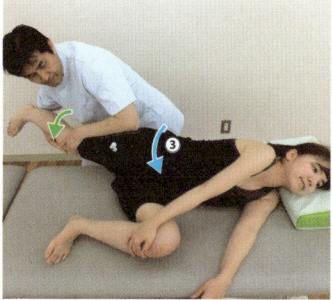
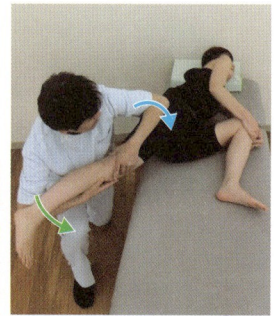
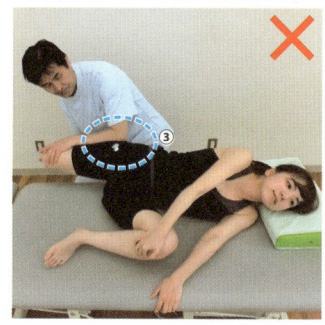
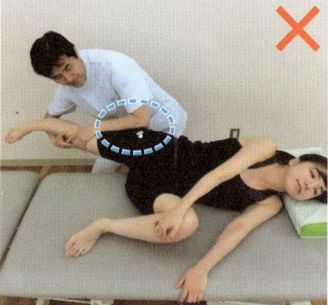
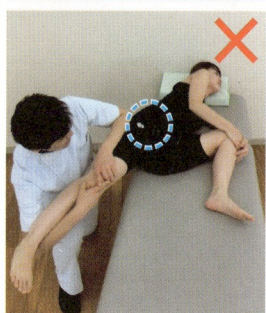

内侧腘绳肌

半腱肌　semitendinosus

起点	坐骨结节	支配神经	坐骨神经的胫神经分支
止点	胫骨粗隆内侧	神经节	L4~S2

半膜肌　semimembranosus

起点	坐骨结节	支配神经	坐骨神经的胫神经分支
止点	胫骨内侧髁内侧面到后面腘斜韧带、腘筋膜、膝关节后方关节囊、后斜韧带、内侧半月板	神经节	L4~S2

外侧腘绳肌

股二头肌长头　long head of biceps femoris

起点	坐骨结节	支配神经	坐骨神经的胫神经分支
止点	腓骨头	神经节	L5~S2

■技术要点

肌肉走向与功能	■ 跨越髋关节和膝关节的双关节肌	▶ 可同时进行髋关节和膝关节的拉伸操作
	■ 经过髋关节的内收-外展轴的内侧	▶ 可使髋关节内收
	■ 经过髋关节的屈曲-伸展轴的后方	▶ 可使髋关节伸展
	■ 内侧腘绳肌经过髋关节的内旋-外旋轴的后方，向外侧移行	▶ 可使髋关节内旋
	■ 外侧腘绳肌经过髋关节的内旋-外旋轴的后方，向内侧移行	▶ 可使髋关节外旋
	■ 经过膝关节的屈曲-伸展轴的后方	▶ 可使膝关节屈曲
	■ 内侧腘绳肌经过膝关节（小腿）的内旋-外旋轴的内侧，并向后方移行	▶ 可使小腿内旋
	■ 外侧腘绳肌经过膝关节（小腿）的内旋-外旋轴的外侧，并向后方移行	▶ 可使小腿外旋
固定方法要点	■ 屈曲髋关节时骨盆后倾	▶ 使对侧髋关节保持伸展，向前推动骨盆并使其固定
拉伸操作要点	■ 膝关节保持伸展	
	■ 屈曲和轻度外展髋关节来进行拉伸，充分屈曲髋关节能使拉伸更加容易	
	■ 内侧腘绳肌和外侧腘绳肌对髋关节分别有内旋作用和外旋作用	
	■ 有两种拉伸方法，一是膝关节伸展时，屈曲髋关节来进行拉伸；二是膝关节屈曲时，伸展髋关节来进行拉伸	

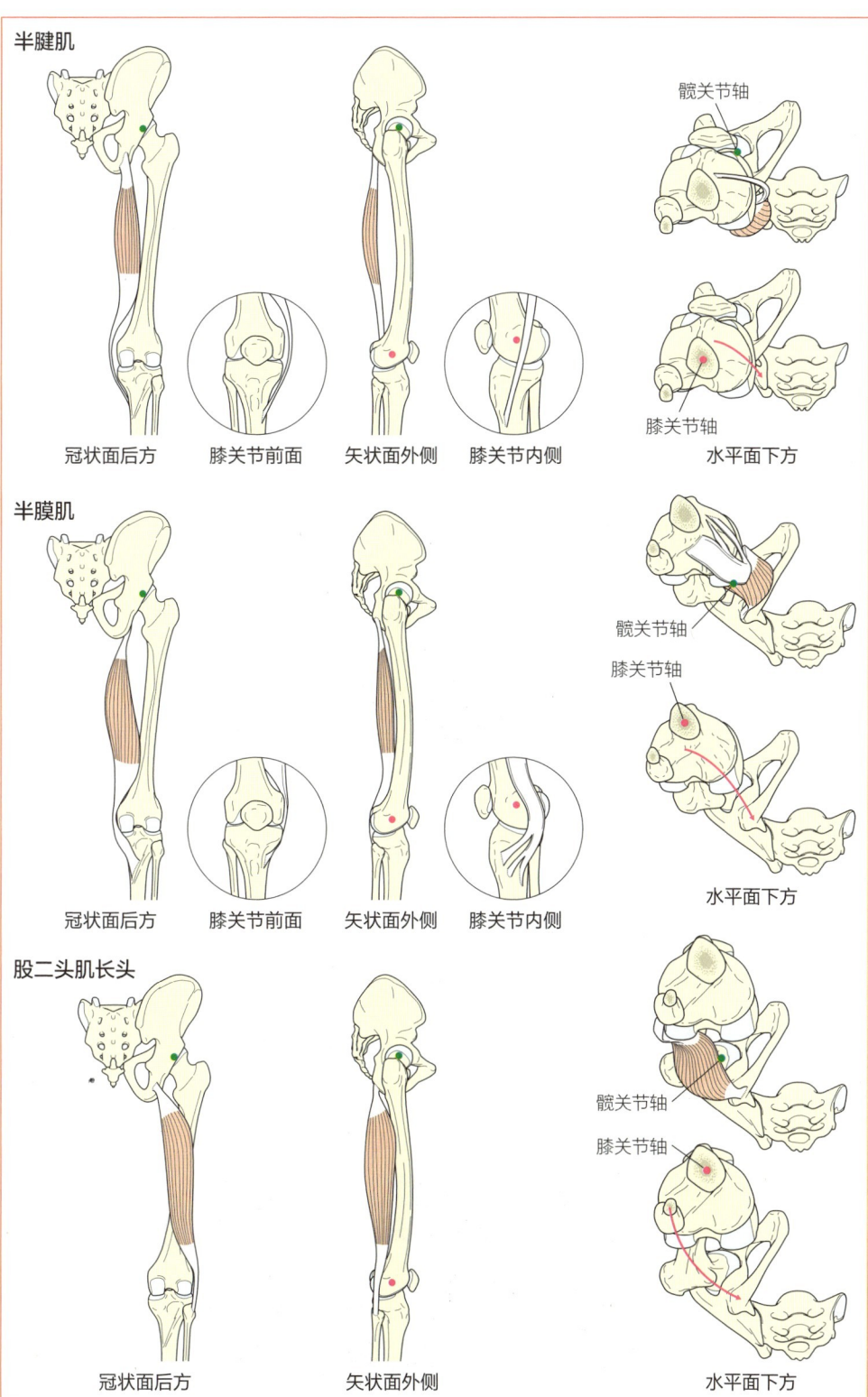

半腱肌

冠状面后方　　　膝关节前面　　　矢状面外侧　　　膝关节内侧

髋关节轴
膝关节轴
水平面下方

半膜肌

冠状面后方　　　膝关节前面　　　矢状面外侧　　　膝关节内侧

髋关节轴
膝关节轴
水平面下方

股二头肌长头

冠状面后方　　　　　矢状面外侧

髋关节轴
膝关节轴
水平面下方

> **腘绳肌（Hamstrings）是什么？**
>
> 肌：英语为Ham，是"火腿肉"之意，这里指大腿部的肌肉。
>
> 绳：英语为String，是"纽带"和"连接"之意。
>
> 因此，腘绳肌就是指大腿部具有连接作用的肌肉。它的定义是"始于坐骨结节，止于小腿骨"。无论是定义还是名字的由来都不包含股二头肌。

图2-3-1　腘绳肌的拉伸操作——全身图（1）

患者仰卧，物理治疗师将患者的右小腿远端放在自己的左肩上，使患者的右膝关节伸展，左髋关节轻度外展，在此基础上，屈曲患者的右髋关节来拉伸腘绳肌。

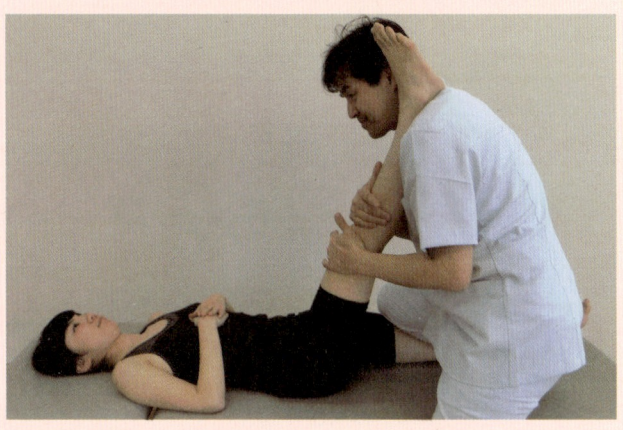

图2-3-2　腘绳肌的拉伸操作——全身图（2）

物理治疗师轻度外展和伸展患者的左髋关节，固定患者的左大腿，抑制骨盆后倾（如图所示，患者的左足跟勾住床沿并固定）。

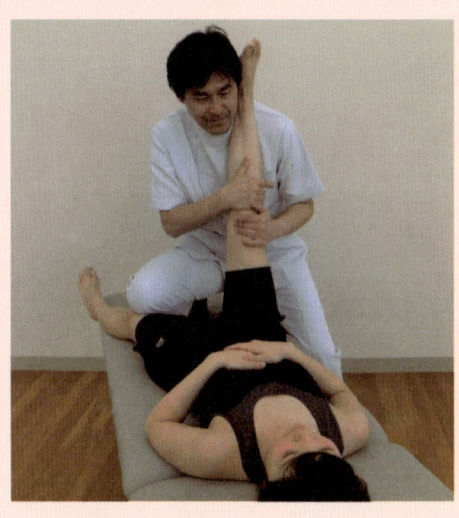

图2-3-3　腘绳肌的固定操作（1）

拉伸右腿的腘绳肌时，患者的骨盆会后倾，左髋关节会随之屈曲（a）。为了防止这种情况发生，物理治疗师一定要使患者的左髋关节保持伸展，同时抑制其骨盆后倾。

物理治疗师将自己的右小腿上端贴于患者的左大腿下端，防止患者的左髋关节屈曲以及左膝关节上抬（b）。

2

膝关节肌肉 ▼ 内侧腘绳肌・外侧腘绳肌

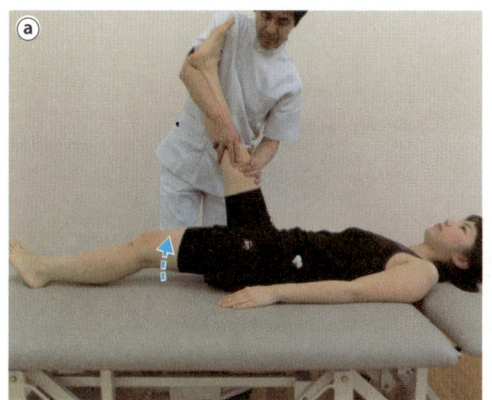
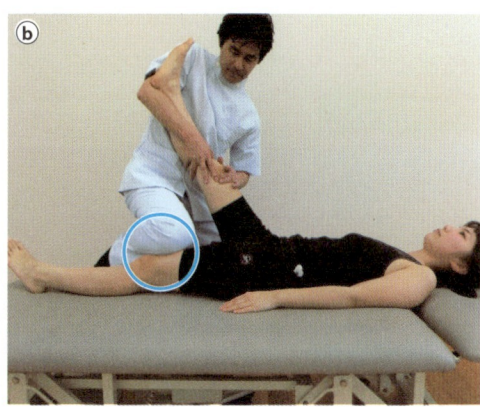

图2-3-4　腘绳肌的固定操作（2）

a 表示物理治疗师只需用自己的右小腿上端压住患者的左大腿下端，不需要借助体重来施加压力，注意防止患者的左大腿在进行拉伸操作的过程中上抬即可。

b 表示物理治疗师借助体重，用自己的右膝关节压住患者的左大腿下端，这样可能会引起不必要的疼痛。请不要这样操作。

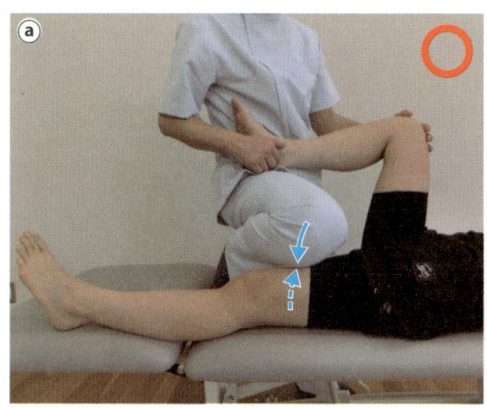
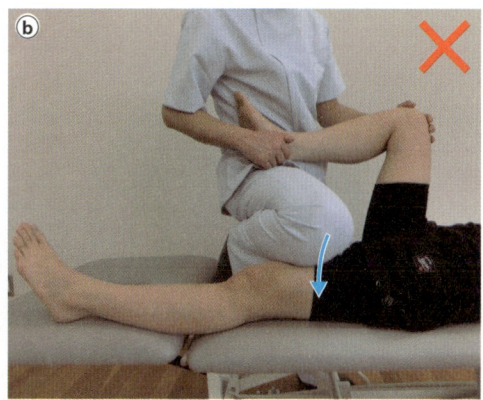

图2-3-5 腘绳肌的固定操作（其他方法）

患者将左小腿从床上伸出，外展、伸展左髋关节并屈曲左膝关节，物理治疗师在此基础上向前推骨盆，以固定骨盆。

但是，在这种肢体状态下，左髋关节会有很强的拉伸感，可能会导致大腿神经过度拉伸，有时还可能引起暂时性大腿神经麻痹，坐起来时股四头肌等无法活动，进而摔倒（大多数情况下，人们意识不到自己的腿麻痹）。

在此肢位下，下垂的左脚一定要踩在垫台上。

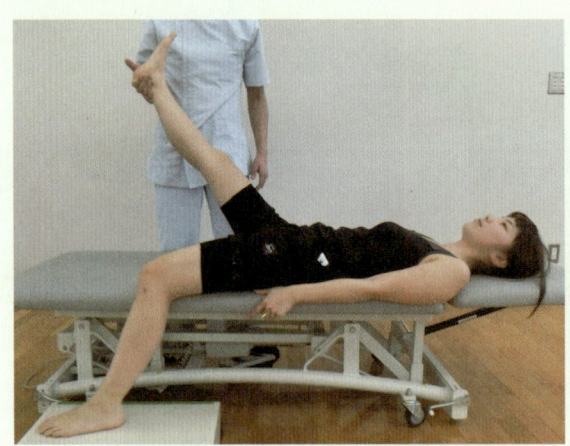
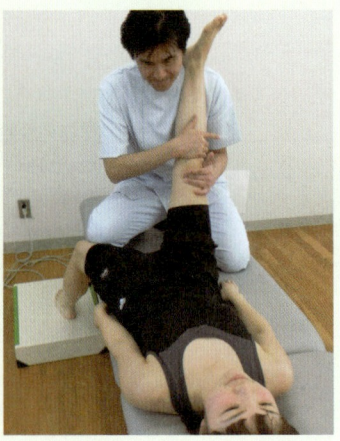

图2-3-6 腘绳肌整体的拉伸操作

伸展膝关节，使髋关节屈曲以进行拉伸。这是在临床中常见的腘绳肌拉伸操作。由于髋关节轻度外展时比较容易拉伸，所以物理治疗师要将患者的右腿放在自己的左肩上，使患者的髋关节轻度外展后进行拉伸（a）。

如果腘绳肌的伸展性较差，患者可能无法将腿放在物理治疗师的肩上，在这种情况下可以按照图b所示的方法来进行拉伸。但是，一定要注意防止患者的右髋关节内收。

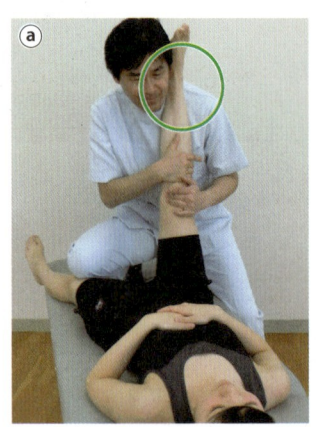
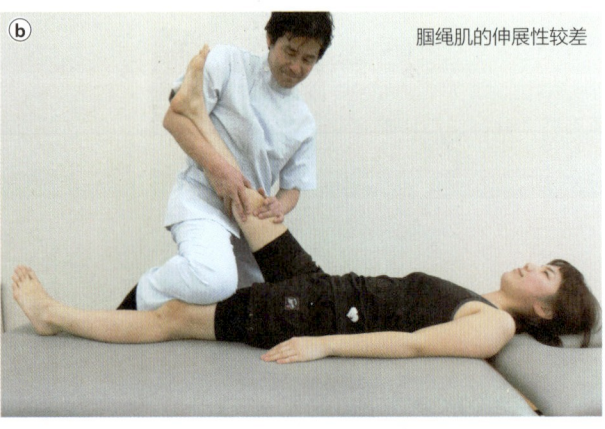

**图2-3-7　腘绳肌拉伸操作中保持膝
关节伸展的方法**

为了进行正确的腘绳肌拉伸操作，膝关
节一定要处于完全伸展的状态，不能有
一丝屈曲。

但如果患者的膝关节有一些异常的情况，
如图a所示，将髌骨向股骨髁部的方向
按压时，一般都会产生疼痛、无力等不
适感，运动员们的感觉会异常明显。

因此，要避免压迫髌骨，将双手放在髌
骨上下两侧，使膝关节伸展（b）。

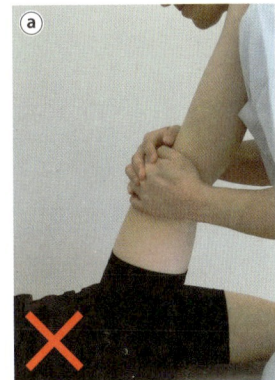
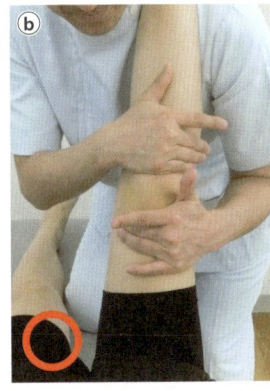

图2-3-8　腘绳肌拉伸操作中轴向按压的方法

虽然屈曲右髋关节的拉伸操作中可以通过伸展左髋关节来固定骨盆，以防止骨盆后倾，但是由于这
一方法没有直接作用于骨盆，所以不能够将其完全固定。

因此，物理治疗师在对患者的右腿进行拉伸操作时要轴向按压，以防止骨盆后倾。也就是说，固定
操作和拉伸操作能够同时进行。

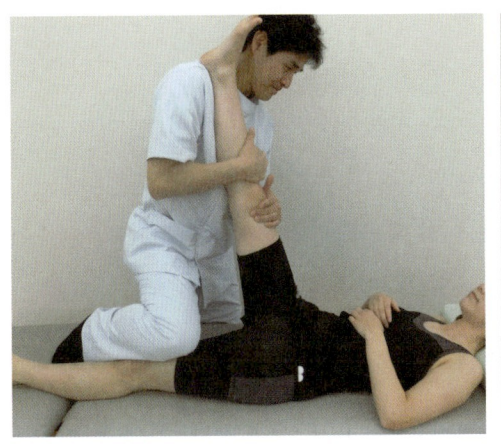
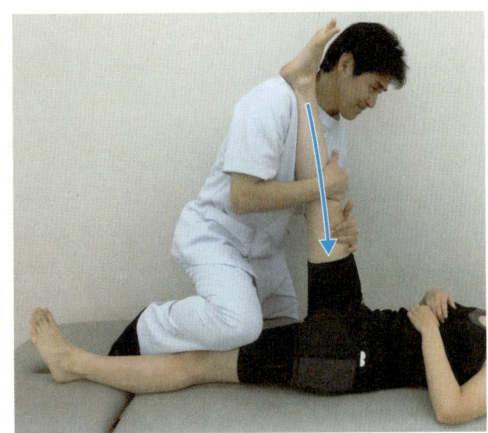

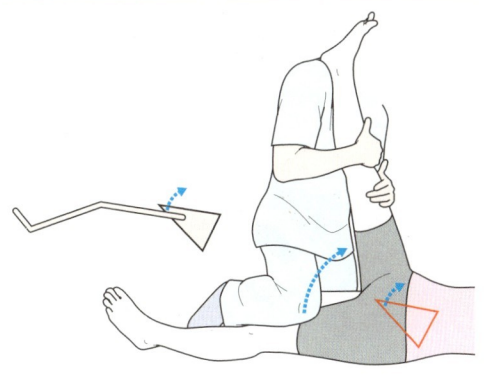
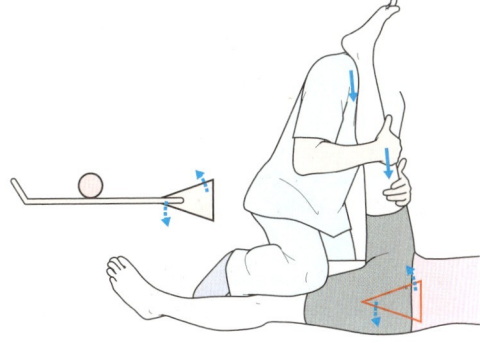

图2-3-9　腘绳肌的拉伸操作（其他操作方法）——全身图

如果患者的腘窝周围疼痛，或者存在坐骨神经痛的症状，可以尝试下述方法。

屈曲右膝关节，开始时尽可能屈曲右髋关节来拉伸腘绳肌，最后通过伸展膝关节来进行拉伸。这种方法特别适合伸展性差的患者。

但是，在大多数情况下，患者放在物理治疗师肩上的小腿下端会感到疼痛，这时就需要将毛巾等物品垫在物理治疗师的肩膀上，来减轻患者的疼痛。

若患者的伸展性强，则物理治疗师拉伸时会呈压住患者的姿势，在心理上使患者产生很强的压迫感，因此在此类情况中采用这种操作方法并不合适。

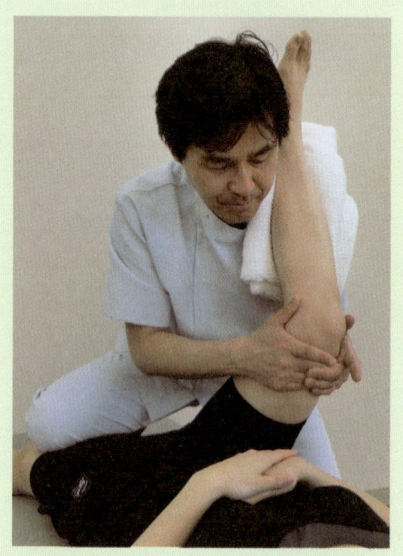

图2-3-10　腘绳肌整体的拉伸操作（其他操作方法）顺序

外展患者的左髋关节，让患者用左足跟勾住床沿，物理治疗师用右膝固定患者的左大腿，屈曲患者的右膝关节，将患者的小腿下端放于自己的肩上，尽可能使患者的右膝关节屈曲（①）。

物理治疗师的双手抱住患者的右膝（大腿下端）。要注意防止患者的右膝移动，同时伸展患者的右膝以拉伸腘绳肌（②）。

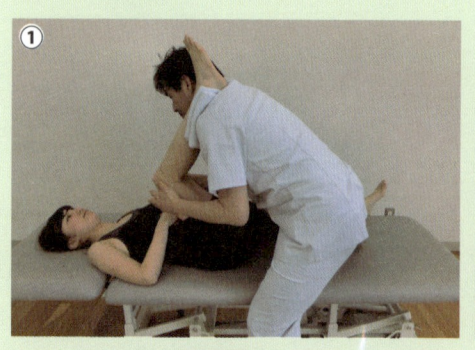
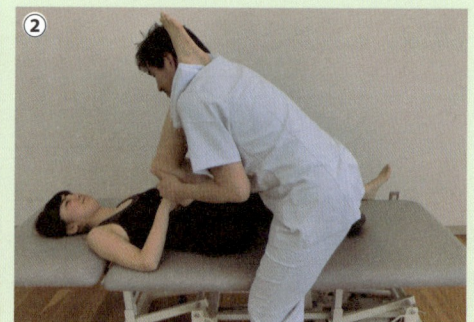
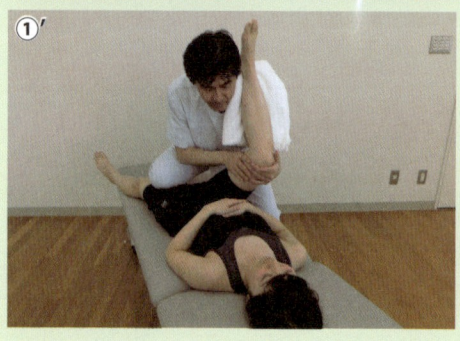
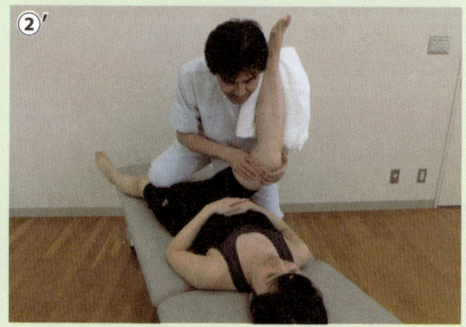

利用拉伸操作进行鹅足肌腱炎鉴别测试（3）

▶半腱肌拉伸测试

使患者仰卧，物理治疗师首先外旋、轻度外展患者的髋关节，在此基础上，屈曲患者的右髋关节（膝关节伸展）。这时，物理治疗师要确认骨盆后倾时髋关节屈曲的角度（①）。

其次，物理治疗师屈曲患者的右膝关节，使髋关节屈曲、轻度外展、外旋（②）。这时屈曲的角度要与骨盆后倾时髋关节屈曲的角度一致。物理治疗师用左手轴向按压患者的右大腿，向床头方向推动骨盆，防止骨盆后倾。

最后，物理治疗师伸展患者的膝关节，对半腱肌施加牵引力和摩擦力（③）。如果在拉伸半腱肌的过程中，患者没有肌肉被拉伸至最大限度的感觉，则拉伸程度还不够。

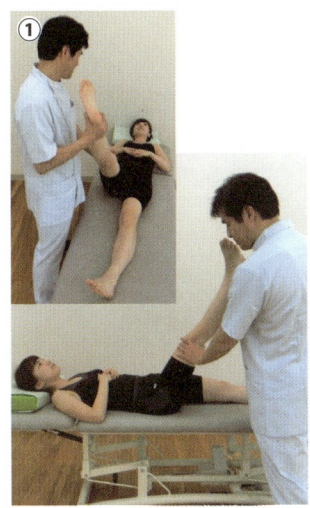
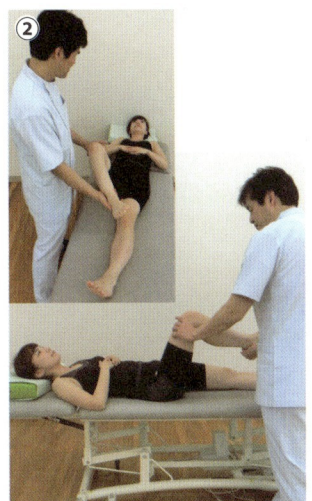
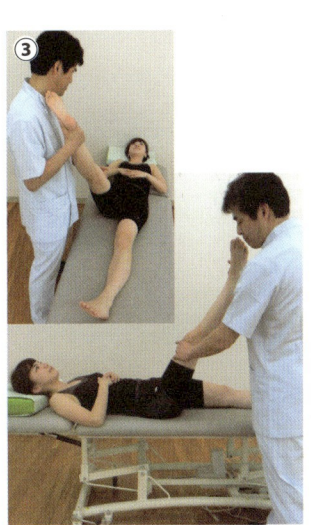

物理治疗师进行的固定操作： 用左手轴向按压患者的右大腿长轴处，向床头方向推动骨盆，防止骨盆后倾。
拉伸操作： 使髋关节屈曲、轻度外展、外旋，最后对膝关节进行伸展操作，对其施加压力。

这里推荐的半腱肌拉伸测试如上文所述，需要轻度外展髋关节，传统方法[1]则需要轻度内收髋关节。人们可能会担心股薄肌的拉伸会产生不良影响，但是在屈曲髋关节时股薄肌会舒张，所以不需要过于担心。

髋关节外展会拉伸半腱肌，所以要使其轻度外展。而且，在进行测试时一定要特别注意，如果使髋关节内收，坐骨神经就可能被拉伸，由此可能会导致坐骨神经痛。

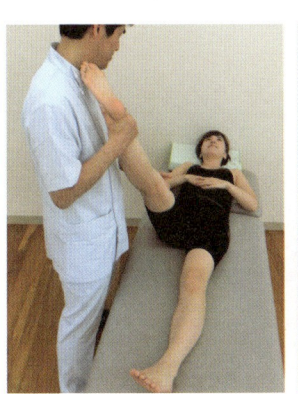
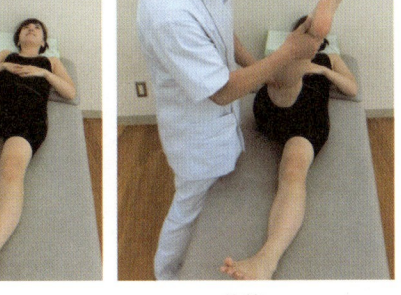

现在　　　　　　　　传统

1）整形外科リハビリテーション学会编：图6 薄筋の**ストレッチング**. 改订第2版 整形外科運動療法ナビゲーション 下肢, 159, **メジカルビュー社**, 2014.

半腱肌 semitendinosus
半膜肌 semimembranosus

起点、止点、支配神经、神经节请参照第76页的内容。

■技术要点

<table>
<tr><td rowspan="5">肌肉走向与功能</td><td>■ 经过髋关节的内收－外展轴的内侧</td><td>▶ 可使髋关节内收</td></tr>
<tr><td>■ 经过髋关节的屈曲－伸展轴的后方</td><td>▶ 可使髋关节伸展</td></tr>
<tr><td>■ 经过髋关节的内旋－外旋轴的后方，向外侧移行</td><td>▶ 可使髋关节内旋</td></tr>
<tr><td>■ 经过膝关节的屈曲－伸展轴的后方</td><td>▶ 可使膝关节屈曲</td></tr>
<tr><td>■ 经过膝关节（小腿）的内旋－外旋轴的内侧，并向后方移行</td><td>▶ 可使小腿内旋</td></tr>
<tr><td>固定方法要点</td><td>■ 屈曲髋关节时骨盆后倾</td><td>▶ 使对侧髋关节保持伸展，向前推动骨盆并将其固定</td></tr>
</table>

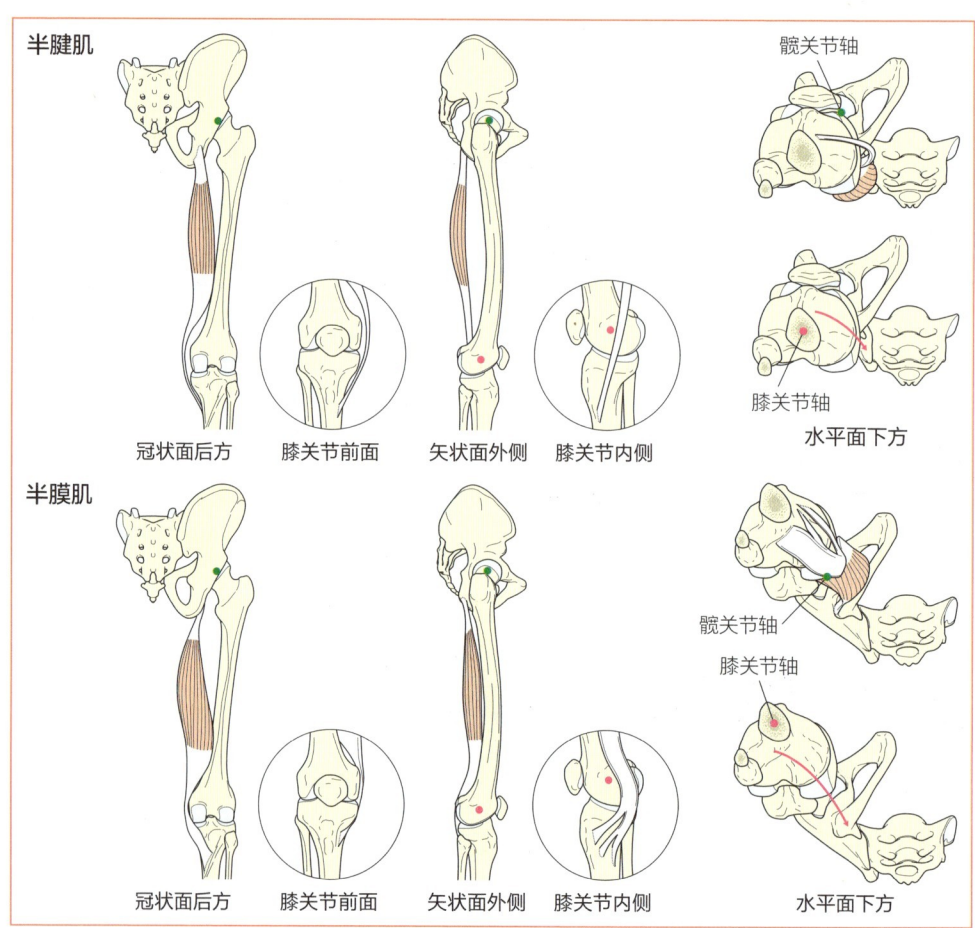

半腱肌

冠状面后方　膝关节前面　　矢状面外侧　膝关节内侧　　髋关节轴

膝关节轴　　水平面下方

半膜肌

冠状面后方　膝关节前面　　矢状面外侧　膝关节内侧　　髋关节轴

膝关节轴　　水平面下方

■ 屈曲和轻度外展髋关节来进行拉伸，充分屈曲髋关节能使拉伸更加容易

■ 增加通过外旋髋关节来拉伸的操作

图2-4-1 内侧腘绳肌的拉伸操作——全身图

通过在膝关节伸展位下、屈曲髋关节来拉伸内侧腘绳肌。除了拉伸腘绳肌整体以外，还可通过外旋、屈曲髋关节来拉伸内侧腘绳肌。

外展内侧腘绳肌至越过外侧腘绳肌时，更容易拉伸。

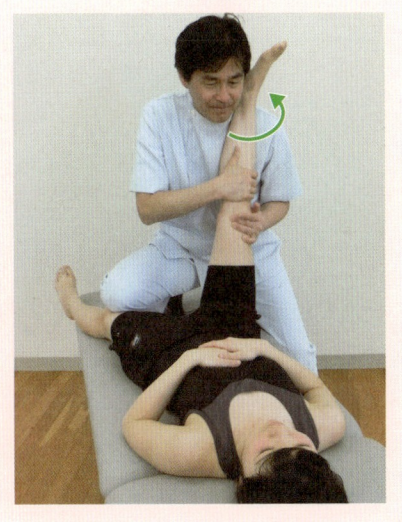

图2-4-2 内侧腘绳肌的拉伸操作（其他操作方法）——全身图

通过在髋关节屈曲位下伸展膝关节来拉伸内侧腘绳肌。除了拉伸腘绳肌整体以外，还可通过外旋髋关节、伸展膝关节来拉伸内侧腘绳肌。

一定要注意，如果膝关节屈曲，小腿可能会旋转，这会影响操作的可行性，此时不宜进行此操作。

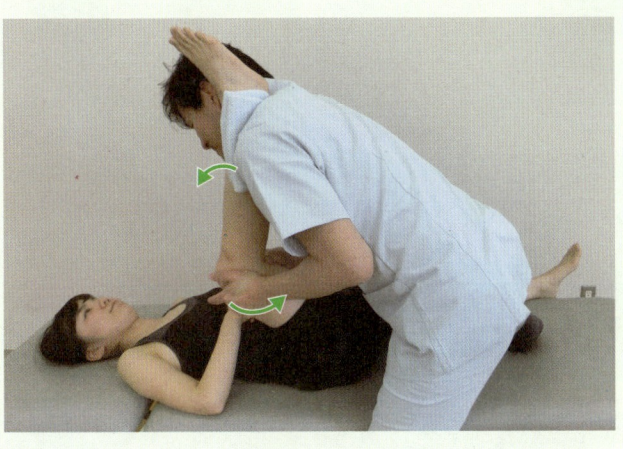

图2-4-3　内侧腘绳肌的拉伸操作（1）

内侧腘绳肌的固定操作和轴向按压方法分别与第79页和第81页对腘绳肌的操作方法相同。

内侧腘绳肌的拉伸操作与腘绳肌整体的拉伸操作相同，都是物理治疗师用自己的右小腿上端压住患者的左大腿下端，使患者的左髋关节保持伸展。

物理治疗师使患者的右髋关节完全伸展，并将患者的右小腿下端（足关节处）放在自己的左肩上，接着，使患者的髋关节轻度外展，并对其进行屈曲、外旋操作来选择性拉伸内侧腘绳肌。

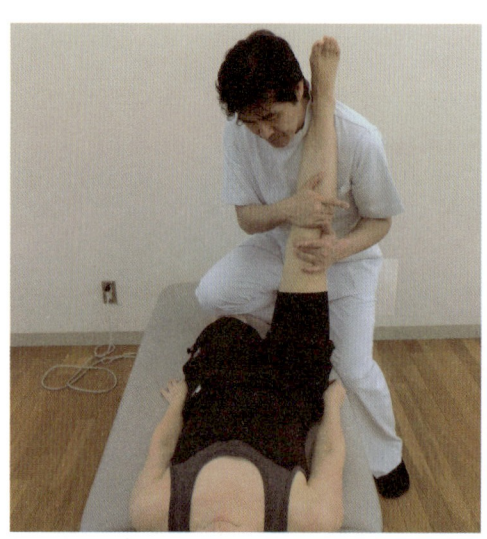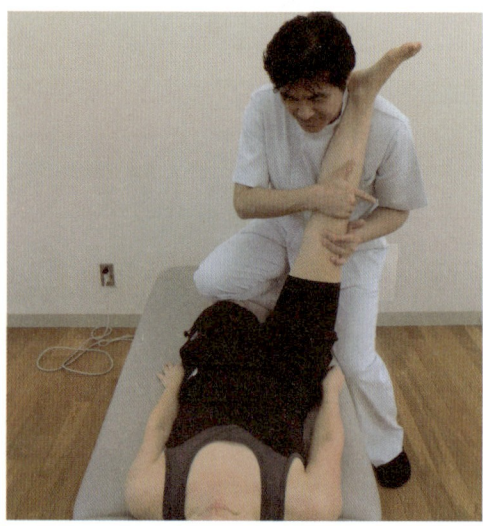

图2-4-4　内侧腘绳肌的拉伸操作（2）

物理治疗师用双手和左肩及以下胸廓固定患者的右腿，并使患者的右髋关节外旋。

物理治疗师的重心逐渐向左移动，随着重心的移动，物理治疗师的身体以及患者的右腿也稍微向左旋转。此时需要注意，在移动的过程中，物理治疗师的右小腿上端要牢牢固定患者的左大腿下端。

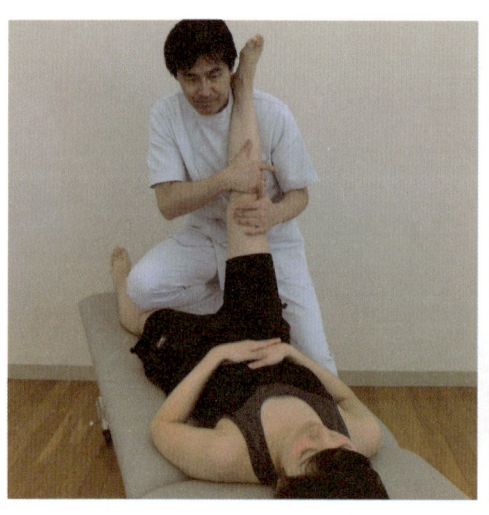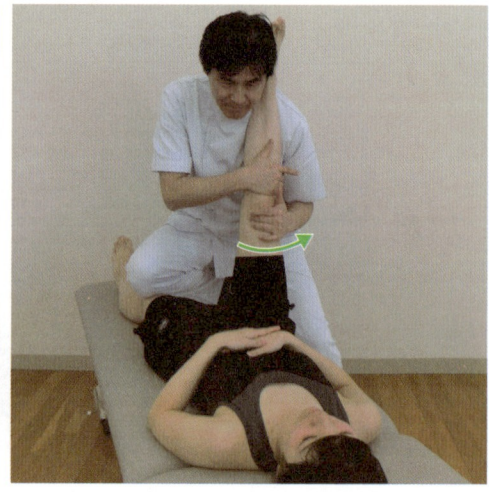

图2-4-5 内侧腘绳肌的拉伸操作（其他操作方法）

保持患者的膝关节屈曲，物理治疗师首先使患者的右髋关节屈曲到最大限度（①）。

其次，外旋患者的右髋关节，逐渐伸展患者的右膝关节（②），在逐渐伸展的过程中，患者的右髋关节要始终保持屈曲。

物理治疗师用左肩推压患者的右小腿下端（足部）以伸展患者的右膝关节，但是要注意用自己的右小腿上端固定患者的左大腿下端以防止其舒张。

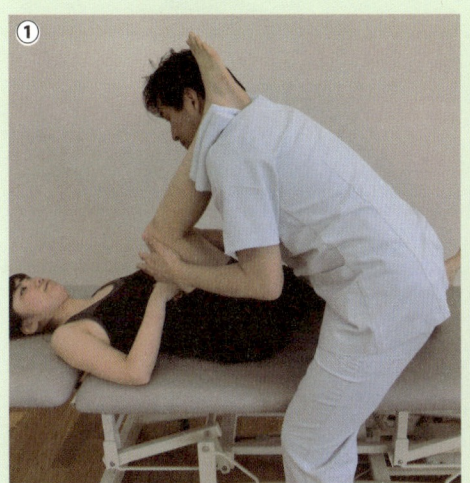

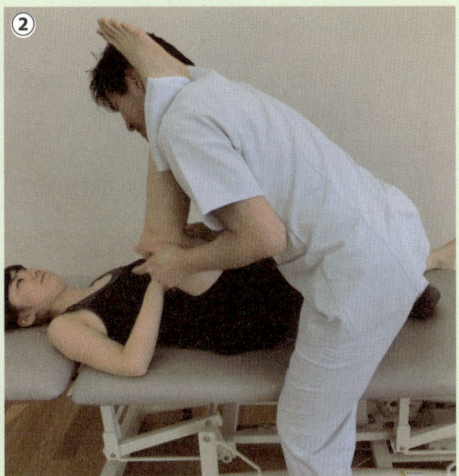

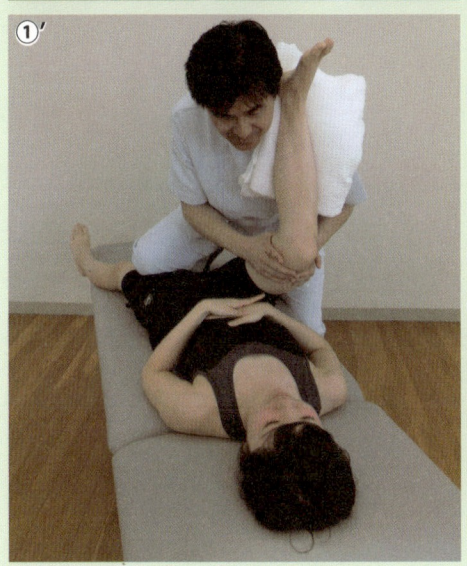

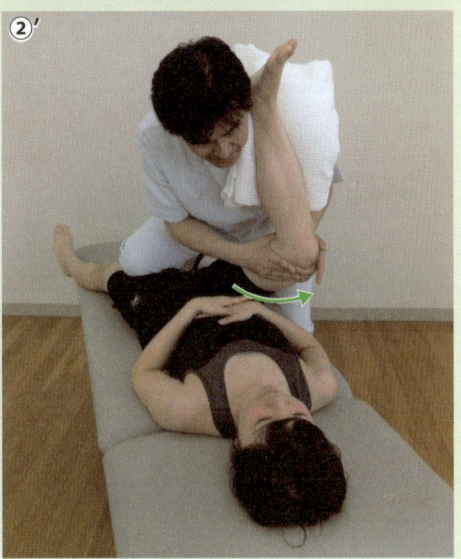

图 2-4-6 内侧腘绳肌的拉伸操作（其他操作方法）：髋关节外旋的具体操作

首先，物理治疗师双手指尖重合，牢牢握住患者的右大腿下端内侧。然后，物理治疗师双手向患者的头部方向推动患者的大腿内侧，使患者的右髋关节外旋。

在这个过程中，患者的膝关节会向外侧移动，足部会向内侧移动，因此物理治疗师要注意不要让自己的头部和颈部阻碍患者的足部移动。

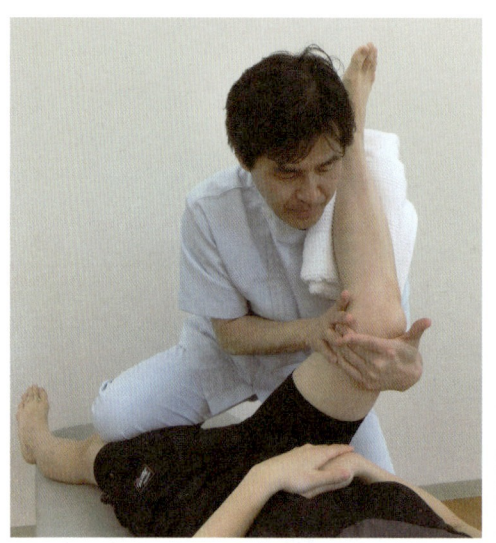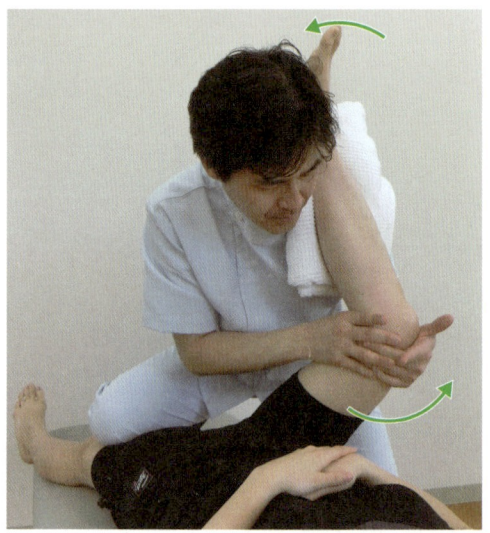

利用拉伸操作进行鹅足肌腱炎鉴别测试（4）

▶ 鉴别测试总结

在各测试中，除目标肌肉外，都进行了舒张髋关节的操作，因此只有目标肌肉能够同时受到3种拉伸。

股薄肌测试

髋关节肢位置	伸展	外展	内旋
股薄肌	+	+	+
缝匠肌	+	-	+
半腱肌	-	+	-

缝匠肌测试

髋关节肢位置	伸展	外展	内旋
股薄肌	+	-	+
缝匠肌	+	+	+
半腱肌	-	-	-

半腱肌测试

髋关节肢位置	伸展	外展	内旋
股薄肌	-	+	-
缝匠肌	-	-	-
半腱肌	+	+	+

拉伸部位用"+"表示，舒张部位用"-"表示。

在各测试中，最后都对膝关节进行了伸展操作，在伸展过程中不仅对膝关节施加了牵引力，还对其施加了摩擦力。

股薄肌拉伸测试：使髋关节伸展、外展、内旋的同时使膝关节伸展（请参照第68页）。

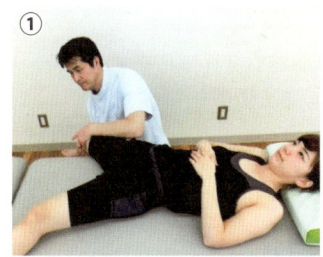
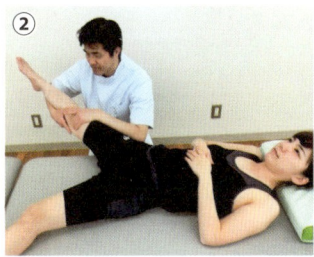
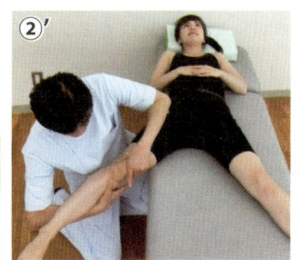

缝匠肌拉伸测试：使髋关节伸展、内收、内旋的同时使膝关节伸展（请参照第75页）。

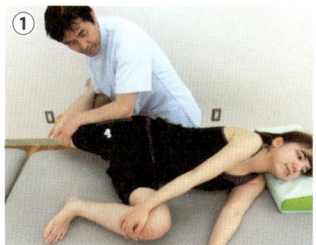
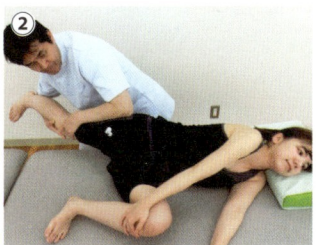
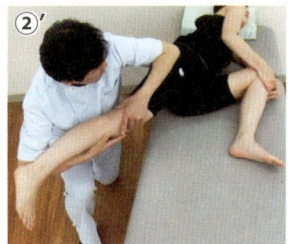

半腱肌拉伸测试：使髋关节屈曲、轻度外展、外旋的同时使膝关节伸展（请参照第83页）。

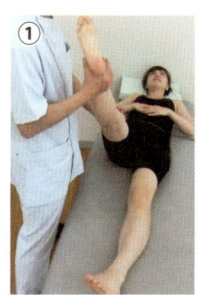
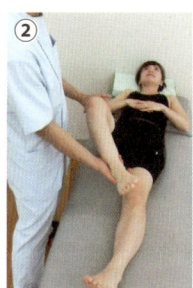
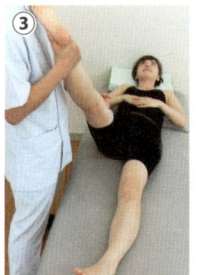
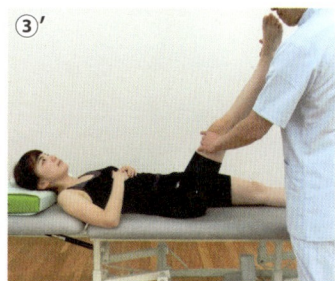

股二头肌长头 long head of biceps femoris

起点	坐骨结节		支配神经	坐骨神经的胫神经分支
止点	腓骨头		神经节	L5~S2

■技术要点

<table>
<tr><td rowspan="6">肌肉走向与功能</td><td>■ 跨越髋关节和膝关节的双关节肌</td><td>▶ 可同时操作髋关节和膝关节</td></tr>
<tr><td>■ 经过髋关节的内收－外展轴的内侧</td><td>▶ 可使髋关节内收</td></tr>
<tr><td>■ 经过髋关节的屈曲－伸展轴的后方</td><td>▶ 可使髋关节伸展</td></tr>
<tr><td>■ 经过髋关节的内旋－外旋轴的后方，向内侧移行</td><td>▶ 可使髋关节外旋</td></tr>
<tr><td>■ 经过膝关节的屈曲－伸展轴的后方</td><td>▶ 可使膝关节屈曲</td></tr>
<tr><td>■ 经过膝关节（小腿）的内旋－外旋轴的外侧，并向后方移行</td><td>▶ 可使小腿外旋</td></tr>
<tr><td>固定方法要点</td><td>■ 屈曲髋关节时骨盆后倾</td><td>▶ 使对侧髋关节保持伸展，向前推动骨盆并使其固定</td></tr>
<tr><td rowspan="3">拉伸操作要点</td><td colspan="2">■ 与拉伸腘绳肌（整体）有所区别</td></tr>
<tr><td colspan="2">■ 屈曲和轻度外展髋关节来进行拉伸，完全屈曲髋关节能够使拉伸更加容易</td></tr>
<tr><td colspan="2">■ 增加内旋髋关节的拉伸操作</td></tr>
</table>

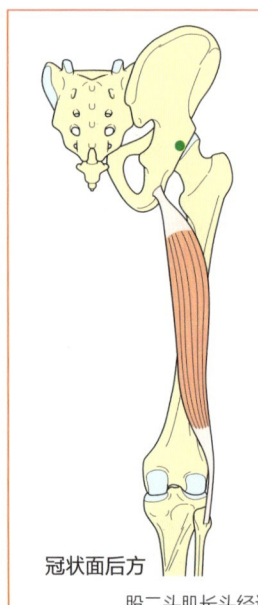 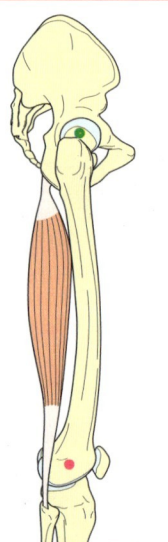 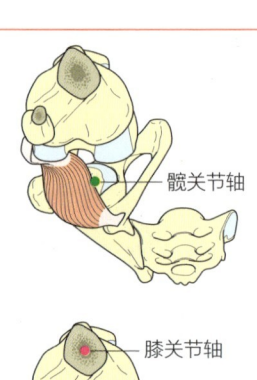

髋关节轴

膝关节轴

冠状面后方	矢状面外侧	水平面下方

股二头肌长头经过髋关节的内旋－外旋轴的后方，从外侧向内侧移行，所以可使其外旋。
股二头肌长头经过膝关节的内旋－外旋轴的外侧，从前方向后方移行，所以可使其外旋。

图2-5-1 股二头肌长头的拉伸——全身图

通过在膝关节伸展位下屈曲髋关节来拉伸股二头肌长头。除了拉伸腘绳肌整体以外，还可通过内旋、屈曲髋关节来拉伸股二头肌长头（外侧腘绳肌）。

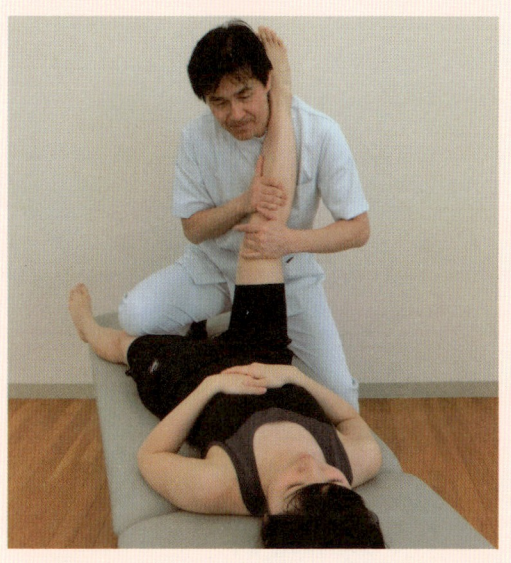

图2-5-2 股二头肌长头的拉伸操作（其他操作方法）——全身图

通过在髋关节屈曲位下伸展膝关节来拉伸股二头肌长头。除了拉伸腘绳肌整体以外，还可通过内旋髋关节、伸展膝关节来拉伸股二头肌长头。

一定要注意，如果膝关节屈曲，小腿可能会旋转，这会影响操作的可行性，此时不宜进行此操作。

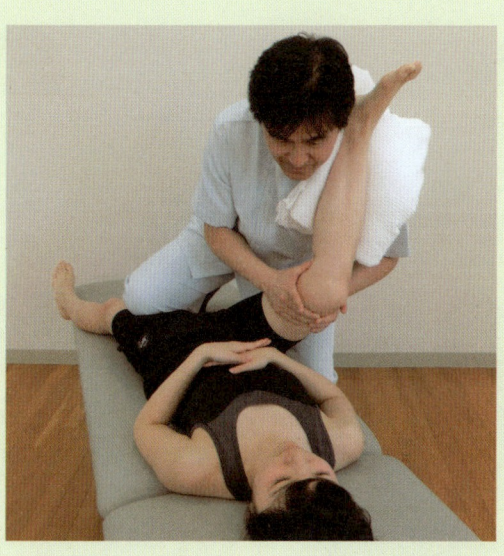

图2-5-3　股二头肌长头的拉伸操作（1）

股二头肌长头的固定操作以及轴向按压方法分别与
第79页和第81页对腘绳肌的操作和方法相同。

股二头肌长头的拉伸操作与腘绳肌整体的拉伸操作
相同，物理治疗师用自己的右小腿上端压住患者的
左大腿下端，使患者的左髋关节保持伸展；同时，
使患者的右髋关节轻度外展，并对其进行屈曲、内
旋操作来选择性拉伸外侧腘绳肌。

内旋右髋关节时，物理治疗师用双手和左肩及以下
胸廓固定患者的右腿。此时，物理治疗师的重心逐
渐向右移动，随着重心的移动，物理治疗师的身体
逐渐向右旋转。

一定要注意，在髋关节内旋、屈曲的过程中，患者
的右骨盆很容易上抬，所以一定要牢牢地进行轴向
按压。

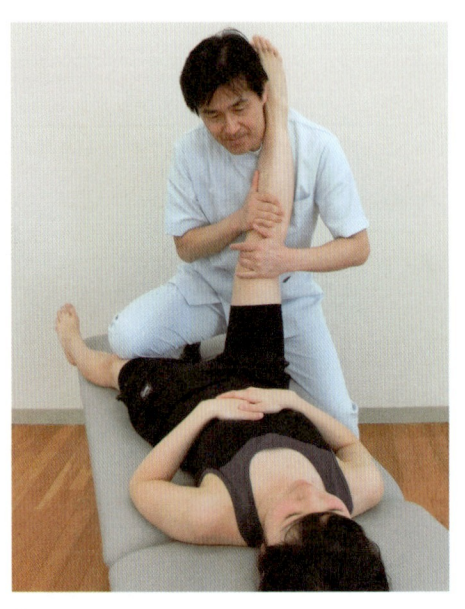

图2-5-4　股二头肌长头的拉伸操作（2）

首先，物理治疗师完全伸展患者的右膝关节，并将患者的小腿下端（足关节处）放在自己的左肩上。
然后，内旋髋关节（②）。此时，要注意防止患者的髋关节内收。

在髋关节内旋的过程中，患者比拉伸腘绳肌整体时更容易产生坐骨神经痛和梨状肌综合征的症状，
所以物理治疗师一定要时刻注意患者是否产生明显放射至膝关节以外区域的小腿痛感以及腓骨头周
围的灼热感和痛感。此外，还要特别注意感觉不到肌肉被极限拉伸而产生的痛感，这很可能由神经
牵拉症状引起。

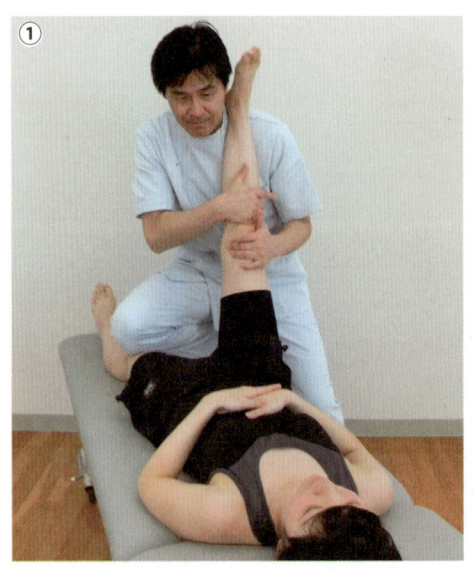 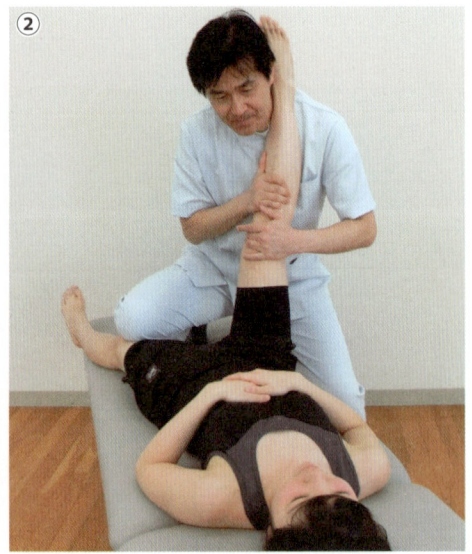

图2-5-5　股二头肌长头的拉伸操作（其他操作方法）

首先，在患者的膝关节保持屈曲时，物理治疗师使髋关节屈曲到最大限度（①）。然后，内旋髋关节，逐渐伸展膝关节（②）。在膝关节逐渐伸展的过程中，髋关节要始终保持屈曲。

物理治疗师用左肩推压患者的右小腿下端，以使患者的膝关节伸展。在此过程中，物理治疗师一定要用自己的右膝牢牢固定患者的左大腿下端以防止其移动。

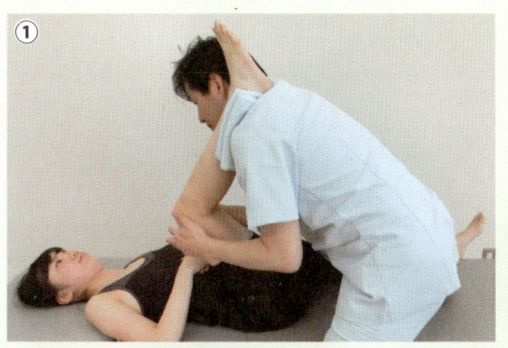
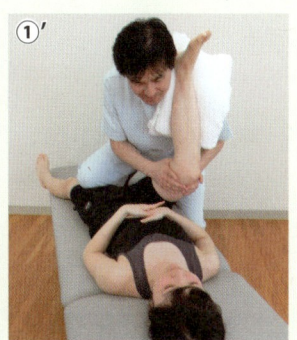
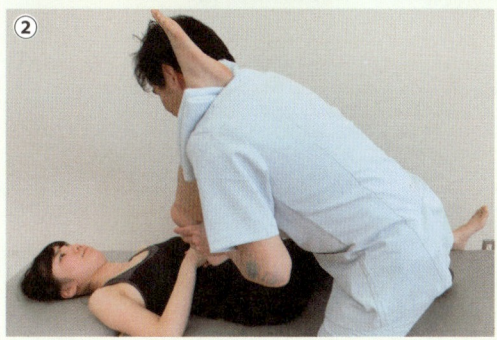
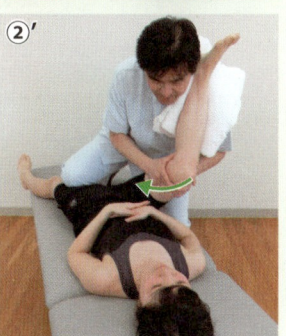

图2-5-6　股二头肌长头的拉伸操作（其他操作方法）：髋关节内旋的具体操作

物理治疗师用双手牢牢握住患者的右大腿，并使右髋关节内旋。在这个过程中，患者的右膝会向内侧移动，右足部会向外侧移动。随着患者的右膝关节和右足部的移动，物理治疗师的头部和颈部的重心向左移动。

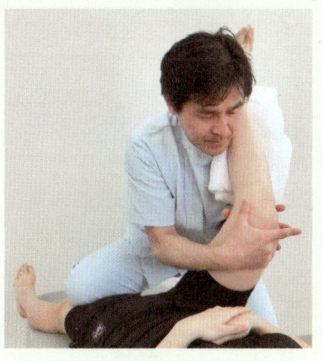
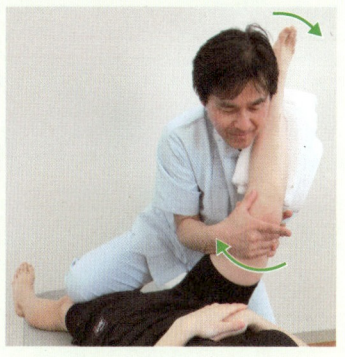

首先，物理治疗师双手指尖重合，牢牢握住患者大腿的外侧。然后，物理治疗师双手向患者的头部方向推动患者的大腿外侧，使髋关节内旋。

股二头肌短头 short head of biceps femoris

起点	股骨粗线外侧唇	支配神经	坐骨神经的胫神经分支
止点	腓骨头	神经节	S1、S2

■技术要点

肌肉走向与功能	■ 经过膝关节的屈曲−伸展轴的后方	▶ 可使膝关节伸展
	■ 经过膝关节（小腿）的内旋−外旋轴的外侧，并向后方移行	▶ 可使小腿外旋

固定方法要点	■ 股二头肌短头是跨越膝关节的单关节肌，所以很难拉伸。在操作过程中，不仅要固定骨头，还要握住起点的肌腹部位，并在进行拉伸操作的同时进行固定

拉伸操作要点	■ 通过伸展膝关节、内旋小腿来进行拉伸

其他要点	■ 膝关节不具备内收、外展功能，股二头肌短头经过膝关节的外侧

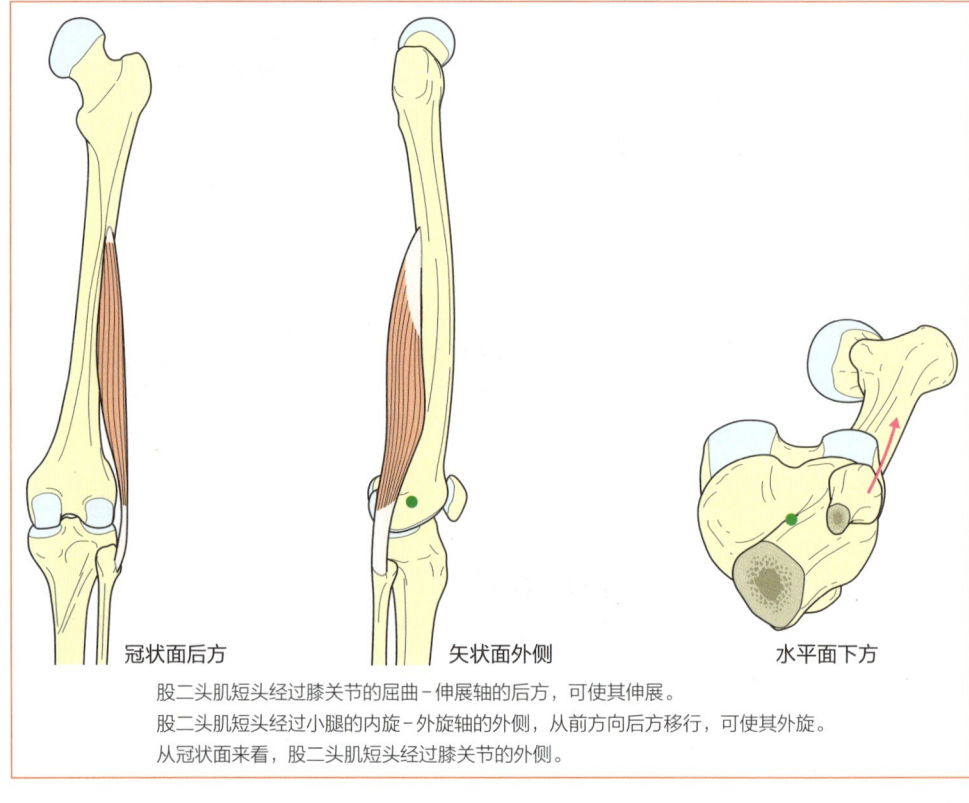

冠状面后方 矢状面外侧 水平面下方

股二头肌短头经过膝关节的屈曲−伸展轴的后方，可使其伸展。
股二头肌短头经过小腿的内旋−外旋轴的外侧，从前方向后方移行，可使其外旋。
从冠状面来看，股二头肌短头经过膝关节的外侧。

图2-6-1 股二头肌短头的拉伸——全身图

患者俯卧，伸展膝关节，使股二头肌短头舒张，随后物理治疗师握住患者的右大腿外侧并向大腿上端操作以固定。

物理治疗师用右手握住患者的腓骨头后方，用右前臂支撑患者的右小腿前侧。

物理治疗师在使患者小腿内旋的同时伸展膝关节来拉伸股二头肌短头。

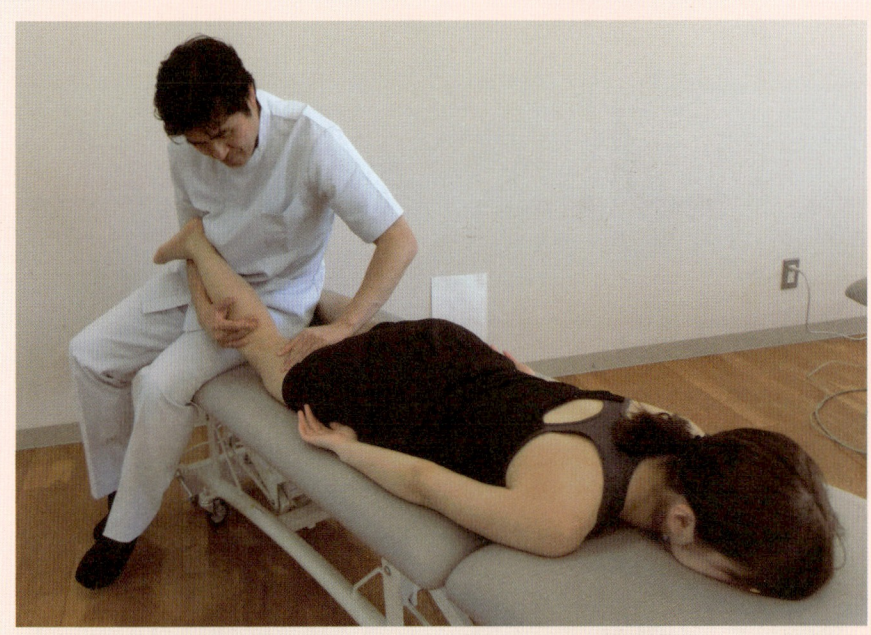

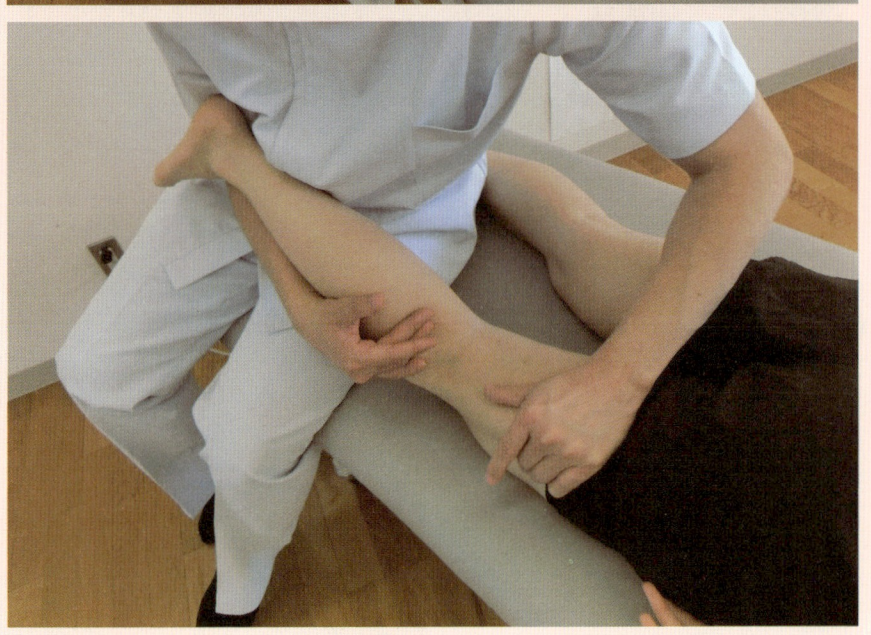

图2-6-2　股二头肌短头的固定方法

屈曲患者的膝关节，物理治疗师通过触诊确定股二头肌短头的位置（①）。

物理治疗师向三维方向握住股二头肌短头（②），稍微向患者的右大腿上端推动并固定（③）。

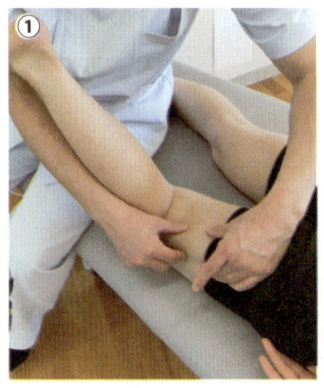 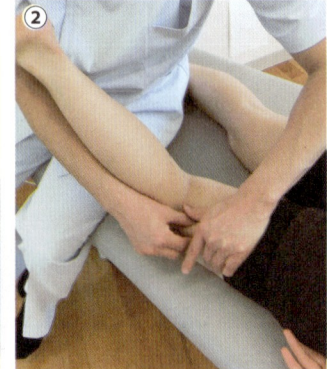 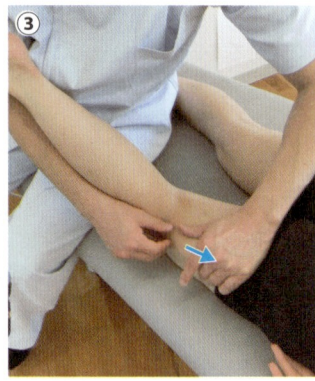

图2-6-3　股二头肌短头的拉伸操作

物理治疗师用左手握住患者的股二头肌短头并固定，用右手握住腓骨头的下端（①）。此时，物理治疗师用右前臂支撑患者的右小腿前侧。

物理治疗师用右手使患者的小腿内旋，同时对患者的膝关节处施加内翻压力，并使患者的膝关节相对于腓骨头伸展（②）。

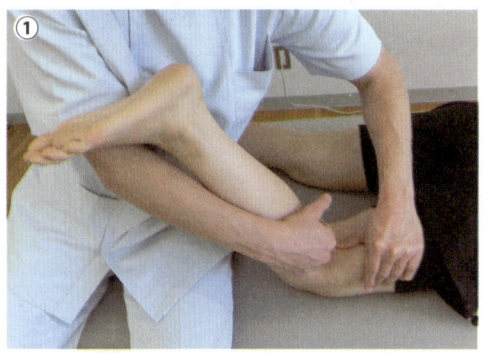 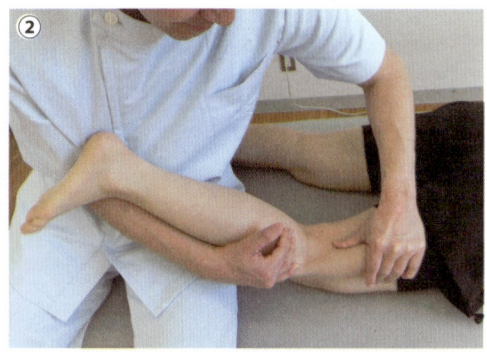

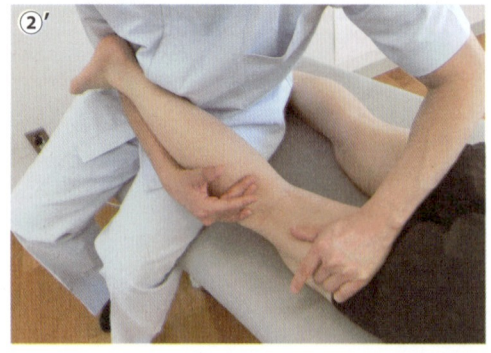

图2-6-4　股二头肌短头的拉伸操作（其他操作方法）

物理治疗师用双手握住患者的股二头肌短头，直接进行拉伸。

物理治疗师通过触诊确认患者的股二头肌短头的大概位置（①）。

物理治疗师向三维方向握住患者的股二头肌短头，使其从起点的股骨处上抬，同时两手逐渐向两侧移动以拉伸股二头肌短头（②）。这时，在正常情况下，患者的膝关节会伸展。

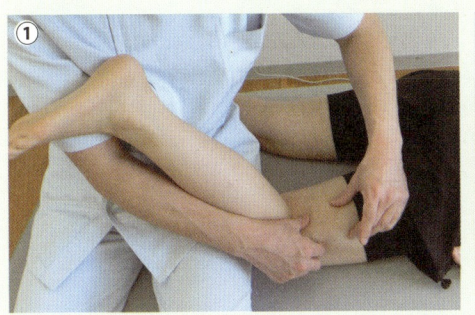
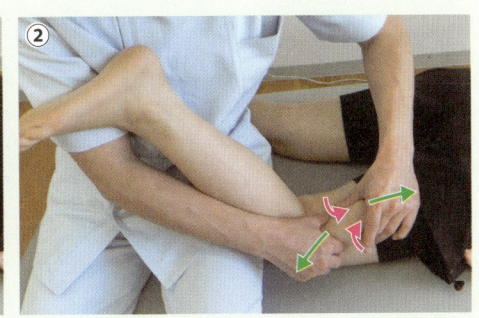

图2-6-5　利用股二头肌短头的反复收缩进行放松

物理治疗师用左手握住患者的股二头肌短头并固定，用右手握住患者的腓骨头后方（①），并使内旋的小腿和膝关节相对于腓骨头伸展（②）。

患者根据物理治疗师的指示，略微收缩股二头肌短头，使右膝关节屈曲、肌肉舒张。物理治疗师适当用力以调节患者的规律性收缩程度（③）。

重复图①~③所示的操作。

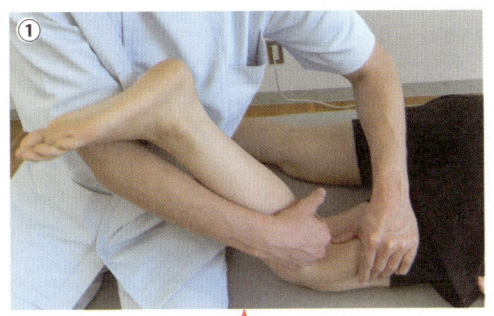
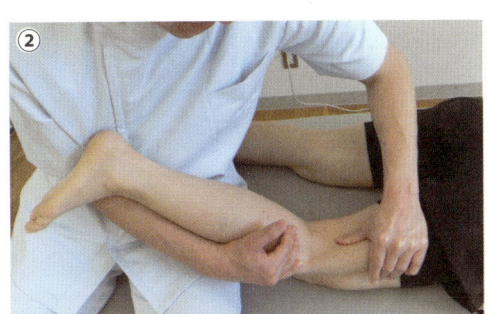
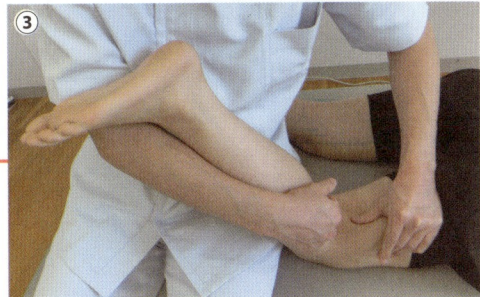

直腿抬高试验（SLR-T）

直腿抬高试验是临床中一种常见的测试。这种测试用于测试肌肉的拉伸程度。虽然这是一种简单的测试，但是人们经常操作错误。

很多物理治疗师并没有意识到，在进行直腿抬高试验的过程中，随着患者腿部上抬角度的变化，他们所施加的力也随之变化（①）。这是因为在患者上抬腿部的过程中，会产生骨盆后倾的代偿动作，物理治疗师在支撑腿部重量的同时，还需支撑来自骨盆的额外重量。图②所示的操作虽然看起来没有产生大幅度的代偿动作，但物理治疗师需要支撑的重量已经增加了。图③所示的操作使左腿明显上抬，此时骨盆后倾的代偿动作幅度变大，物理治疗师还需额外支撑来自患者的右腿的重量。

如图a所示，以图②的角度给上抬的腿部施加轴向力时，会导致骨盆（髂嵴）被床压紧固定，骨盆后倾的代偿难以实现，所以患者会感到疼痛（腘绳肌的拉伸操作请参照第76页到第82页）。因此，物理治疗师实际上应以图b的角度（SLR-T的角度）对患者进行肌肉拉伸操作，才不会使患者感到疼痛。物理治疗师在进行腘绳肌的拉伸操作时也要以图b的角度进行。

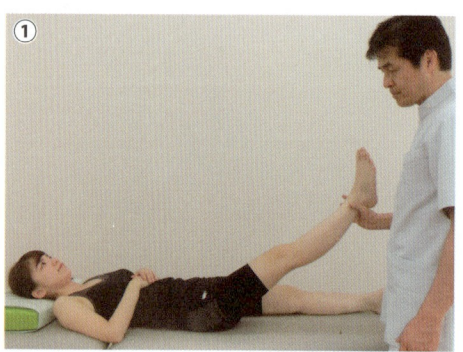

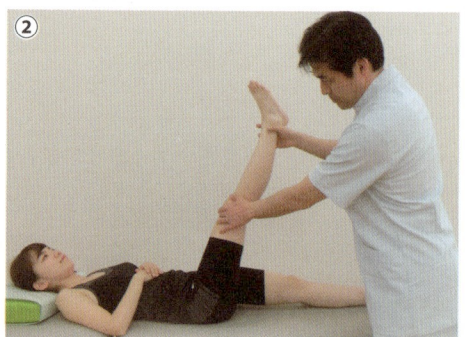

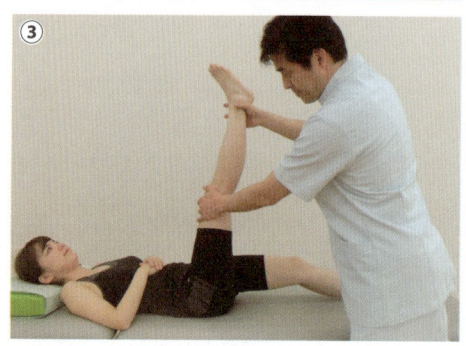

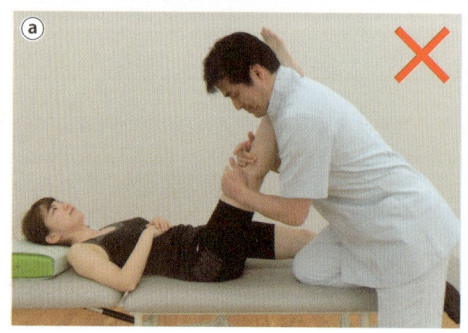

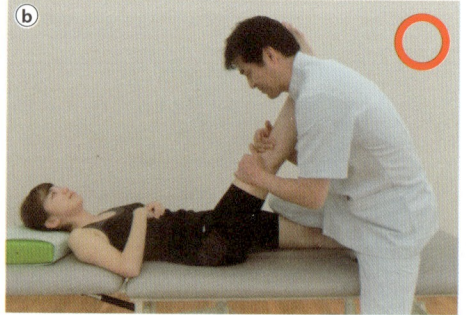

腘肌 popliteus

起点	股骨外上髁的外侧面	支配神经	胫神经
止点	胫骨比目鱼肌线以上骨面	神经节	L4~S1

■技术要点

肌肉走向与功能	■ 几乎经过膝关节的屈曲−伸展轴的上方	▶ 几乎不具备屈曲、伸展膝关节的作用
	■ 经过膝关节（小腿）的内旋−外旋轴的后方，向外侧牵拉	▶ 可使小腿内旋

固定方法要点	■ 腘肌是跨越膝关节的单关节肌，所以很难拉伸。在操作过程中，不仅要固定骨头，还要握住起点的肌腹部位。另外，拉伸和固定操作要同时进行

拉伸操作要点	■ 外旋膝关节（小腿）来进行拉伸

其他要点	■ 利用反复收缩进行放松更加有效
	■ 不确定是否可使膝关节伸展和屈曲

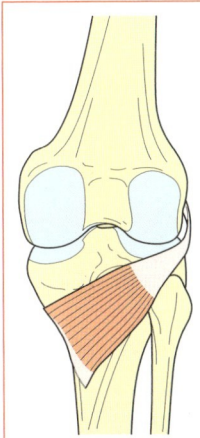 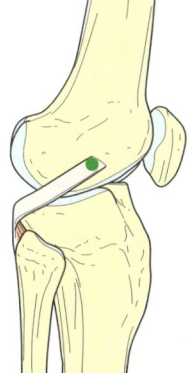 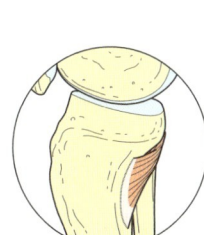 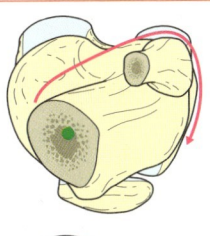

冠状面后方　　　　　矢状面外侧　　　　膝关节内侧止点　　　水平面下方

腘肌是膝关节的肌肉，不具备内收、外展膝关节的作用，但是因为其位于膝关节外侧，所以可抑制内翻。
腘肌位于腘窝（小腿的后面），但它几乎经过膝关节的屈曲−伸展轴的上方，所以几乎不可使膝关节屈曲、伸展。
腘肌经过膝关节（小腿）的内旋−外旋轴的后方，向外侧牵拉，可使小腿内旋。

图2-7-1　腘肌的拉伸——全身图

患者俯卧，略微屈曲右膝，使膝关节肌群舒张。

物理治疗师用右手拇指握住患者的腘肌的肌腹，向肌肉起点按压并固定；用左手向内侧牵引患者小腿上端的后面，使其外旋。

物理治疗师的右手拇指紧贴患者的腓骨头后方，在使患者的小腿外旋的同时伸展右膝关节来拉伸腘肌。

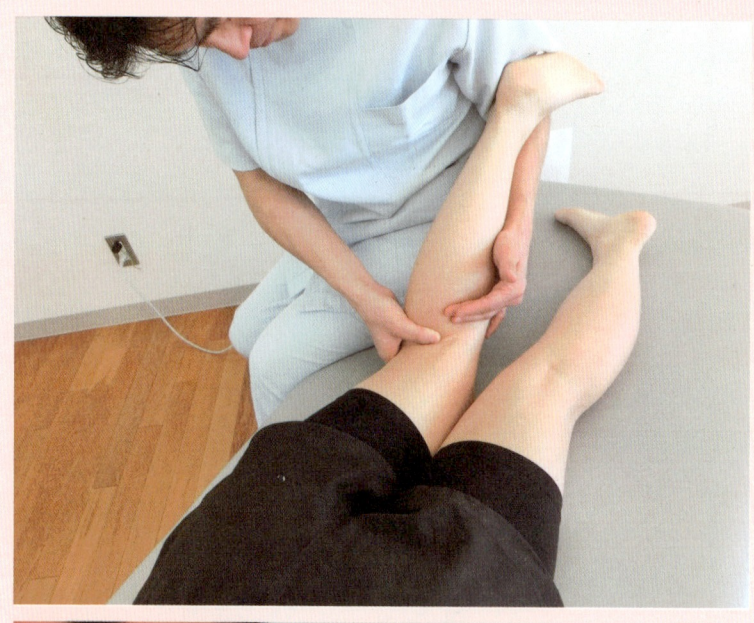

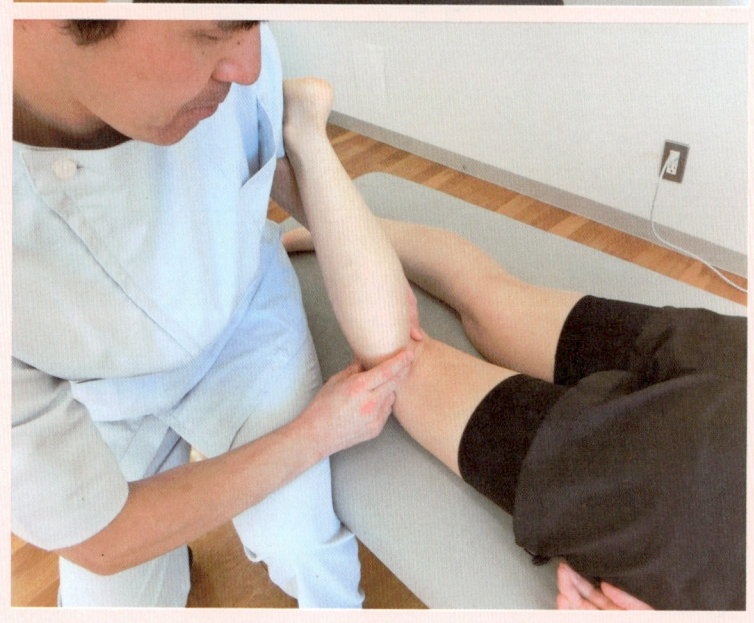

图2-7-2　腘肌的固定方法

物理治疗师掌握腘肌大概的移行轨迹（①）后，通过触诊来确认腘肌所处的位置和移行状态（②），接着用右手拇指握住患者的腘肌肌腹（③），拇指随着肌肉的运动逐渐握向肌肉起点并固定（④）。拇指用尽可能小的力固定肌肉，以免使患者感到疼痛。

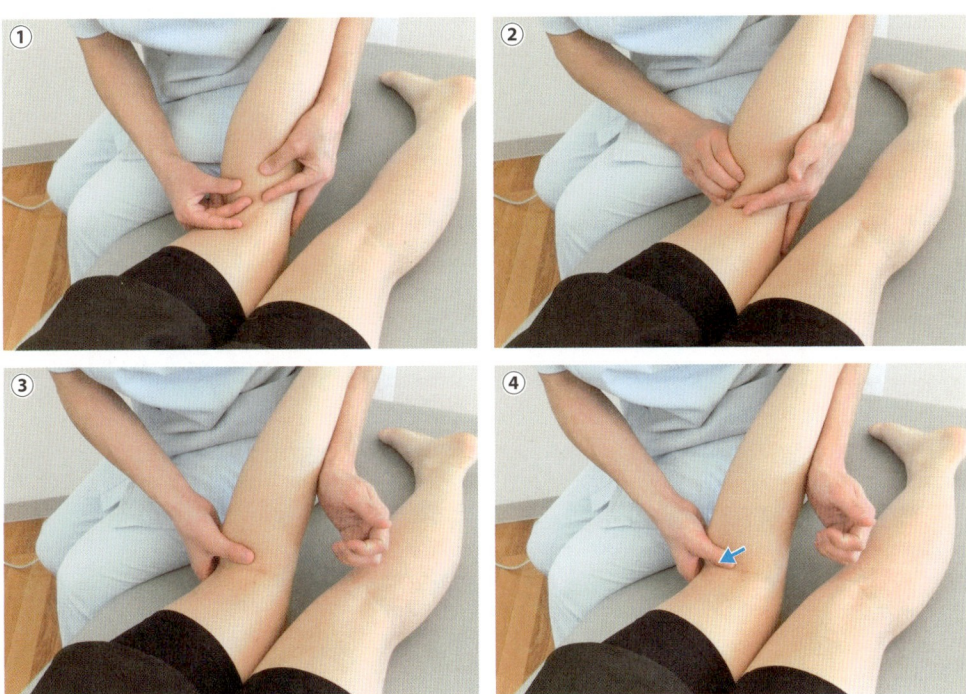

图2-7-3　腘肌的拉伸操作

①物理治疗师用左手尺侧（靠小指一侧）贴合患者的腘肌的运动方向放置，用左前臂支撑患者的右小腿下端的前方。

②物理治疗师用右手拇指从固定患者肌腹的位置开始对其进行外旋操作，使其远离肌肉止点。这种操作会帮助左手所触部位以及小腿下端外翻。

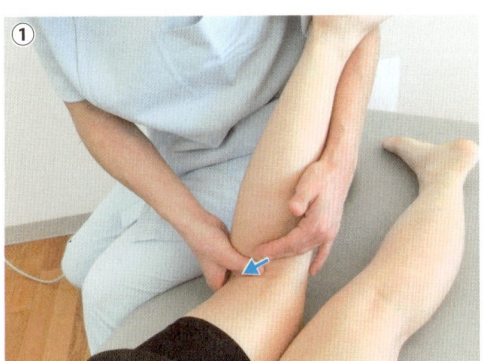
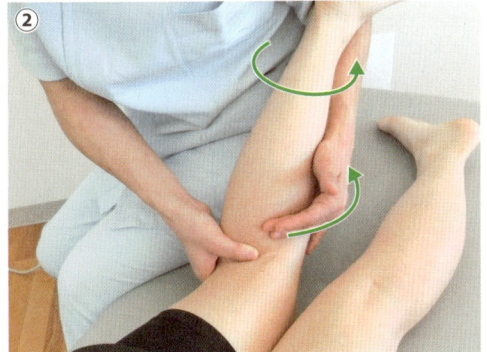

股直肌 rectus femoris

起点	髂前下棘、髋臼上缘以及髋关节囊		支配神经	股神经
止点	移行为股四头肌肌腱后，包绕髌骨，止于胫骨粗隆		神经节	L2~L4

■技术要点

肌肉走向与功能	■ 是跨越髋关节和膝关节的双关节肌	▶ 可同时进行髋关节和膝关节的拉伸操作
	■ 其中一小部分经过髋关节的内收－外展轴的外侧	▶ 可使髋关节**外展**
	■ 经过髋关节的屈曲－伸展轴的前方	▶ 可使髋关节**屈曲**
	■ 经过髋关节的内旋－外旋轴的前方，向上外侧移行	▶ 可使髋关节略微**外旋**
	■ 经过膝关节的屈曲－伸展轴的前方	▶ 可使膝关节**伸展**
固定方法要点	■ 伸展髋关节时骨盆前倾	▶ 使对侧髋关节屈曲，向后推动骨盆并固定
拉伸操作要点	■ 轻度内收、伸展、轻度内旋髋关节时拉伸更加容易	
	■ 屈曲膝关节来进行拉伸	
其他要点	■ 股直肌是股四头肌的一种。它与其他股四头肌的主要区别在于其对髋关节运动的作用	

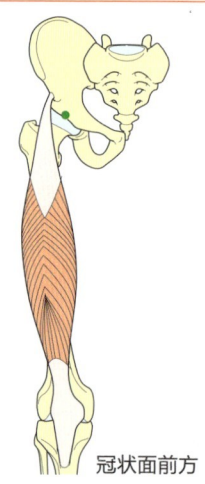 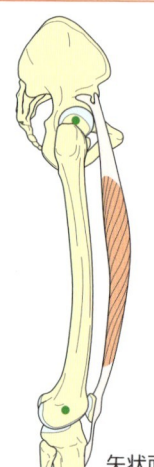 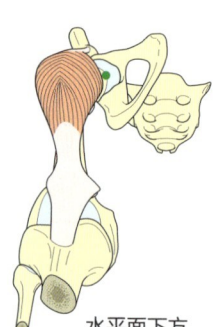

冠状面前方　　　　　　　　矢状面外侧　　　　　　　　水平面下方

股直肌是股四头肌中唯一一种跨越髋关节和膝关节的双关节肌，它可同时进行髋关节和膝关节的拉伸操作。
从冠状面来看，一小部分股直肌经过髋关节的内收－外展轴的外侧；从矢状面来看，股直肌经过髋关节的屈曲－伸展轴的前方；从水平面来看，经过髋关节的内旋－外旋轴的前方，并向上外侧移行（从止点向起点移行），具有轻度外展、屈曲、轻度外旋髋关节的作用。
从矢状面来看，股直肌经过膝关节的屈曲－伸展轴的前方，可使其伸展。

图2-8-1　股直肌的拉伸操作——全身图

患者靠床左侧俯卧，将左腿从床上垂下并踩地，保持左髋关节屈曲，轻度内收右髋关节。物理治疗师用左手固定患者的右臀部，用右手屈曲患者的右膝关节进行拉伸。

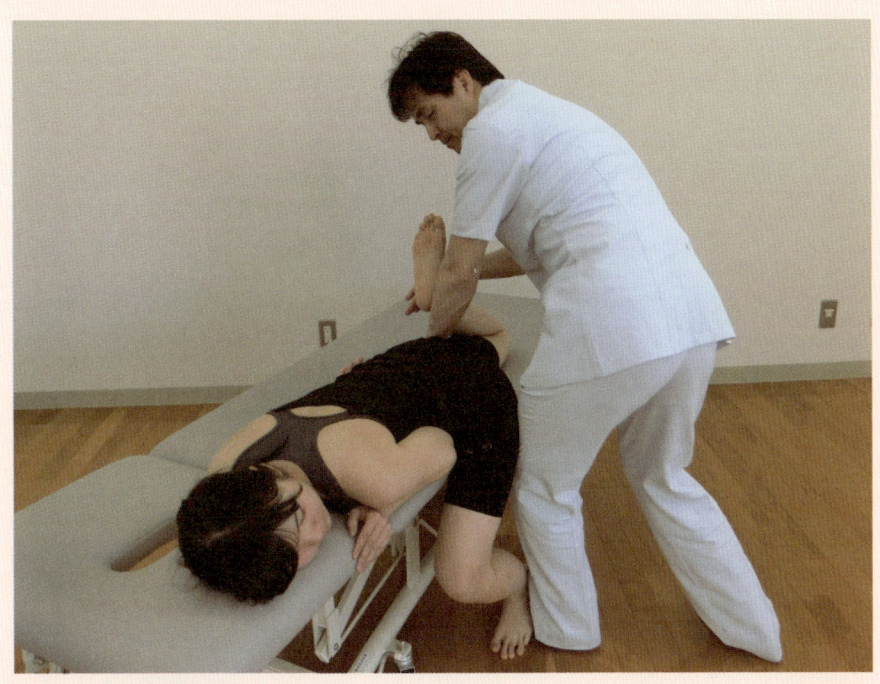

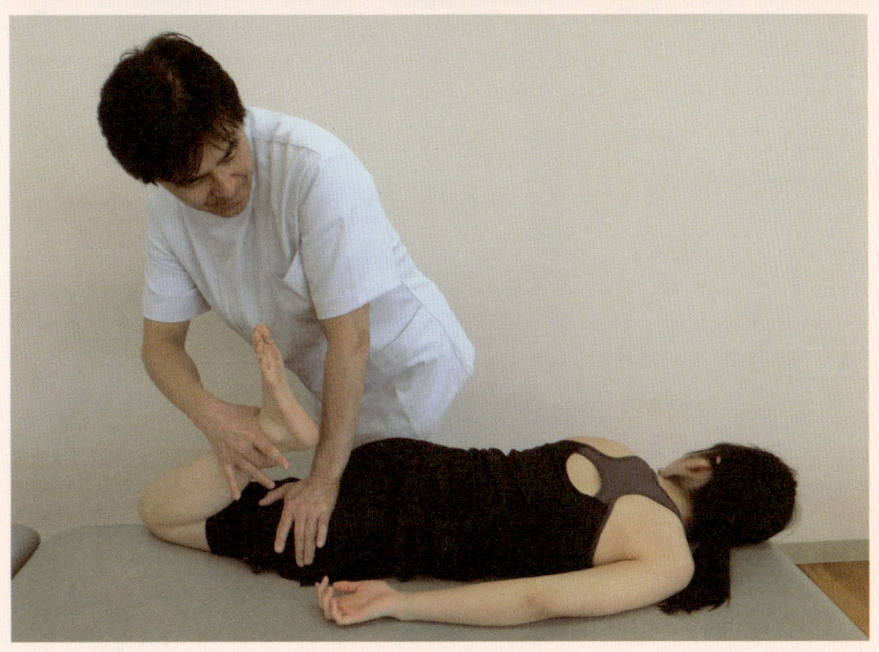

图2-8-2 股直肌收缩引起臀部上抬的现象

当患者俯卧并屈曲右膝关节时，股直肌可能会收缩，导致髂前下棘受到向前（腹侧）、向下的牵拉力，使骨盆整体（特别是右侧骨盆）前倾。同时，坐骨结节（⬤）和臀部上抬。这就是所谓的股直肌收缩引起臀部上抬的现象。

一定要注意，此操作会使腰椎过度向前屈曲，这很可能会引发伸展型腰痛。

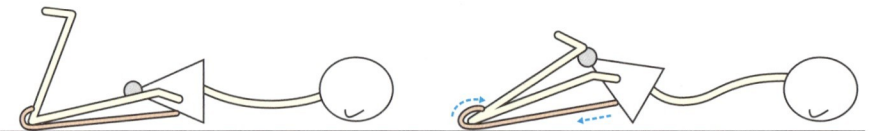

图2-8-3 股直肌的固定准备操作

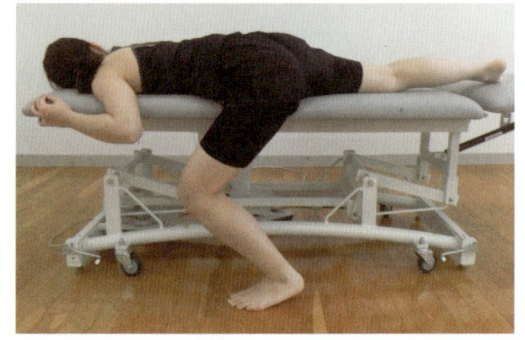

患者靠床左侧俯卧，将左腿从床上垂下并踩地，保持左髋关节屈曲，轻度内收右髋关节。患者深度屈曲左髋关节，使骨盆整体后倾，借此可防止臀部上抬。此时，患者的右髋关节伸展。

如果左腿轻度屈曲，则不能使骨盆充分后倾，所以一定要屈曲至左足部处于髋关节的正下方。左膝关节的屈曲程度受到腘绳肌的伸展性的影响，如果腘绳肌的伸展性较差，膝关节屈曲的角度也可以大一些。

图2-8-4 股直肌的固定操作（1）

物理治疗师将自己的左脚放在患者的左足跟处并固定，以防止患者的左髋关节伸展（①）。
物理治疗师用自己的左大腿到骨盆之间的部位固定患者的骨盆，防止患者的骨盆向左移动（②），并用左手直接固定患者的右髋关节（③）。

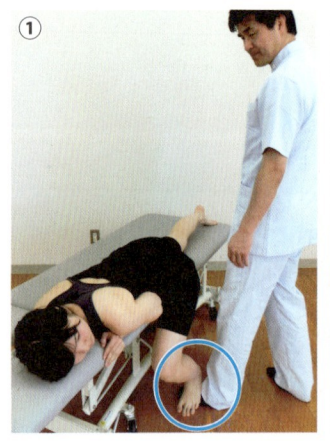 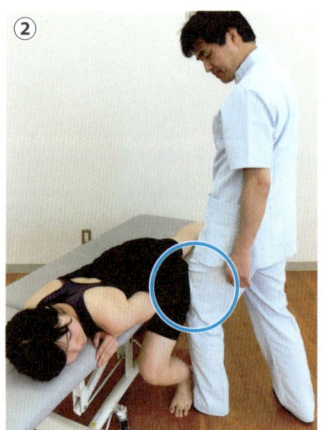 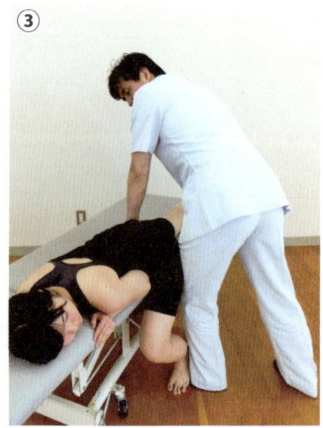

图2-8-5 股直肌的固定操作（2）

物理治疗师用左手固定患者的右髋关节，而不是直接固定患者的骨盆，此时一定要把握好固定位置和固定方向（向骨盆后倾的方向固定）（〇）。

如果按压髂嵴，则会使患者的骨盆前倾（✕），可能会导致伸展型腰痛，所以请不要这样操作。

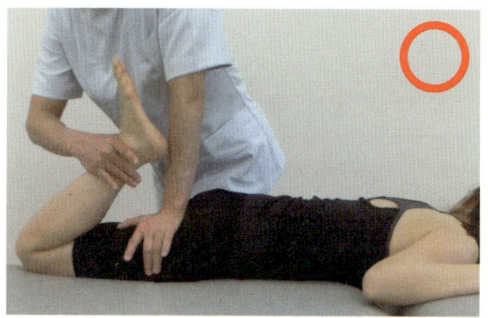
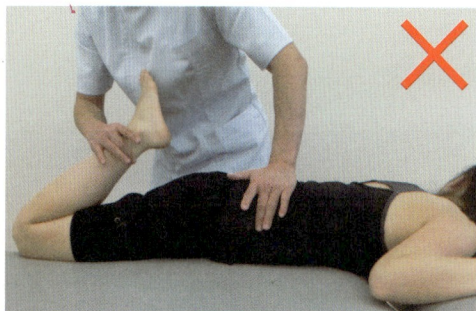

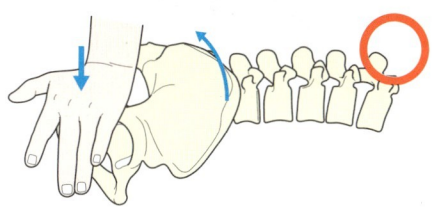
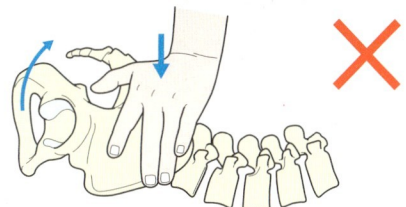

图2-8-6 股直肌的详细固定操作（1）

利用患者的大转子（①的白色虚线）找到准确的固定位置。

大转子位于股骨头中心的稍下方。因为股骨头中心是上推的顶点，所以如果按压大转子的稍上方，则能防止臀部上抬现象的出现，从而有效地固定股直肌。同时，这样能够防止腰椎向前屈曲，避免导致伸展型腰痛。

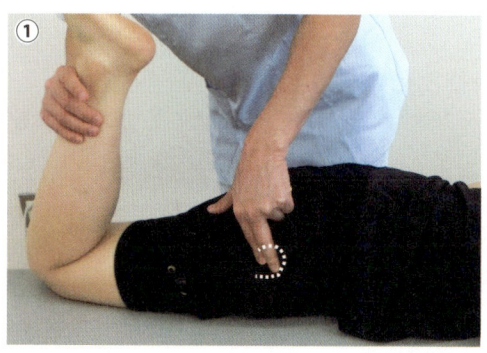
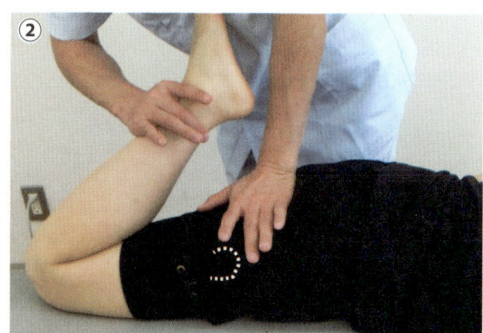

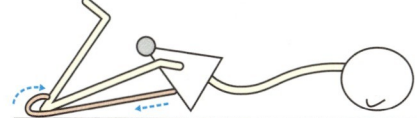
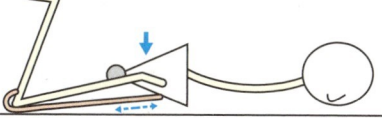

图2-8-7　股直肌的详细固定操作（2）

为拉伸而进行膝关节屈曲操作时，由于臀部上抬，患者的右骨盆会随着骨盆前倾而上抬（同侧回旋），然后向对侧移动，使患者的臀部几乎掉下床（③）。

此时，为了防止患者的左大转子到臀部部位掉下床，物理治疗师应用自己的左大腿到左骨盆部位将其推回原位（④-a）。另外，为了防止患者的左、右骨盆向后方上抬，物理治疗师应用左手向左旋转方向按压，而不是直接向正下方按压。

牢牢固定后，患者的髋关节呈内收（④的绿色虚线），而非外展状态（③的绿色虚线）。

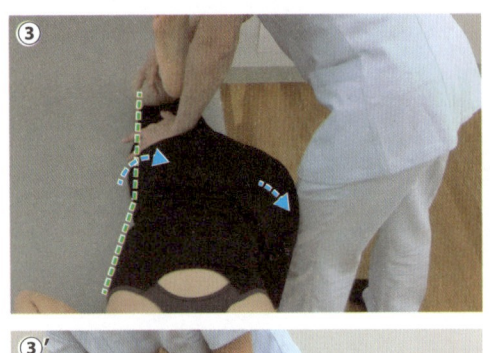
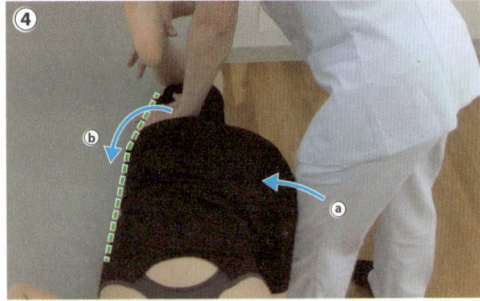
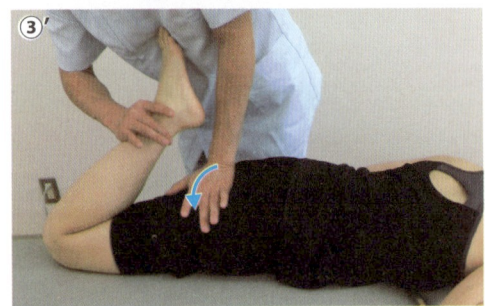
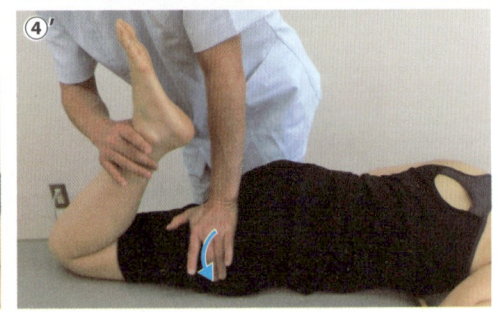

图2-8-8　股直肌的拉伸操作

物理治疗师用右手屈曲患者的膝关节以拉伸股直肌。

患者的初始肢位和物理治疗师用左手对患者进行固定的方法非常重要。

下方左侧图片所示的虽然是常见的拉伸方法，但是因为开始时患者的左髋关节没有屈曲，物理治疗师没有固定患者的右髋关节，所以患者的膝关节能够轻松地完全屈曲。而在下方右侧图片所示的拉伸方法中，在膝关节完全屈曲之前，股直肌就能够得到充分的拉伸。

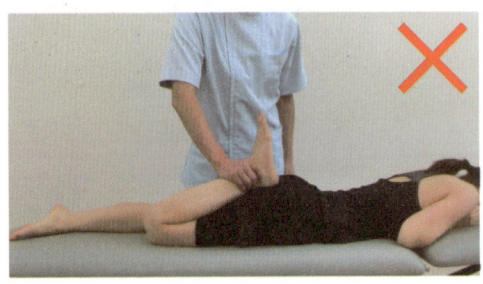
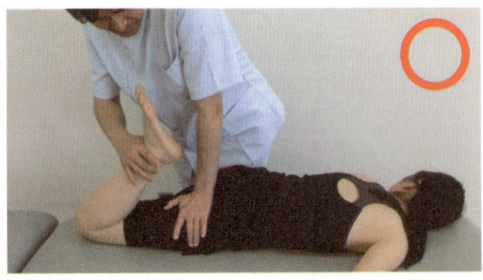

股直肌收缩测试

　　股直肌收缩测试通常被称为俯卧屈膝测试（Ely test）。进行股直肌收缩测试时，患者俯卧，屈曲膝关节（在髋关节伸展时屈曲膝关节），如果股直肌收缩，骨盆就会前倾，进而导致臀部上抬现象出现。但是，如果股直肌的收缩不够明显，那就很难发现臀部上抬现象，并且很难将其数值化（a）。

　　这里作者提到的股直肌收缩测试是一种通过选择性拉伸股直肌，从而正确地掌握股直肌的收缩程度，并将其数值化的测试（b）。

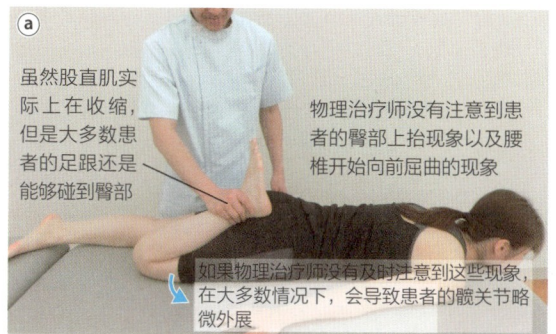

虽然股直肌实际上在收缩，但是大多数患者的足跟还是能够碰到臀部

物理治疗师没有注意到患者的臀部上抬现象以及腰椎开始向前屈曲的现象

如果物理治疗师没有及时注意到这些现象，在大多数情况下，会导致患者的髋关节略微外展

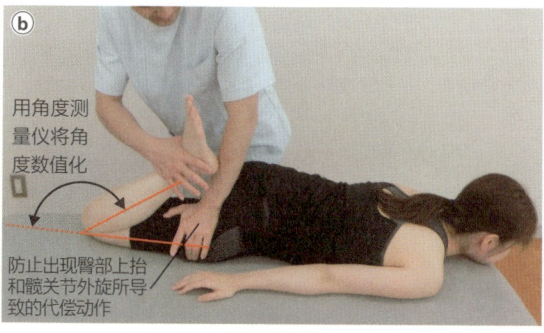

用角度测量仪将角度数值化

防止出现臀部上抬和髋关节外旋所导致的代偿动作

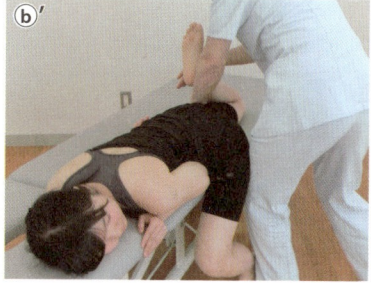

患者的对侧腿部从床上垂下，使骨盆保持后倾

　　为了正确地进行测试，一定要注意条件的设定。如果每次下垂对侧腿部的位置不同，测试条件就无法保持恒定。如下方右侧图片所示，患者下垂侧的足部应位于髋关节正下方。因为下垂侧的膝关节可以屈曲，所以如果患者的腘绳肌的伸展性较差，则可以降低床的高度（使下垂侧的膝关节得以屈曲），使足部位于髋关节的正下方。

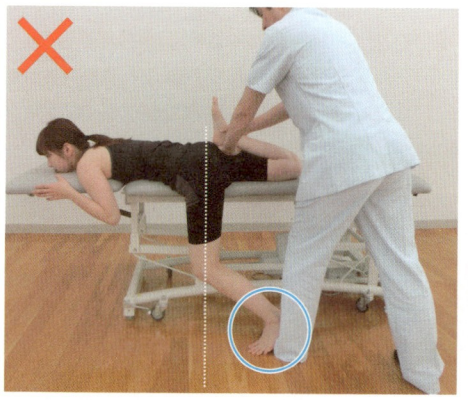

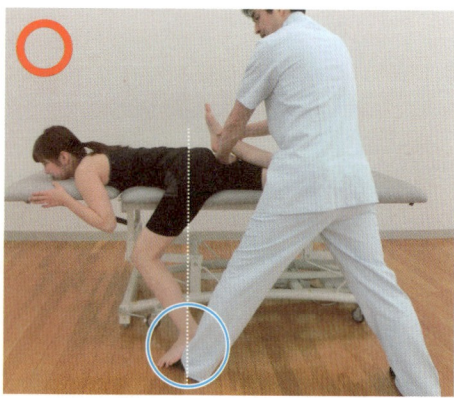

股内侧肌 vastus medialis

起点	股骨粗线内侧唇		支配神经	股神经
止点	移行为股四头肌肌腱后，包绕髌骨，止于胫骨粗隆		神经节	L2、L3

斜肌纤维 vastus medialis oblique muscle

起点	穿过阔筋膜张肌和内收肌腱板，起于大收肌肌腱		支配神经	股神经
止点	髌骨内侧边沿及（膝关节）髌骨内侧支持带		神经节	L2、L3

■技术要点

肌肉走向与功能	■ 经过膝关节的屈曲–伸展轴的前方	► 可使膝关节**伸展**
	■ 经过膝关节的内侧	► 可抑制膝关节**外翻**
	■ 经过膝关节（小腿）的内旋–外旋轴的前方，向内侧牵引	► 可使小腿**内旋**

固定方法要点	■ 外翻膝关节时使髋关节内旋	► 可将髋关节固定为**内旋**状态
	■ 股内侧肌是跨越膝关节的单关节肌，所以很难拉伸。在操作过程中，不仅要固定骨头，还要握住起点的肌腹部位。另外，拉伸操作和固定操作要同时进行	

拉伸操作要点	■ 通过屈曲、外旋膝关节（非强制性外翻）来进行拉伸

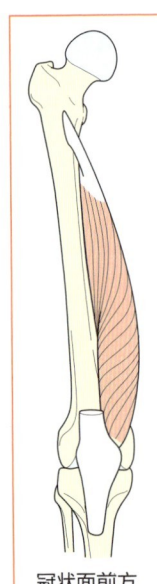

冠状面前方

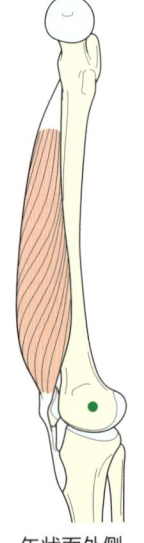

矢状面外侧

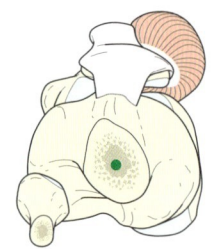

水平面下方

股内侧肌是膝关节的肌肉，不具备内收、外展膝关节的作用；但是由于其位于膝关节内侧，可抑制膝关节外翻。
股内侧肌经过膝关节的屈曲–伸展轴的前方，可使膝关节伸展。
股内侧肌经过膝关节（小腿）的内旋–外旋轴的前方，向内侧牵引，可使小腿内旋。

图2-9-1　股内侧肌的拉伸——全身图

患者俯卧，屈曲右髋关节，使股直肌舒张。

首先，物理治疗师用右手握住患者右腿的股内侧肌，使其移行并固定于小腿上端（小腿上内侧）；

然后，用左手握住患者小腿的后外侧，用左腋窝轻轻夹住患者的小腿下端（以及足部）并固定。

通过外旋、屈曲以及非强制性外翻患者的右小腿来进行拉伸。

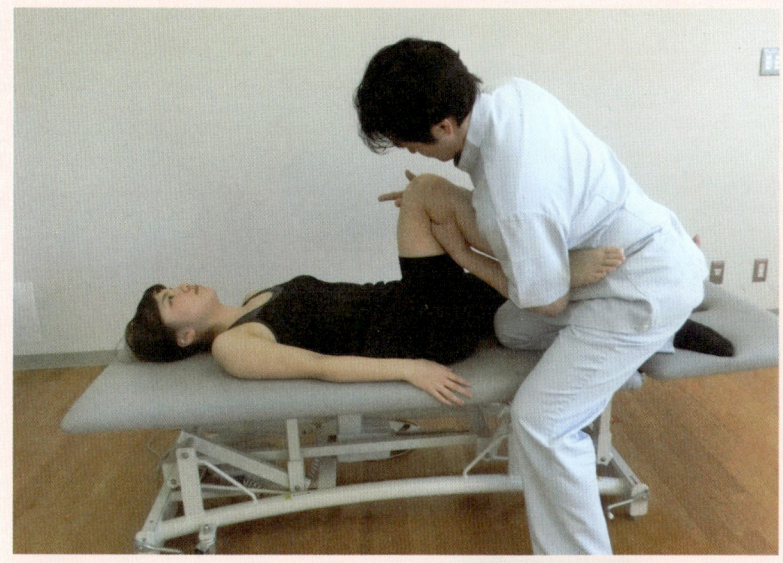

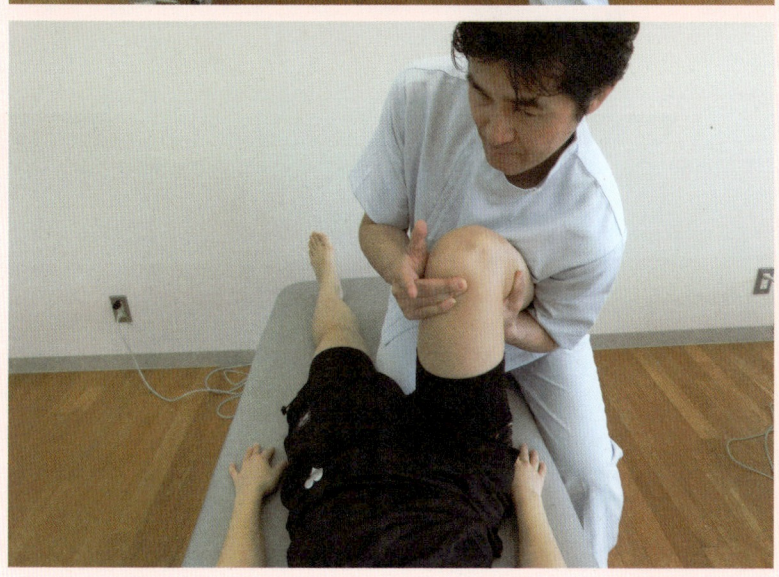

图2-9-2　股内侧肌的固定操作

①患者仰卧，屈曲右髋关节，使股直肌舒张。

　物理治疗师用右手牢牢握住患者右腿的股内侧肌的肌腹部。如果患者的右膝关节过度屈曲，物理治疗师将无法握住患者股内侧肌的肌腹部，所以要适当调节患者的膝关节屈曲的程度，使自己能够轻松握住患者股内侧肌的肌腹部（虽然每个患者的屈曲程度可能不同，但大约应控制为小于90度）。

②如果物理治疗师能够握住肌腹部，就使其移行并固定于患者的小腿上端（小腿上内侧）。由于股内侧肌起于股骨粗线内侧唇，所以要注意使其稍向后方移行。

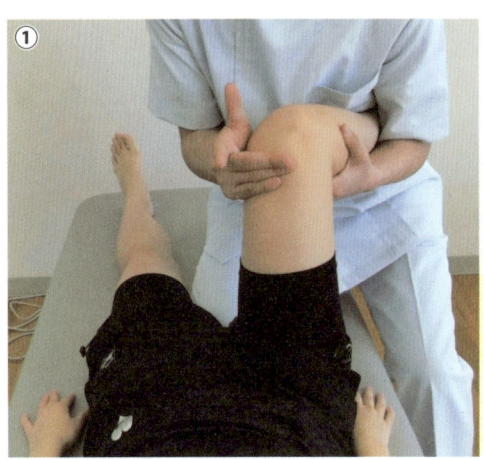 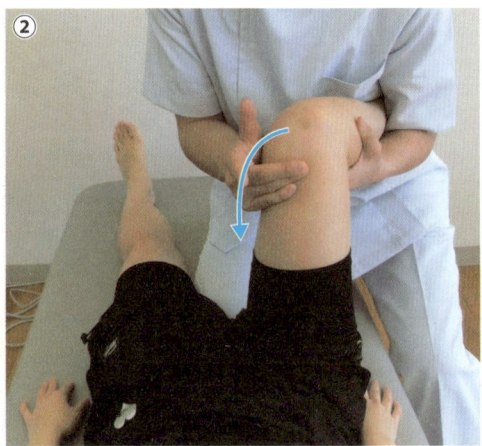

图2-9-3　股内侧肌的拉伸操作

物理治疗师用左手握住患者的右小腿后外侧，通过对患者的右小腿进行外旋、屈曲、非强制性外翻操作进行拉伸（①）。此时，如果使患者的膝关节向内上方（使髋关节屈曲、内收）运动，膝关节就很容易屈曲、外旋、外翻（②）。

物理治疗师并不是只用手进行操作，还需要借助身体的力量，并使身体倾斜、旋转来进行操作。

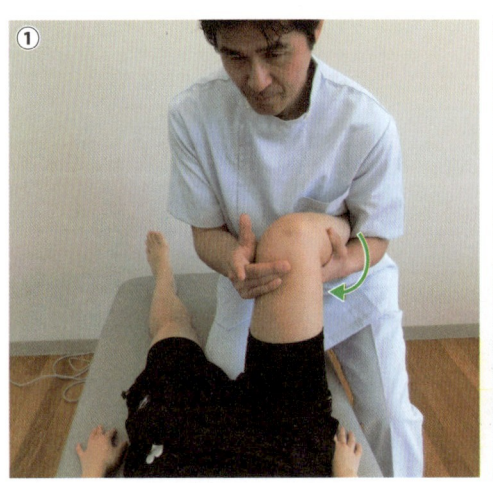 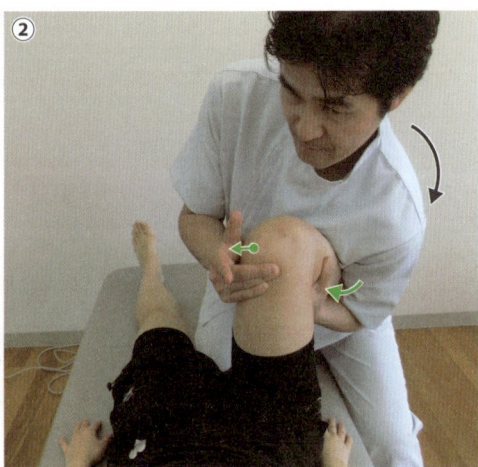

图2-9-4　股内侧肌的拉伸操作（其他操作方法）

开始进行拉伸操作前，患者的右膝关节要适当屈曲，使物理治疗师能够轻松握住其股内侧肌（包括斜肌纤维）。同时，物理治疗师的右大腿放于患者的腘窝处。

进行拉伸操作时，首先，物理治疗师要把握股内侧肌的整体状态（①）。然后，物理治疗师要握住股内侧肌，使其脱离股骨处（向前内侧上推）（②）。最后，物理治疗师使握住的股内侧肌向大腿下端（止点处）移动（③），通过移动手握处的股内侧肌来拉伸起点处的股内侧肌。

※如果物理治疗师手握处的膝关节有所伸展，物理治疗师就要按压患者的小腿前面来阻止其伸展。

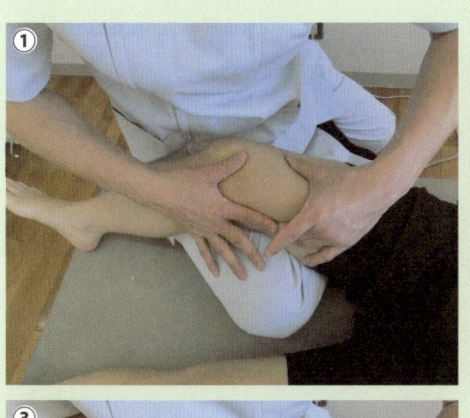

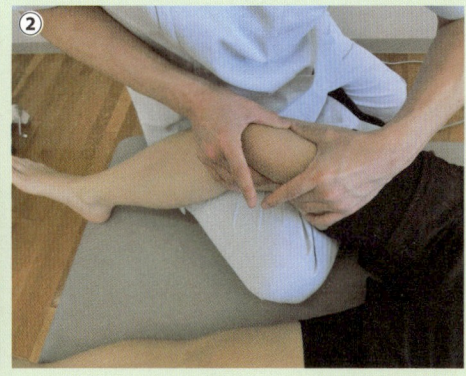

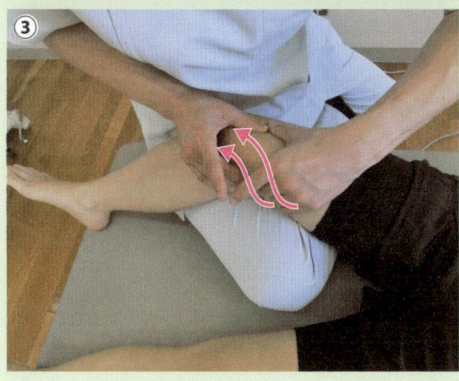

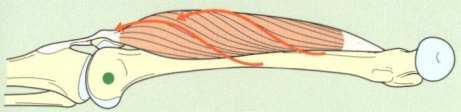

下端操作示意图（矢状面）

股外侧肌　**vastus lateralis**

起点	股骨粗线外侧唇，上方是大转子的下部	支配神经	股神经
止点	移行为股四头肌肌腱后，包绕髌骨，止于胫骨粗隆	神经节	L3、L4

斜肌纤维　**vastus medialis oblique muscle**

起点	髂胫束背面	支配神经	股神经
止点	髌骨外侧边沿及（膝关节）髌骨外侧支持带	神经节	L2、L3

■技术要点

肌肉走向与功能	■ 经过膝关节的屈曲－伸展轴的前方	▶ 可使膝关节伸展
	■ 经过膝关节的外侧	▶ 可使膝关节内翻
	■ 经过膝关节（小腿）的内旋－外旋轴的前方，向外侧牵引	▶ 可使小腿外旋

固定方法要点	■ 膝关节的内翻操作会使髋关节外旋	▶ 可使髋关节外旋并固定
	■ 股外侧肌是跨越膝关节的单关节肌，所以很难拉伸。在操作过程中，不仅要固定骨头，还要握住起点的肌腹部位。另外，拉伸操作和固定操作要同时进行	

拉伸操作要点	■ 通过屈曲、内旋膝关节（非强制性内翻）来进行拉伸

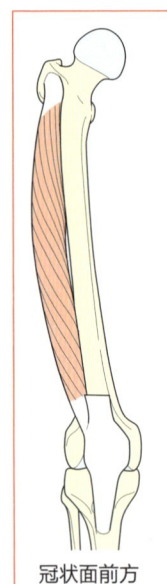

冠状面前方　　　　矢状面外侧

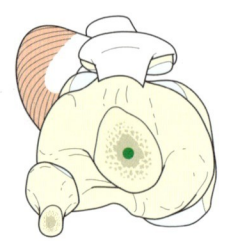

水平面下方

股外侧肌是膝关节的肌肉，所以不具备内收、外展膝关节的作用，但是其位于膝关节外侧，所以可抑制膝关节的内翻。
股外侧肌经过膝关节的屈曲－伸展轴的前方，所以可使膝关节伸展。
股外侧肌经过膝关节（小腿）的内旋－外旋轴的前方，向外侧牵引，所以可使小腿外旋。

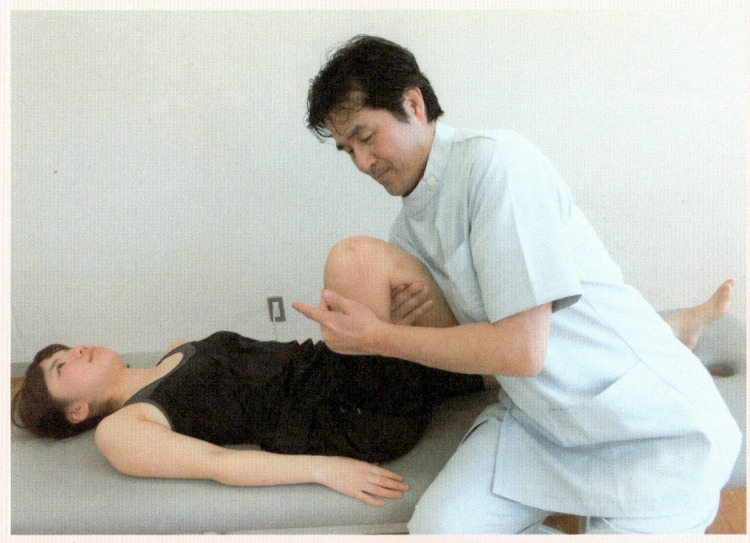

<table>
<tr><td>其他</td><td>要点</td><td>■ 屈曲髋关节，使股直肌舒张</td></tr>
<tr><td></td><td></td><td>■ 也可以通过对肌腹部进行操作直接拉伸股外侧肌</td></tr>
</table>

图2-10-1　股外侧肌的拉伸——全身图

患者俯卧，屈曲右髋关节，使股直肌舒张。

首先，物理治疗师用左手握住患者右腿的股外侧肌，使其移行并固定于小腿上端（小腿上外侧）；然后，用右手握住患者小腿的后内侧，用右腋窝轻轻夹住患者的小腿下端（以及足部）并固定。

通过内旋、屈曲以及非强制性内翻患者的右小腿来进行拉伸。

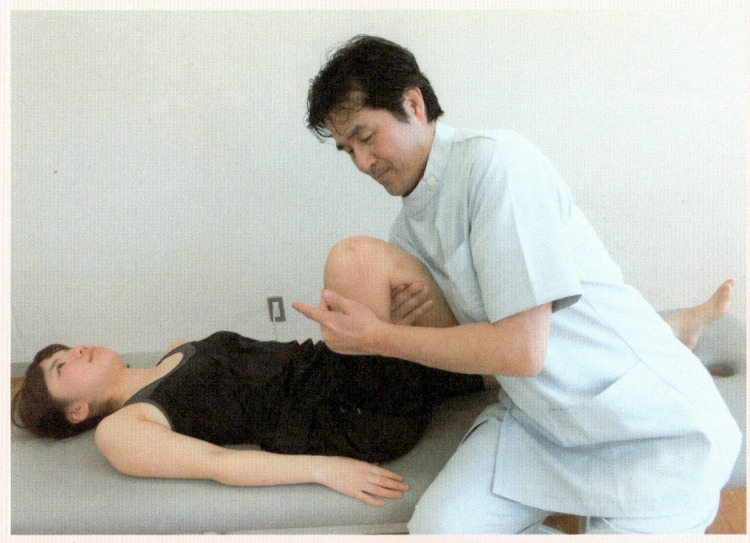

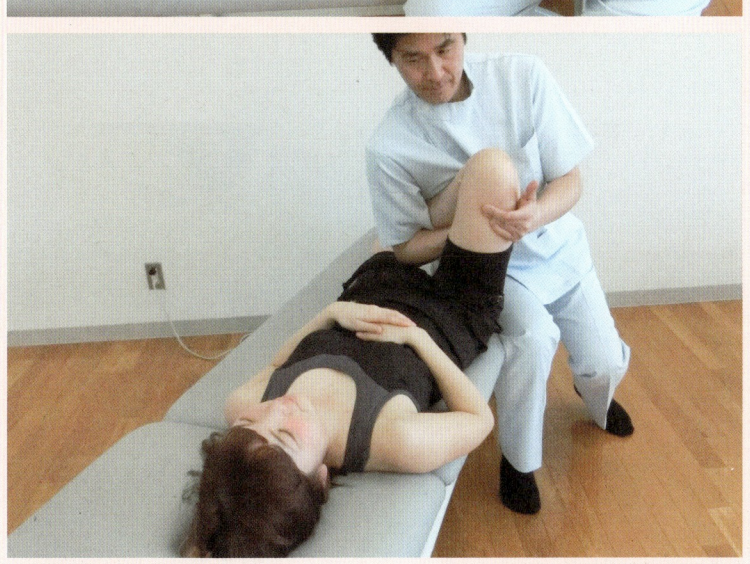

图2-10-2　股外侧肌的固定方法

①患者仰卧，屈曲右髋关节，使股直肌舒张。

物理治疗师用左手牢牢握住患者右腿的股外侧肌的肌腹部。如果患者的膝关节过度屈曲，物理治疗师将无法握住患者股外侧肌的肌腹部，所以要适当调节患者的膝关节屈曲的程度，使自己能够轻松握住患者股外侧肌的肌腹部（虽然每个患者不同，但大约应控制为小于90度）。

②如果物理治疗师能够握住肌腹部，就使其移行并固定于患者的小腿上端（小腿上外侧）。由于股外侧肌起于股骨粗线外侧唇，所以要注意使其稍向后方移动。

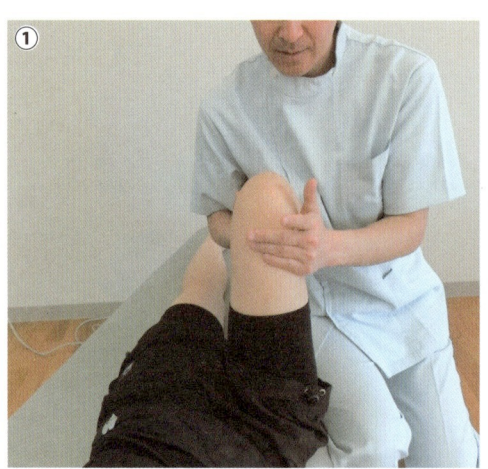
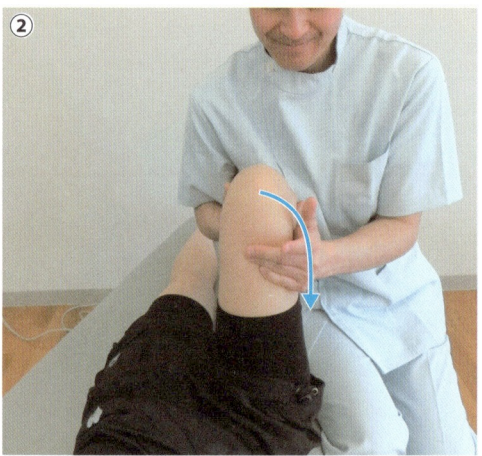

图2-10-3　股外侧肌的拉伸操作

物理治疗师用右手握住患者的右小腿后内侧，通过对患者的右小腿进行内旋、屈曲、非强制性内翻操作进行拉伸（①）。此时，如果使膝关节向外上方（使髋关节屈曲、内收）运动，膝关节就很容易屈曲、内旋、内翻（②）。

物理治疗师并不是只用手进行操作，还需要借助身体的力量，并使身体倾斜、旋转来进行操作。

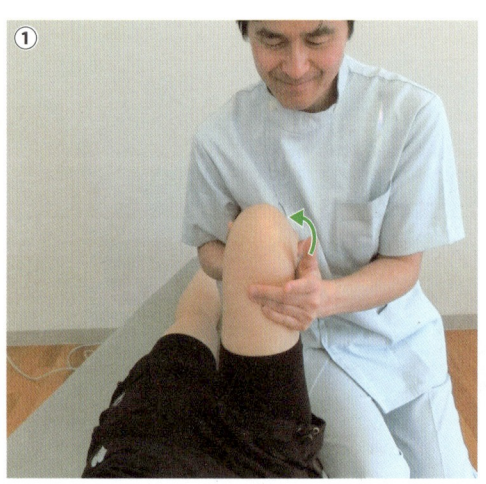
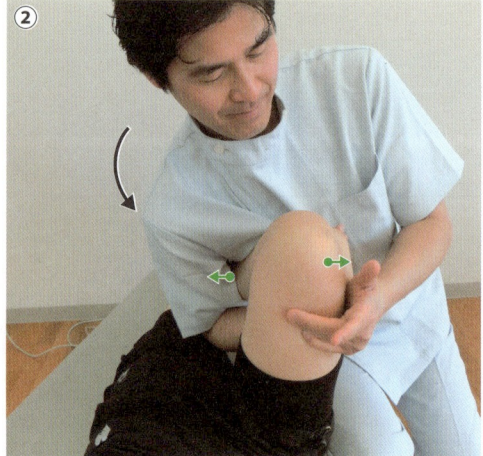

图2-10-4 股外侧肌的拉伸操作（其他操作方法）

开始进行拉伸操作前，患者的右膝关节要适当屈曲，使物理治疗师能够轻松握住其股外侧肌（包括斜肌纤维）。同时，患者的右大腿要放在物理治疗师的右大腿上，右小腿要放在物理治疗师的左大腿上，物理治疗师调节好患者的膝关节屈曲的程度。

进行拉伸操作时，首先，物理治疗师要把握股外侧肌的整体状态（①）。然后，物理治疗师要握住股外侧肌，使其脱离股骨处（向前内侧上推）（②）。最后，物理治疗师使握住的股外侧肌向大腿下端（止点处）移动（③），通过移动手握处的股外侧肌来拉伸起点处的股外侧肌。

※如果物理治疗师手握处的膝关节有所伸展，物理治疗师就要按压患者的小腿前面来阻止其伸展。

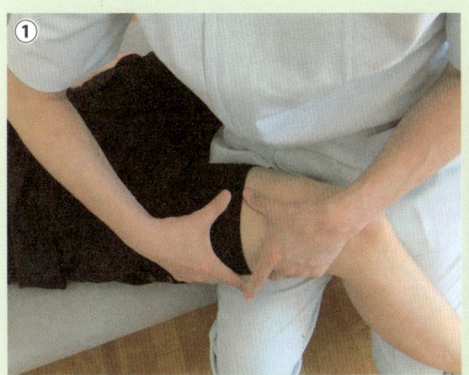

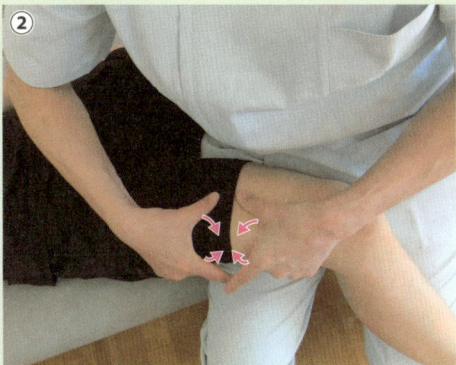

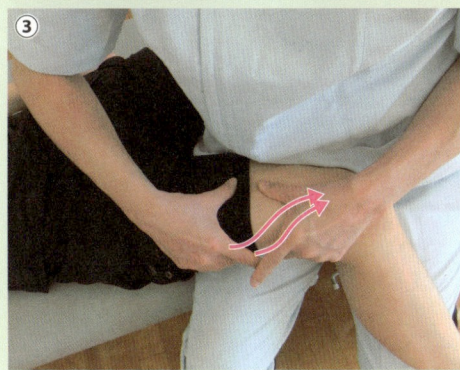

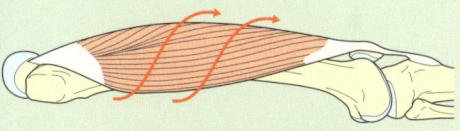

下端操作示意图（矢状面）

股中间肌 vastus intermedius muscle

起点	股骨体前面		支配神经	股神经
止点	包绕髌骨，止于胫骨粗隆		神经节	L2~L4

■技术要点

肌肉走向 与功能	■ 经过膝关节的屈曲–伸展轴的前方	▶ 可使膝关节伸展

固定方法 要点	■ 股中间肌是跨越膝关节的单关节肌，所以很难被拉伸。在操作过程中，不仅要固定骨头，还要握住起点的肌腹部位。另外，拉伸操作和固定操作要同时进行

拉伸操作 要点	■ 通过屈曲膝关节来进行拉伸

其他 要点	■ 屈曲髋关节，使股直肌舒张
	■ 也可以通过对肌腹部进行操作直接拉伸股中间肌

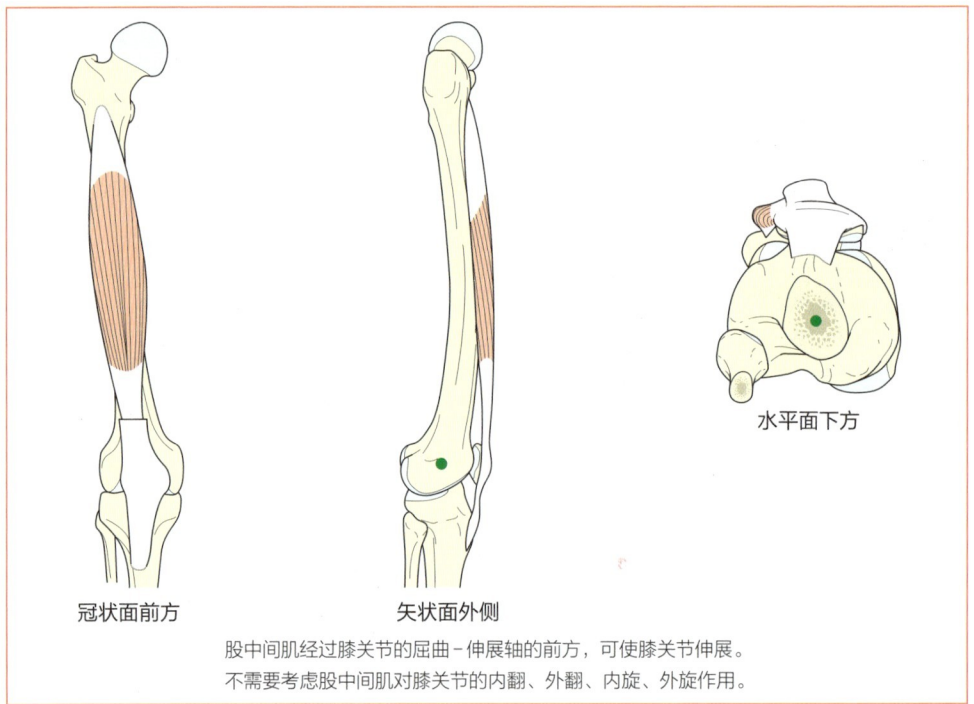

冠状面前方　　　　　　　矢状面外侧　　　　　　　水平面下方

股中间肌经过膝关节的屈曲–伸展轴的前方，可使膝关节伸展。
不需要考虑股中间肌对膝关节的内翻、外翻、内旋、外旋作用。

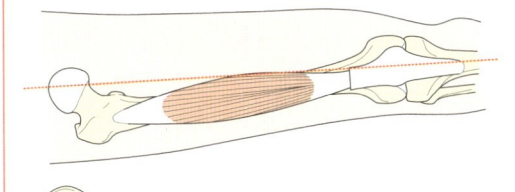

股骨并非位于大腿的中央，而是位于大腿的稍靠外侧，斜向移行，股中间肌则沿着股骨移行。在拉伸过程中，物理治疗师要注意找准手握的位置和角度。

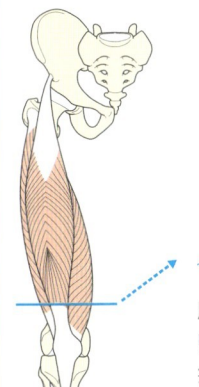

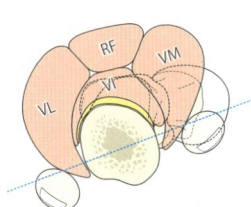

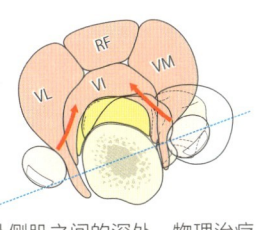

VI：股中间肌

RF：股直肌

VM：股内侧肌

VL：股外侧肌

⬛：股骨前脂肪体

股中间肌位于股内侧肌和股外侧肌之间的深处。物理治疗师对其拉伸时要用手将其握住，使其脱离股骨处。物理治疗师要注意使患者的股中间肌向稍外侧移动，而非单纯地在冠状面上移动。

图2-11-1 股中间肌的拉伸——全身图

进行拉伸操作前，患者仰卧，物理治疗师坐在床边，把患者的右大腿放在自己的右大腿上，轻度屈曲、外展患者的髋关节，使患者的股直肌和阔筋膜张肌舒张。

进行拉伸操作时，首先，物理治疗师用双手牢牢握住患者右腿的股内侧肌和股外侧肌之间的股中间肌的肌腹部。然后，物理治疗师将握住的股中间肌上抬（如使其脱离股骨处）。

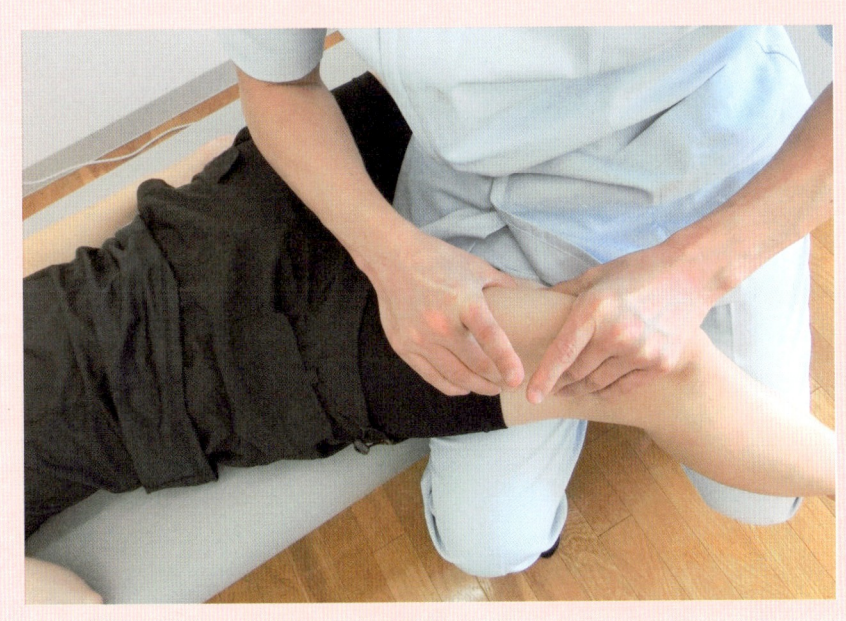

图2-11-2　股中间肌的拉伸操作

①沿着股骨移行的股中间肌要稍微偏离大腿长轴的中央（稍外侧），向冠状面的稍外侧移行。物理治疗师牢记该点后，用双手牢牢握住患者右腿的股内侧肌和股外侧肌之间的股中间肌的肌腹部。

②物理治疗师将握住的股中间肌上抬（如使其脱离股骨处），适当调节患者膝关节屈曲的程度，以轻松握住患者股中间肌的肌腹部（虽然每个患者不同，但大约应控制为小于90度）。患者的小腿下端放在物理治疗师的左大腿上，物理治疗师调节患者的右膝关节屈曲的程度。

③物理治疗师使右手握住的患者右腿的股中间肌向大腿上端移动，左手握住的右腿的股中间肌向大腿下端移动，拉伸右腿的股中间肌。

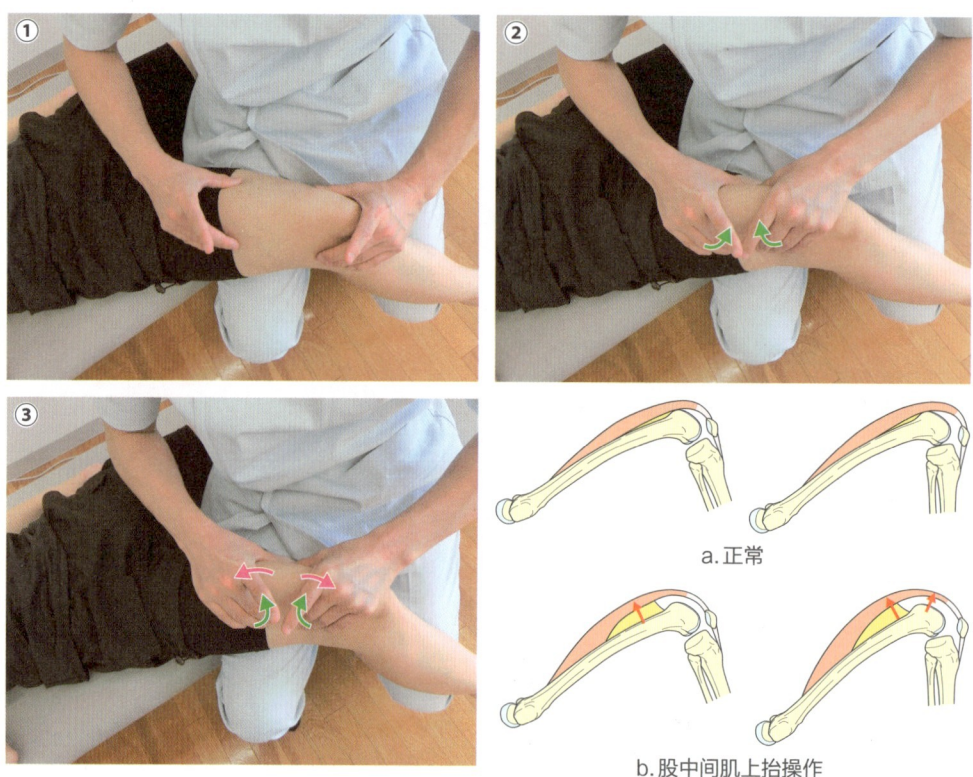

a.正常

b.股中间肌上抬操作

与图a相比，图b的股中间肌上抬操作中膝关节上的股中间肌的屈曲程度更大，向大腿下端移动的距离也更长。由此可见，在图b的操作下，股中间肌更容易得到拉伸。

专栏

前抽屉试验（anterior drawer test）

前抽屉试验是一种用来检查前交叉韧带是否断裂的测试，在测试的过程中要运用选择性拉伸的思维，以正确的握法和正确的引导方向来进行操作。

▶ 握法

骨头和软组织一同运动能够使物理治疗师清楚地感受到小腿上端是否向前拉伸。因此，握住患者小腿上端时物理治疗师要运用手部肌肉握法（a），牢固、全面、均匀地施加压力。因为这种握法能够将患者的小腿上端一同固定，因此物理治疗师能够很容易地判断出小腿是否向前拉伸。

如果物理治疗师增加指尖施加的压力，运用指深屈肌握法（FPD握法）（b），则会导致远端指间关节（Distal Interphalangeal Joint，DIP）屈曲。指尖局部力量增加既会使软组织——腓肠肌受到挤压，也使物理治疗师很难判断小腿是否向前拉伸。

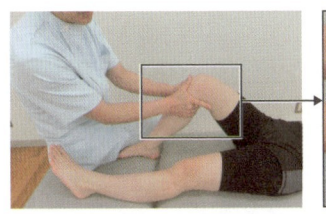

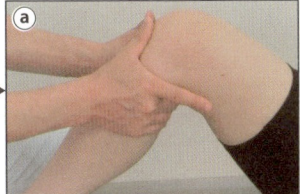

手部肌肉握法

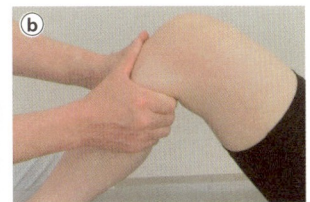

指深屈肌握法（FDP握法）

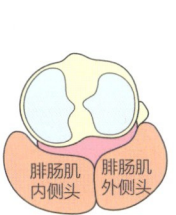

腓肠肌内侧头　腓肠肌外侧头

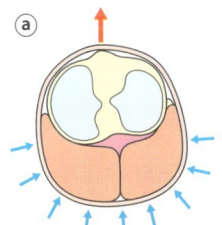

向前大幅度拉伸

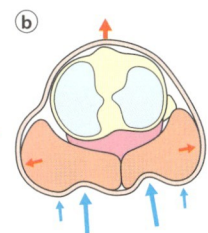

向前小幅度拉伸

▶ 引导方法

前交叉韧带起于股骨并向前向内移行止于胫骨。由于其经过内旋–外旋轴的外侧，向前方移行，所以不仅要使其向前拉伸，还要防止其向内旋转。因此，在判断前交叉韧带是否断裂时，要确认向外前方拉伸时小腿是否来回晃动（检查向外前方旋转的不稳定性：c），向内前方拉伸时小腿是否逐渐稳定（检查向内前方旋转的不稳定性：d）。

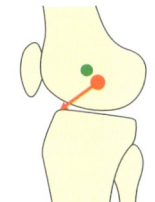

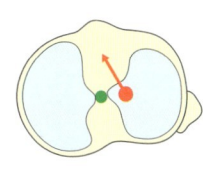

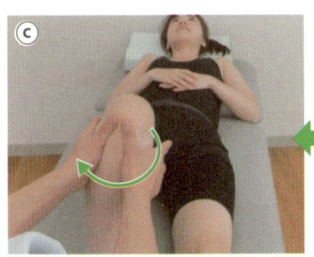

伴随外旋的前拉操作
（检查向外前方旋转的不稳定性）

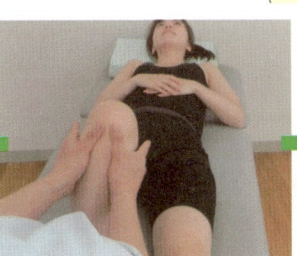

中间位

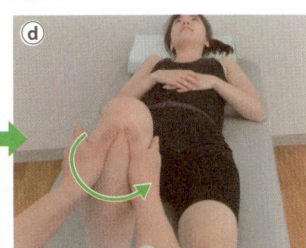

伴随内旋的前拉操作
（检查向内前方旋转的不稳定性）

胫骨前肌 tibialis anterior

起点	胫骨外侧面、小腿骨间膜的上端	支配神经	腓深神经
止点	第一楔骨、第一跖骨基底部	神经节	L4~S1

■技术要点

肌肉走向与功能	■ 经过足关节的跖屈－背屈轴的前方	▶	可使距小腿关节背屈
	■ 经过足关节的内转－外转轴的内侧	▶	可使距下关节外转
	■ 经过跗横关节内侧	▶	可使足部内收
固定方法要点	■ 跖屈足关节，使小腿前倾	▶	可向后倾方向固定小腿
	■ 内转足关节，使小腿内旋	▶	可使小腿外旋
	■ 外展足关节，使小腿内倾	▶	可使小腿外倾
拉伸操作要点	■ 通过跖屈、内转足关节，外展足部来进行拉伸		
其他要点	■ 也可以通过直接按压胫骨前肌肌腹部位和使肌肉移行的方法来固定足关节与足部		

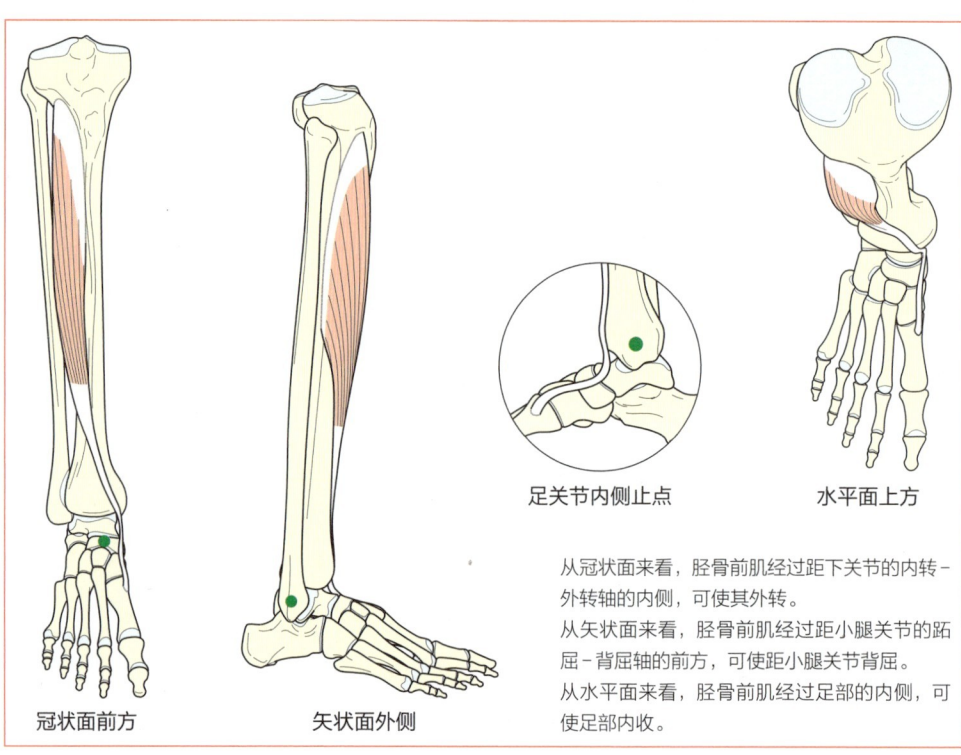

足关节内侧止点　　　　　　水平面上方

冠状面前方　　　　矢状面外侧

从冠状面来看，胫骨前肌经过距下关节的内转－外转轴的内侧，可使其外转。
从矢状面来看，胫骨前肌经过距小腿关节的跖屈－背屈轴的前方，可使距小腿关节背屈。
从水平面来看，胫骨前肌经过足部的内侧，可使足部内收。

図3-1-1 胫骨前肌的拉伸——全身图

患者仰卧或坐立，将右小腿下端伸出床沿。物理治疗师用左手和左前臂防止患者的右小腿前倾，同时用左手使右小腿向外旋、外倾方向固定。

物理治疗师用右手握住患者的右足中部至前部，通过跖屈、内转足关节，外展足部来拉伸胫骨前肌。

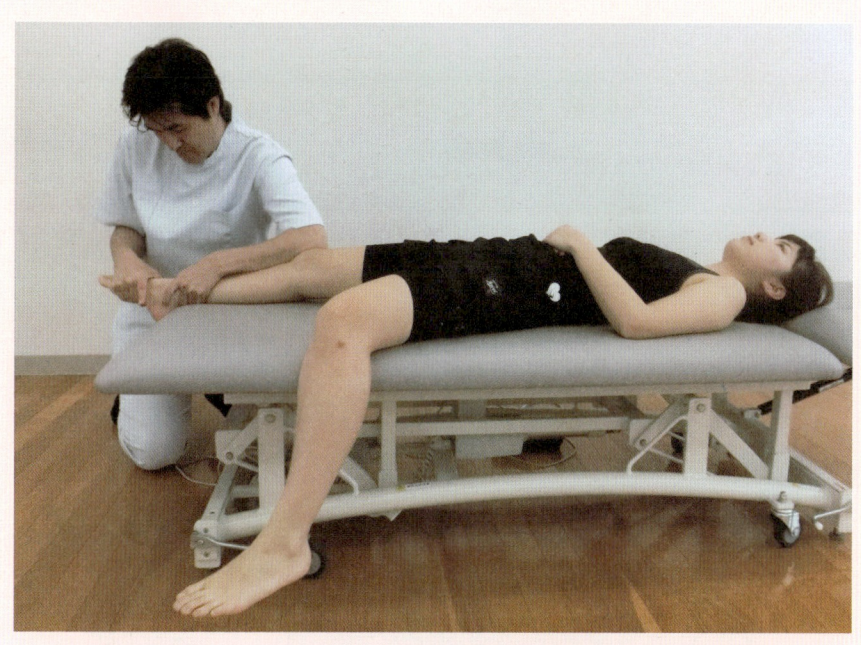

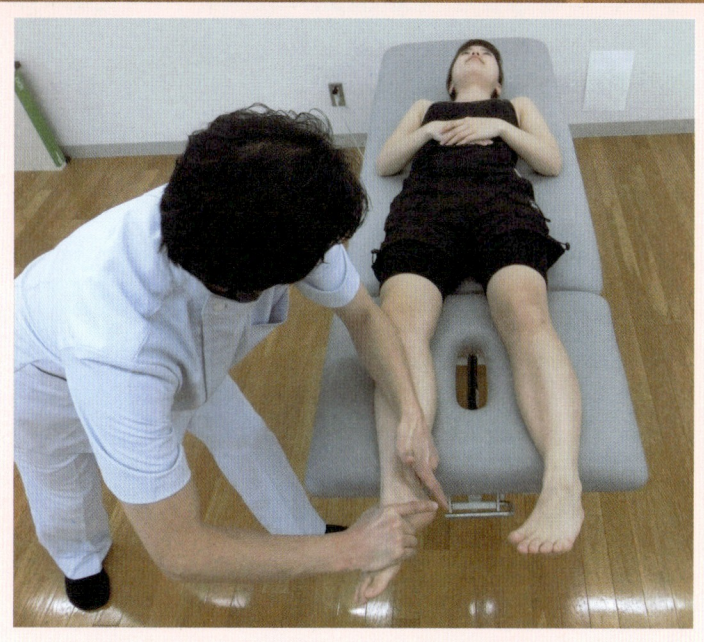

图 3-1-2　胫骨前肌的固定方法

物理治疗师的左肘部放在患者的胫骨粗隆处，左手握住患者右足关节上端的后方（小腿下端）（①）。
这是为了防止距小腿关节跖屈时小腿向前倾（①′）。

物理治疗师同时外旋患者的右小腿并固定（②）。这是为了防止距下关节内转时小腿内旋（②′）。

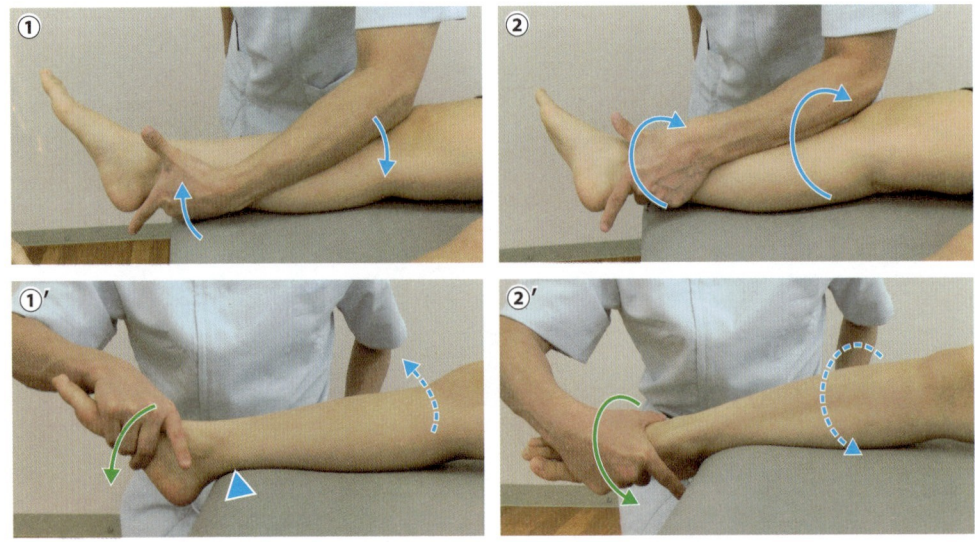

图 3-1-3　运动学角度的胫骨前肌的作用

在思考足关节的拉伸操作时，重要的是考察距小腿关节水平线和距下关节水平线之间的轴的关系。

胫骨前肌经过距小腿关节跖屈-背屈轴的前方，向上方牵拉；也经过距下关节的内转-外转轴的内侧，向上方牵拉。因此，胫骨前肌可使足关节背屈和外转，进行拉伸操作时还需要通过足关节的跖屈操作和内转操作来拉伸胫骨前肌。

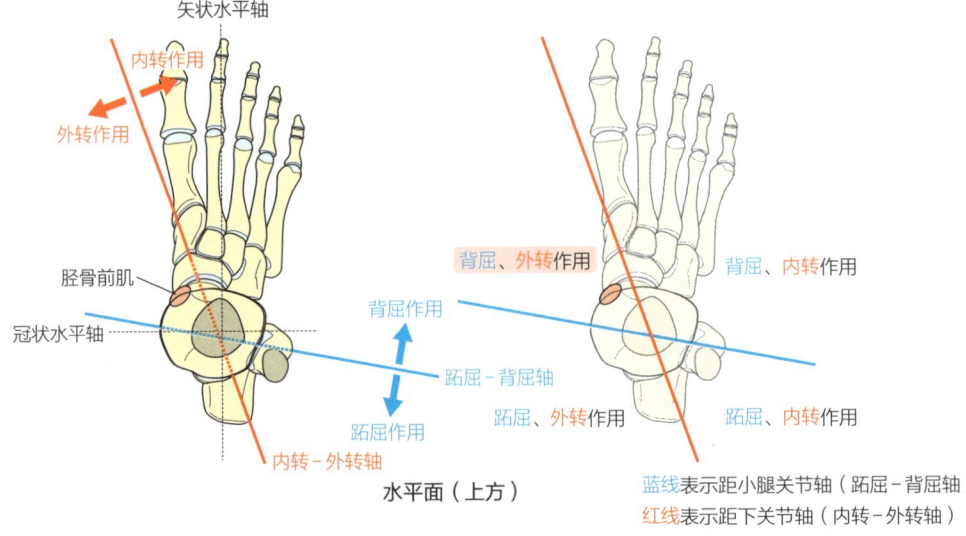

图3-1-4 胫骨前肌的拉伸操作

如上文所述，从矢状面来看，胫骨前肌通过足关节的跖屈操作进行拉伸；从冠状面来看，胫骨前肌通过足关节的内转操作进行拉伸。另外，由于胫骨前肌经过足部的内侧，所以通过足部的外展操作也可以对其进行拉伸。

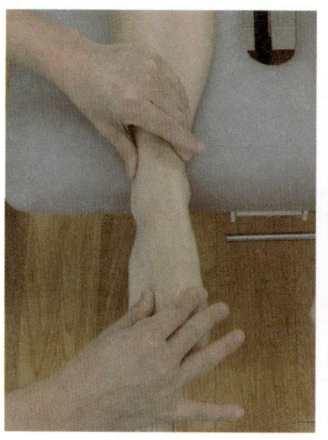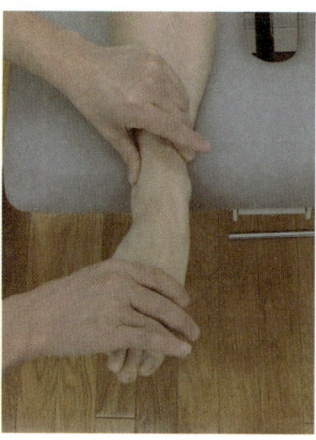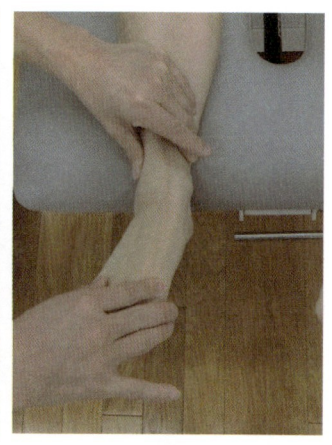

跖屈　　　　　　　　　　　内转　　　　　　　　　　　外展

图3-1-5 胫骨前肌的详细拉伸操作（1）

物理治疗师用右手握住患者的右足中部至前部，对距小腿关节进行跖屈操作（①-a），对距下关节进行内转操作（②），对足部进行外展操作（③）。

进行足关节的跖屈操作时，物理治疗师要用左手中指从后向前给距骨滑车施力，右手向稍前方牵拉足关节，这样能够使足关节更容易得到拉伸。

进行足部的外展操作时，物理治疗师要将右手拇指作为距骨头外侧的支点，这样能够使跗横关节等部位更容易得到拉伸（③′）。

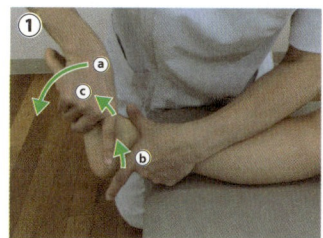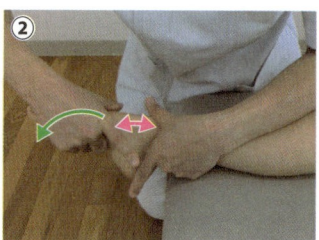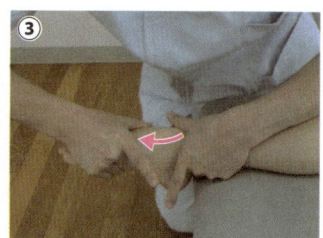

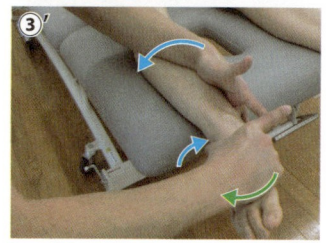

图3-1-6 胫骨前肌的详细拉伸操作（2）

如上文所述，物理治疗师通过外展跗横关节等部位的操作来拉伸胫骨前肌。除此之外，足部的跖屈操作（足弓上抬）也能使拉伸胫骨前肌更容易。

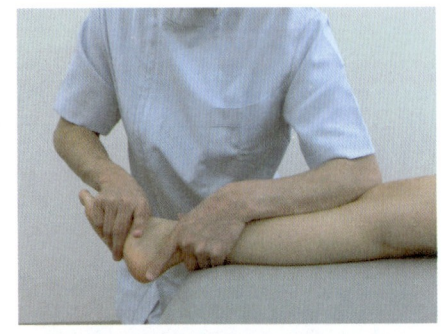

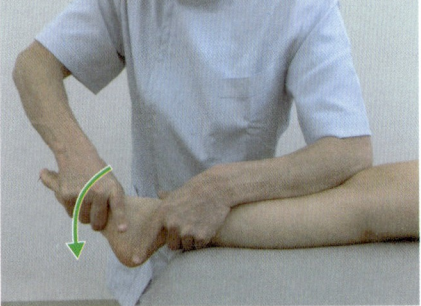

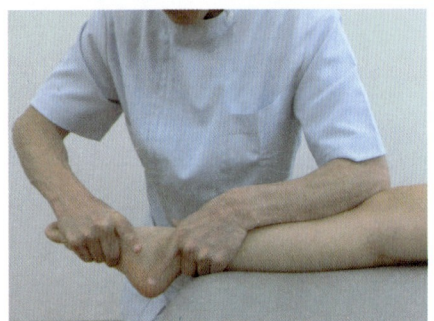

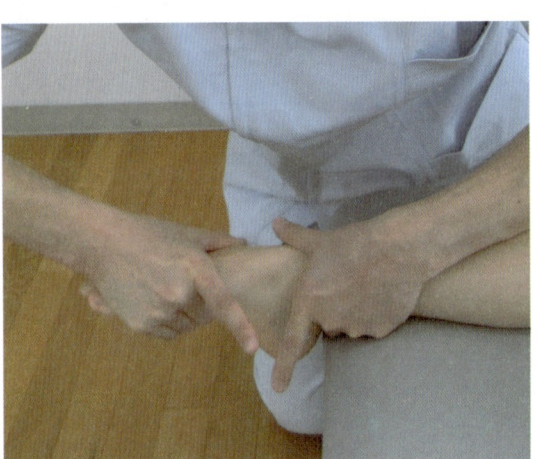

拉赫曼试验（Lachman test）

　　拉赫曼试验是一种用来检查前交叉韧带是否断裂的测试，物理治疗师在测试的过程中要运用选择性拉伸的思维，运用正确的握法和正确的引导方向来进行操作。

▶ **握法**

　　运用拉赫曼试验检查右膝时，物理治疗师用左手从外侧握住患者的大腿，用右手从内侧握住患者的小腿。这时，物理治疗师应根据肌肉形状从胫骨的内侧和后侧握住（蚓状肌握法：a）。如果物理治疗师的右手中指和无名指的指尖触及患者的腓骨头，则会导致两指间存在间隙，从而无法牢牢将其握住。

　　另外，如图b所示，指深屈肌握法（FPD握法）会因手指间存在间隙而无法充分进行操作。

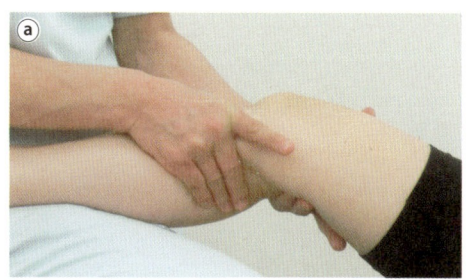 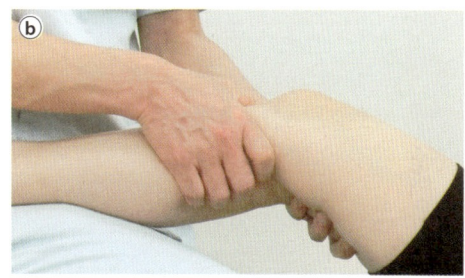

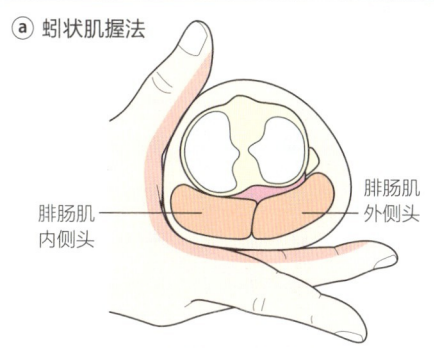

ⓐ 蚓状肌握法

腓肠肌内侧头　　腓肠肌外侧头

对握住的部位均匀地施加压力

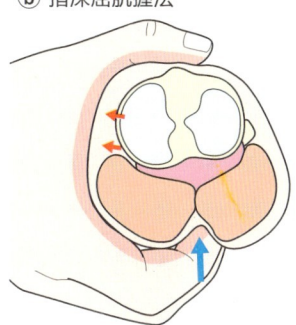

ⓑ 指深屈肌握法

握住部位中有的部位受压大，有的部位受压小。如果在操作时手指间存在间隙，就无法充分进行操作

▶ **操作方法**

　　前交叉韧带如前抽屉试验（第119页）所述，不仅要使其向前拉伸，还要防止其向内旋转。因此，拉赫曼试验也需要确认向外前方拉伸时小腿是否来回晃动（检查向外前方旋转的不稳定性）（c）。但是，由于物理治疗师是从内侧握住患者小腿上端的，所以如果不注意，其就会向内前方拉伸（d）。

　　如图c所示，物理治疗师握住小腿的右手手掌稍屈曲并向前拉伸，对小腿施加向外前方拉伸的压力。

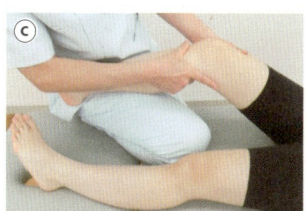 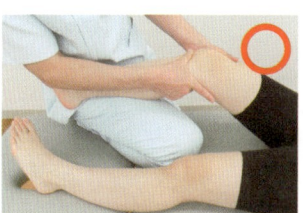 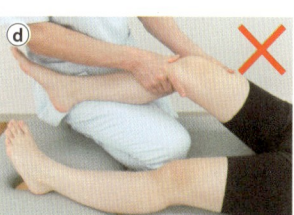

握住（开始时）　　　　向前拉伸＋内旋　　　　向前拉伸＋外旋

趾长伸肌 extensor digitorum longus

起点	腓骨内侧面、胫骨外侧面的上端
止点	移行为第2~5趾的趾背腱膜，止于中节趾骨和远节趾骨

支配神经	腓深神经
神经节	L4~S1

■技术要点

<table>
<tr><td rowspan="4">肌肉走向与功能</td><td>■ 经过足关节的跖屈－背屈轴的前方</td><td>▶ 可使距小腿关节背屈</td></tr>
<tr><td>■ 经过足关节的内转－外转轴的外侧</td><td>▶ 可使距下关节内转</td></tr>
<tr><td>■ 经过足部的背侧和外侧</td><td>▶ 可使足部背屈和外展</td></tr>
<tr><td>■ 经过跖趾（MP）关节、近端趾骨间（PIP）关节、远端趾骨间（DIP）关节的背侧</td><td>▶ 可使跖趾关节、近端趾骨间关节、远端趾骨间关节伸展</td></tr>
<tr><td rowspan="3">固定方法要点</td><td>■ 跖屈足关节，使膝关节屈曲</td><td>▶ 可向伸展方向固定膝关节（※此为俯卧状态下的固定方法。仰卧状态下要使小腿前倾）</td></tr>
<tr><td>■ 外转足关节，使小腿外旋</td><td>▶ 使小腿外旋</td></tr>
<tr><td>■ 内收足部，使髋关节外旋</td><td>▶ 使髋关节内旋</td></tr>
<tr><td>拉伸操作要点</td><td colspan="2">■ 通过跖屈、外转足关节，内收、跖屈足部，屈曲足趾来进行拉伸</td></tr>
</table>

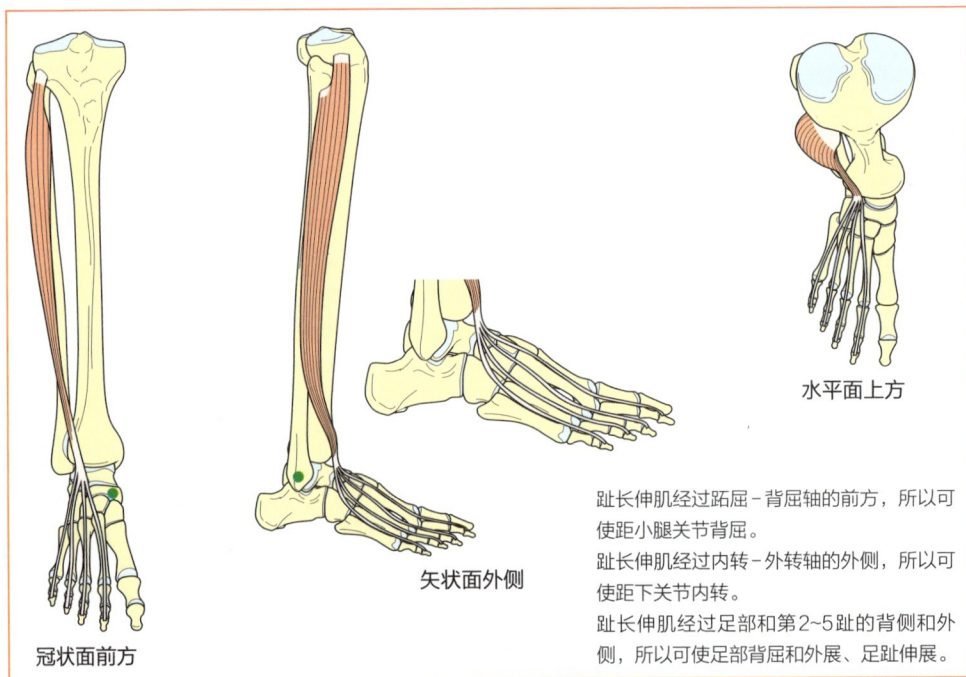

水平面上方

矢状面外侧

冠状面前方

趾长伸肌经过跖屈－背屈轴的前方，所以可使距小腿关节背屈。

趾长伸肌经过内转－外转轴的外侧，所以可使距下关节内转。

趾长伸肌经过足部和第2~5趾的背侧和外侧，所以可使足部背屈和外展、足趾伸展。

图3-2-1 趾长伸肌的拉伸——全身图

患者俯卧，屈曲右膝关节。物理治疗师用右手使患者的足关节跖屈，并用右手掌包住患者的右足跟，同时握住足部并固定。

物理治疗师用左手对患者的足关节进行跖屈、外转操作，对足部进行内收操作，对跖趾关节、近端趾骨间关节、远端趾骨间关节进行屈曲操作来拉伸趾长伸肌。

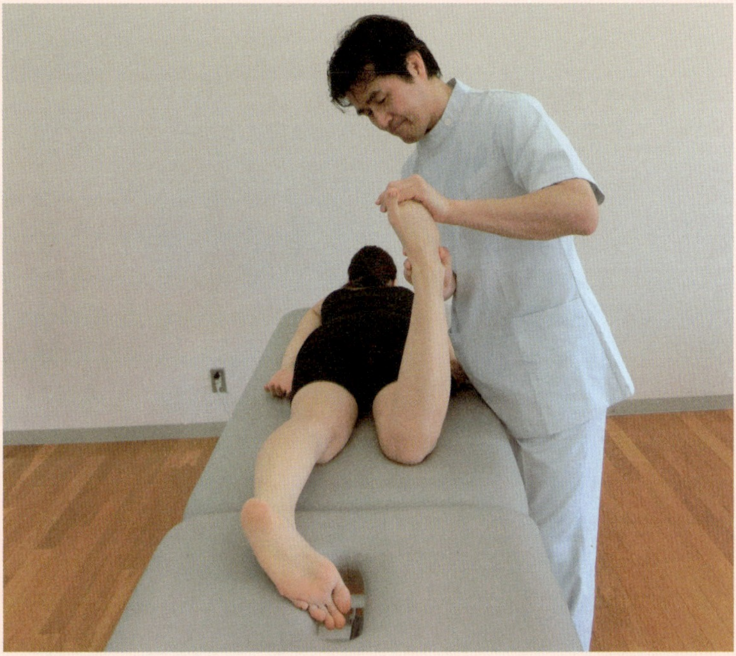

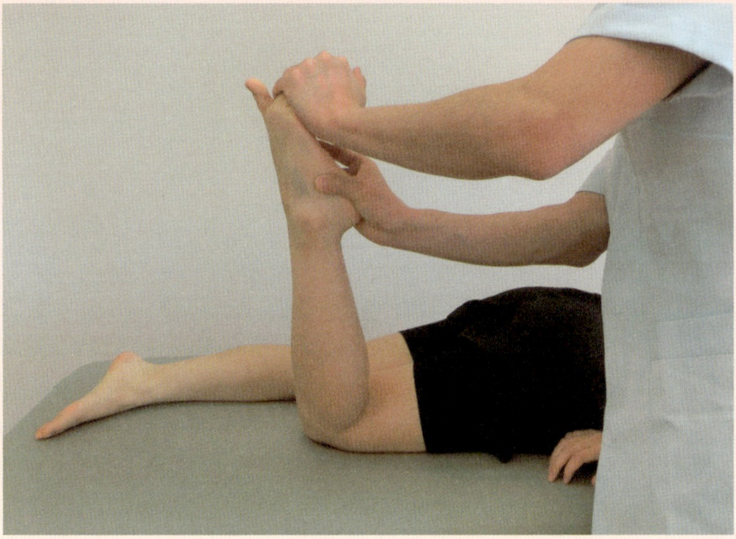

图 3-2-2　趾长伸肌的固定操作

患者俯卧，以屈曲右膝关节至90度。为了防止在拉伸过程中患者的膝关节进一步屈曲和小腿内倾（髋关节外旋），物理治疗师握住患者右足跟的右手要向患者膝关节伸展的方向和髋关节内旋的方向施力并固定。

物理治疗师的右手拇指和中指之间的手掌部分紧贴患者的足跟底部，右手的拇指和其他手指（中指到小指）的指腹将足跟握住（手内在肌握法）。

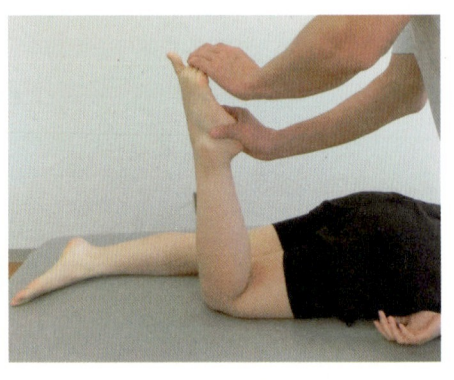

此时，如果物理治疗师左手的近端指骨间关节和远端指骨间关节屈曲，其指尖所施加的压力就会增强，会使患者感到疼痛，同时将无法牢牢固定患者的右足跟，右足跟会移动。

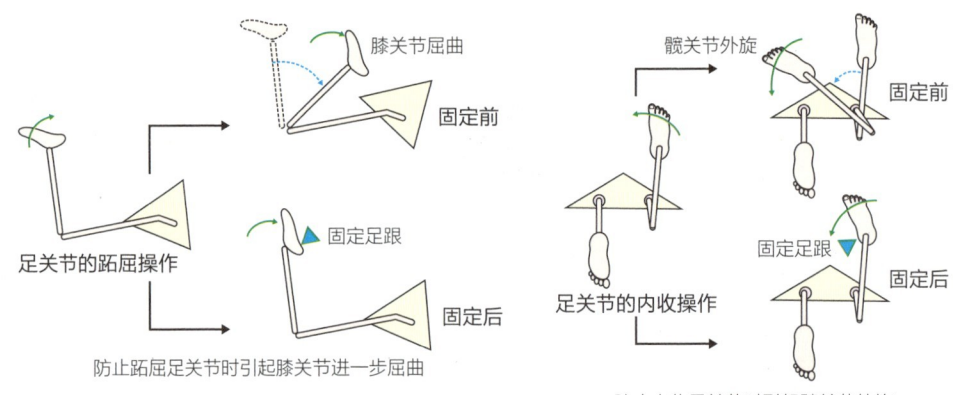

图 3-2-3　运动学角度的趾长伸肌的作用

趾长伸肌经过距小腿关节跖屈－背屈轴的前方，向上方牵拉；也经过距下关节的内转－外转轴的外侧，向上方牵拉。因此，趾长伸肌可使足关节背屈和内转，物理治疗师在进行拉伸操作时还需要进行足关节的跖屈操作和外转操作。

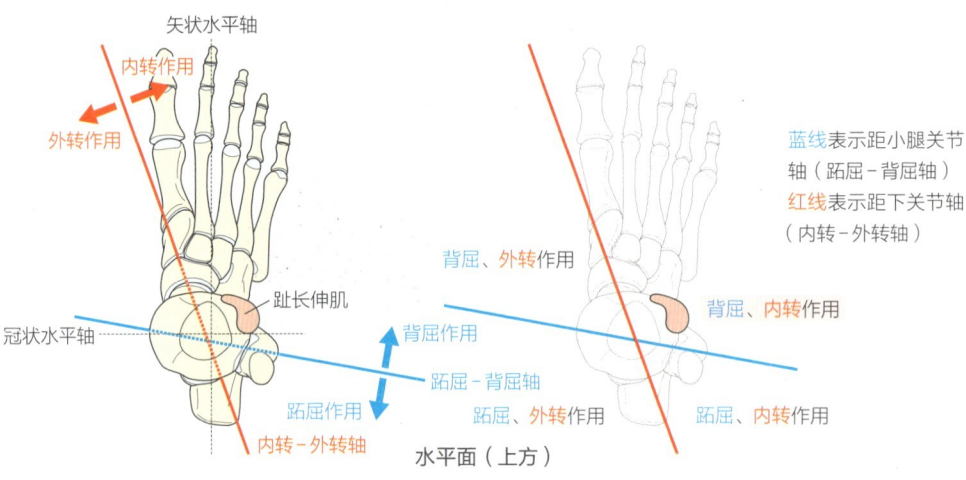

图3-2-4　趾长伸肌的拉伸操作方向

物理治疗师用握住患者右足跟的右手逐步跖屈患者的距小腿关节，同时外转距下关节；用左手内收（toe-in）、跖屈患者的足部。

物理治疗师屈曲患者除了跗趾之外的第2~5趾的跖趾关节、近端趾骨间关节、远端趾骨间关节以拉伸趾长伸肌。

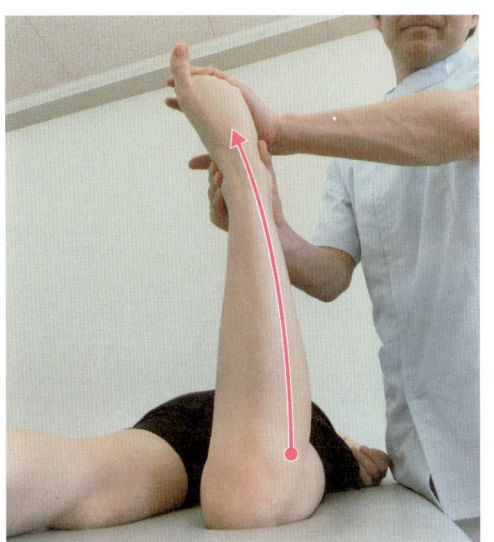
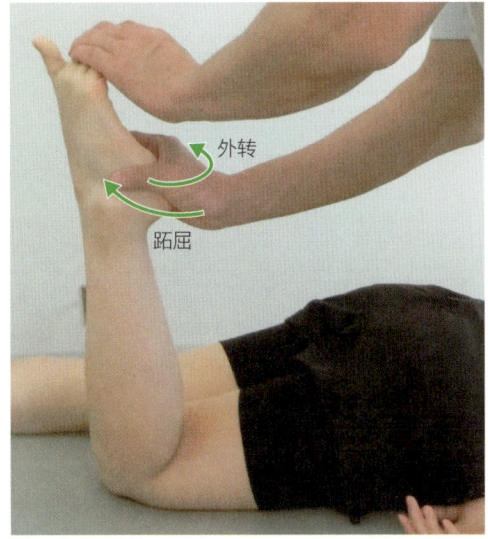

外转

跖屈

图3-2-5　足部、足趾处进行的趾长伸肌拉伸操作

物理治疗师用左手依次屈曲患者除了跗趾之外的第2~5趾的跖趾关节→近端趾骨间关节→远端趾骨间关节以拉伸趾长伸肌。另外，物理治疗师对患者施力以提高其右足弓高度和使CM关节屈曲。

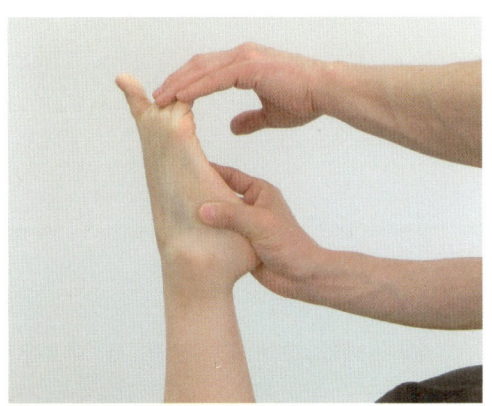
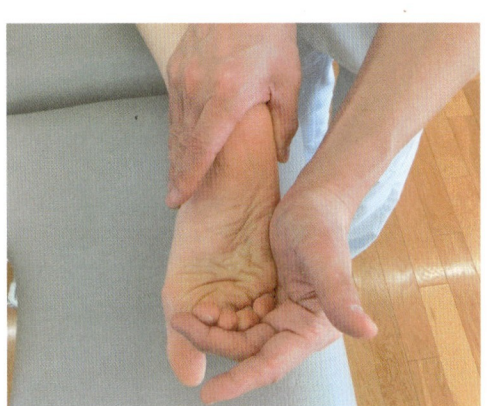

蹈长伸肌 extensor hallucis longus

起点	小腿骨间膜、腓骨中央的骨间缘	支配神经	腓深神经
止点	向蹈趾趾背腱膜移行，止于近节趾骨；一部分延伸到远节趾骨	神经节	L4~S1

■技术要点

肌肉走向与功能	■ 经过足关节的跖屈－背屈轴的前方	▶	可使距小腿关节背屈
	■ 经过足关节的内转－外转轴的外侧	▶	可使距下关节内转
	■ 经过足部的背侧	▶	可使足部背屈
	■ 经过蹈趾的MP关节趾间（IP）关节的背侧	▶	可使MP关节和IP关节伸展
固定方法要点	■ 跖屈足关节，使膝关节屈曲	▶	可向伸展方向固定膝关节（※此为俯卧状态下的固定方法。仰卧状态下要使小腿前倾）
	■ 虽然可以外转足关节使小腿轻度外旋，但是不对其进行固定也可以		
拉伸操作要点	■ 通过跖屈、外转足关节，跖屈足部，屈曲蹈趾来进行拉伸		

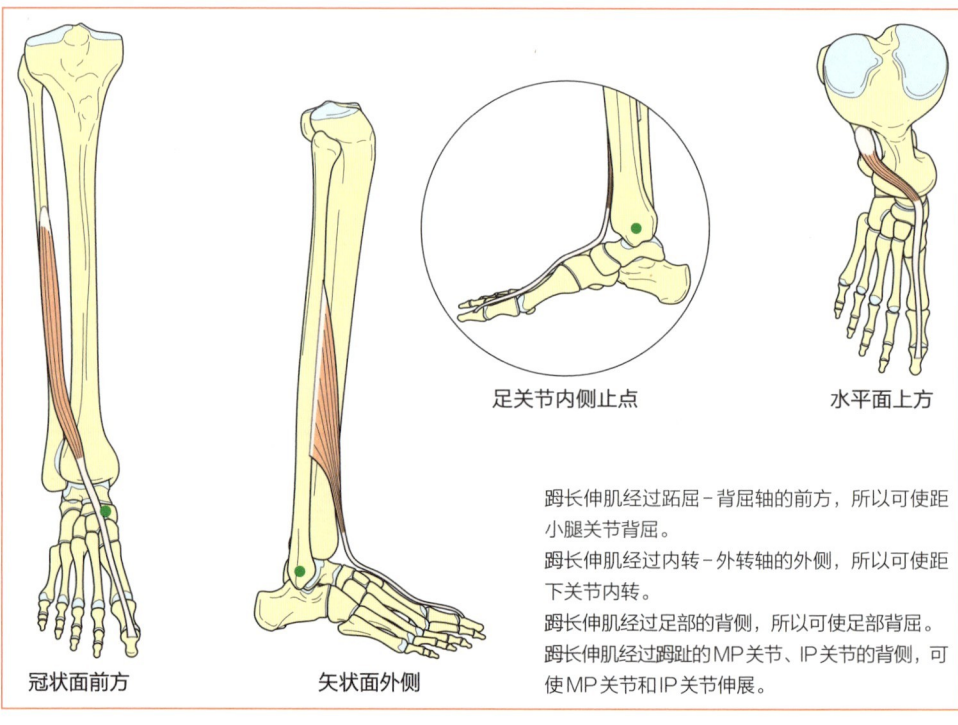

足关节内侧止点

水平面上方

冠状面前方

矢状面外侧

蹈长伸肌经过跖屈－背屈轴的前方，所以可使距小腿关节背屈。

蹈长伸肌经过内转－外转轴的外侧，所以可使距下关节内转。

蹈长伸肌经过足部的背侧，所以可使足部背屈。

蹈长伸肌经过蹈趾的MP关节、IP关节的背侧，可使MP关节和IP关节伸展。

图3-3-1 　拇长伸肌的拉伸——全身图

患者俯卧，屈曲右膝关节。物理治疗师用右手跖屈患者的足关节，并用右手手掌包住患者的右足跟，同时握住足部并固定。

物理治疗师用左手跖屈、外转患者的足关节，屈曲右拇趾的跖趾关节、近指间关节、远指间关节来拉伸拇长伸肌。

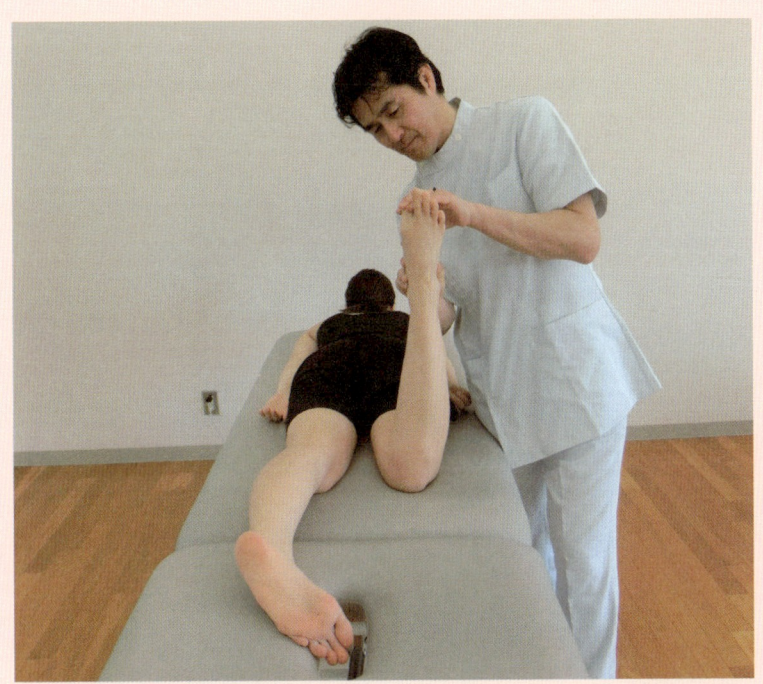

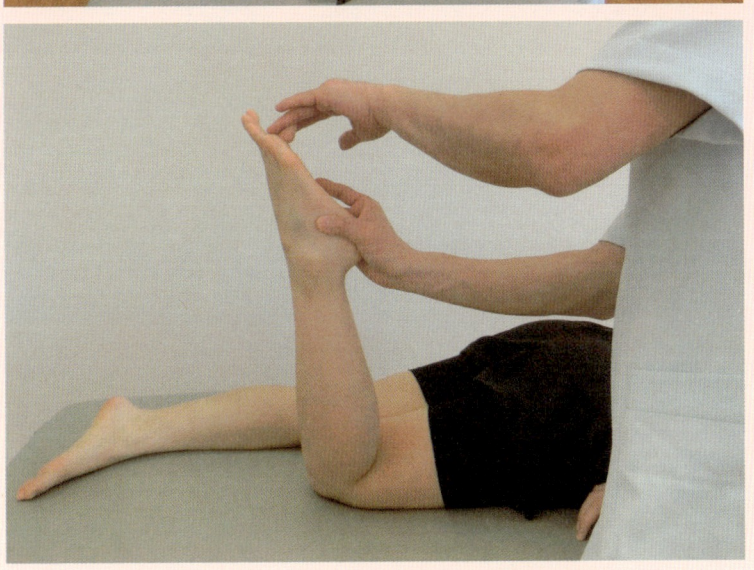

图3-3-2 跚长伸肌的固定操作

患者俯卧，屈曲右膝关节至90度。为了防止在拉伸过程中患者的膝关节进一步屈曲，物理治疗师握住患者右足跟的右手要向患者膝关节伸展的方向施力并固定。

物理治疗师的右手拇指和中指之间的手掌部分要紧贴患者的足跟底部，右手的拇指和其他手指（中指至小指）的指腹将足跟握住（手内在肌握法）。

此时，如果物理治疗师左手的近端指骨间关节和远端指骨间关节屈曲，其指尖所施加的压力就会增强，会使患者感到疼痛，同时将无法牢牢固定患者的右足跟，右足跟会移动。

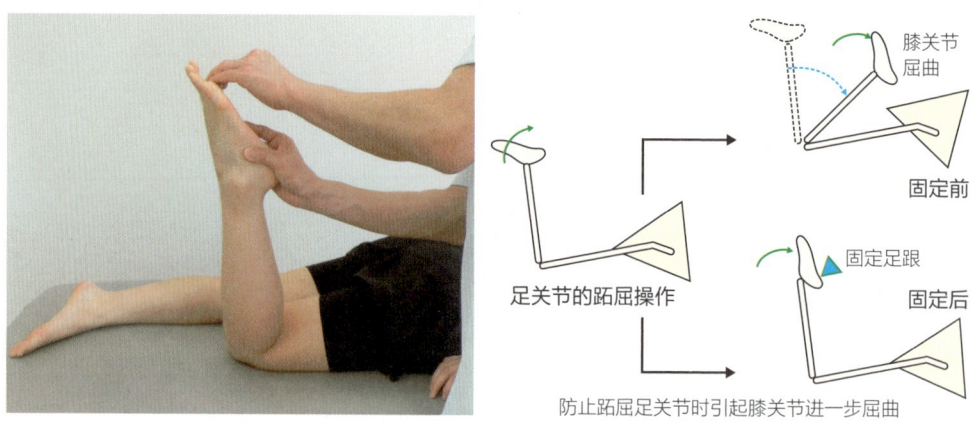

图3-3-3 运动学角度的跚长伸肌的作用

跚长伸肌经过距小腿关节跖屈－背屈轴的前方，向上方牵拉；也经过距下关节的内转－外转轴的外侧，向上方牵拉。因此，跚长伸肌可使足关节背屈和内转，物理治疗师在进行拉伸操作时还需要进行足关节的跖屈操作和外转操作。

※ 由于其经过矢状水平轴内侧，因此也有些资料认为其具有外转的作用，但由于距下关节内转－外转轴并不是矢状水平轴，因此认为跚长伸肌经过内转－外转轴的稍外侧。

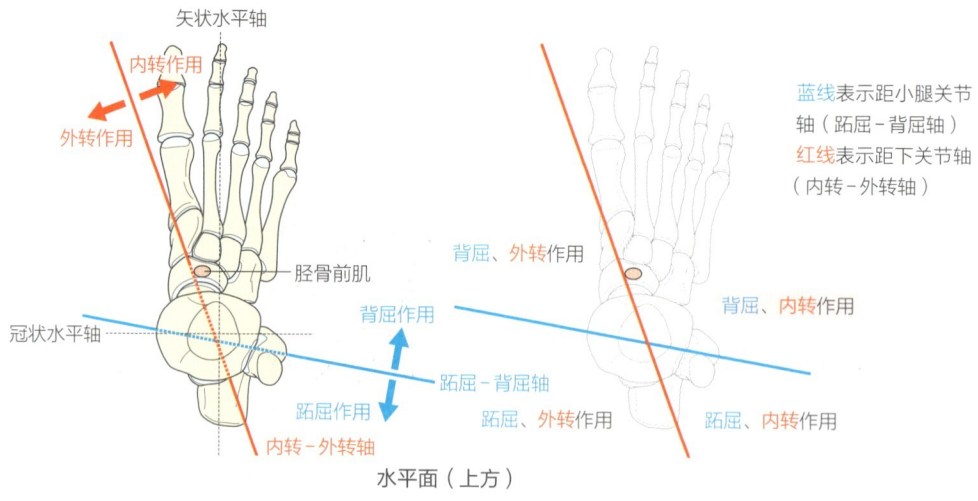

图3-3-4 蹈长伸肌的拉伸操作（足关节）

物理治疗师用右手使患者的距小腿关节完全跖屈（①-a），除了伴随着跖屈的内收外，握住患者足跟处的右手还要使患者距下关节外旋（①-b）。图②是蹈长伸肌的拉伸移行示意图。

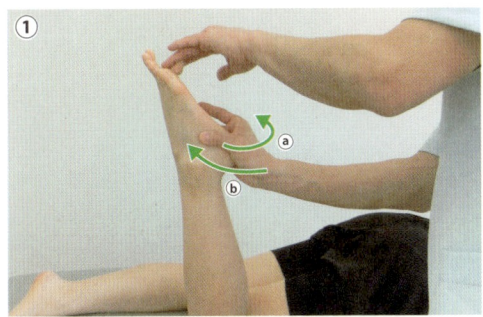

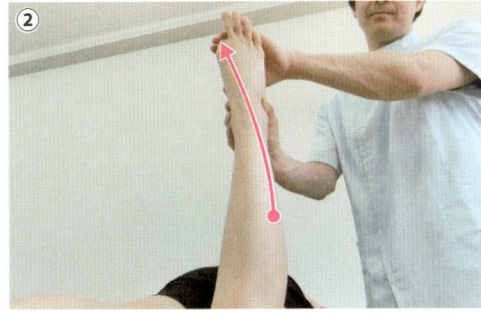

图3-3-5 蹈长伸肌的拉伸操作方向（※ 此为其他肢位状态下拍摄的示意图）

人们常认为，蹈长伸肌经过距下关节的内转-外转轴的内侧，所以需要内转（外翻）距下关节来拉伸蹈长伸肌。其实并不是这样，蹈长伸肌经过距下关节内转-外转轴的外侧，所以需要外转距下关节来拉伸蹈长伸肌。

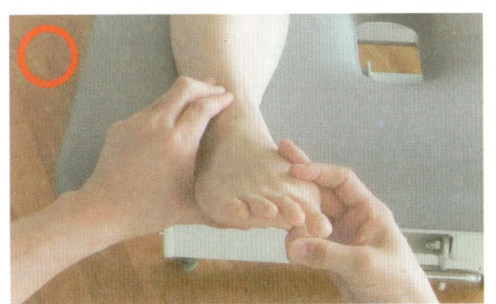

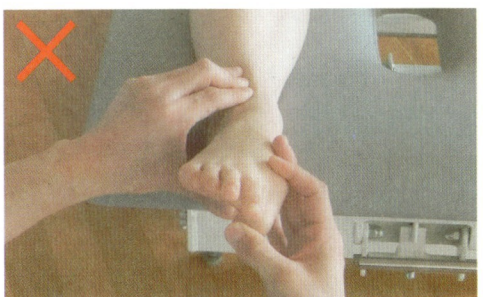

图3-3-6 蹈长伸肌的拉伸操作方向（蹈趾指节关节）

跖屈患者的距小腿关节，外转距下关节后，物理治疗师用右手依次屈曲患者蹈趾的MP关节、IP关节以拉伸蹈长伸肌（a）。

※b为其他肢位状态下拍摄的示意图，表示蹈趾屈曲时的具体状态。

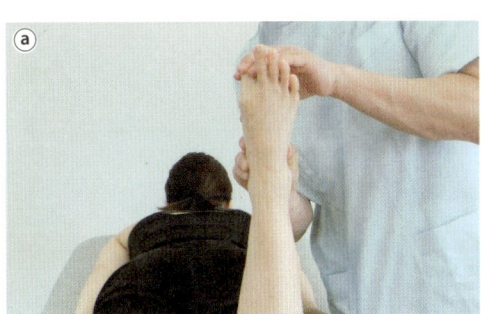

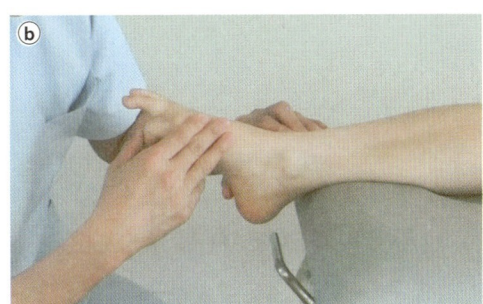

腓肠肌 *gastrocnemius*

起点	（内侧头）股骨内上髁	支配神经	胫神经
	（外侧头）股骨外上髁		
止点	跟骨结节	神经节	L4~S2

■技术要点

肌肉走向 与功能	■ 经过膝关节的屈曲–伸展轴的后方	▶ 可使膝关节屈曲
	■ 经过足关节的跖屈–背屈轴的后方	▶ 可使距小腿关节跖屈
	■ 经过足关节的内转–外转轴的内侧	▶ 可使距下关节外转

固定方法 要点	■ 足关节的背屈运动导致膝关节屈曲	▶ 可向伸展方向固定膝关节

拉伸操作 要点	■ 通过伸展膝关节，背屈、内转足关节来进行拉伸
	■ 进行拉伸操作时，向踝穴（ankle mortise：由胫骨与腓骨的下端构成）内侧按压距骨滑车，能够使腓肠肌得到更强的拉伸

其他 要点	■ 小腿三头肌原本就处于拉伸状态，所以在进行拉伸操作时一般腓肠肌先被拉伸

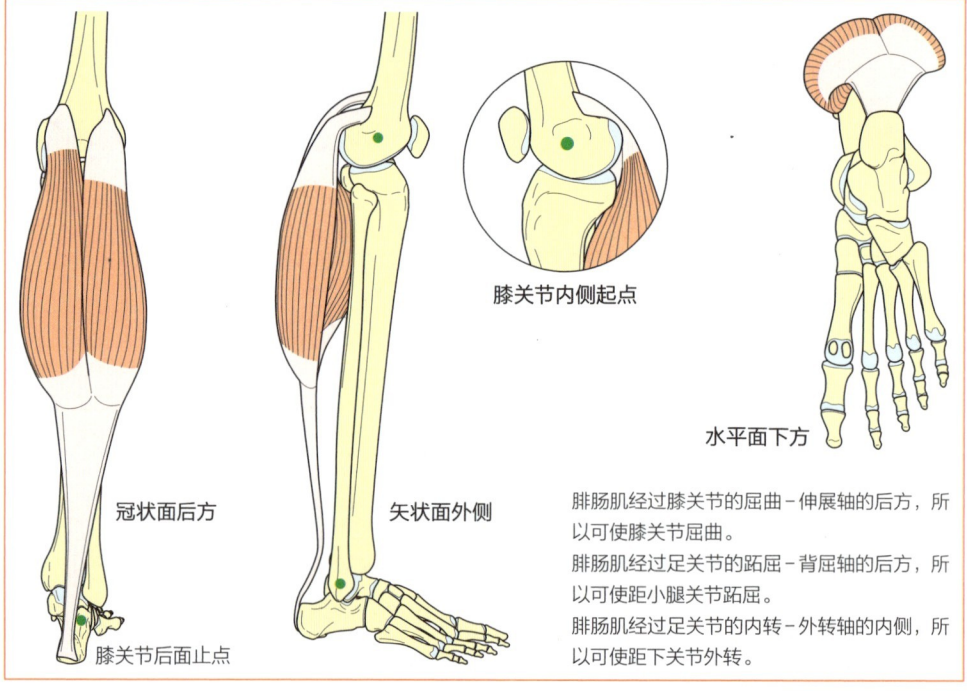

冠状面后方

膝关节后面止点

矢状面外侧

膝关节内侧起点

水平面下方

腓肠肌经过膝关节的屈曲–伸展轴的后方，所以可使膝关节屈曲。

腓肠肌经过足关节的跖屈–背屈轴的后方，所以可使距小腿关节跖屈。

腓肠肌经过足关节的内转–外转轴的内侧，所以可使距下关节外转。

图3-4-1 腓肠肌的拉伸——全身图

患者仰卧，伸展右膝关节。物理治疗师用左手从前方固定患者的小腿下端到足关节区域，用右手牢牢握住患者的跟骨部，将右前臂紧贴于患者的足前部。

物理治疗师灵活借助自己身体的重量，背屈、内转患者的足关节以拉伸腓肠肌。

下方图片中，物理治疗师虽然背对患者进行操作，但是在实际操作中，为了防止过度拉伸而使患者感到疼痛，物理治疗师要一边观察患者的反应一边进行拉伸操作。

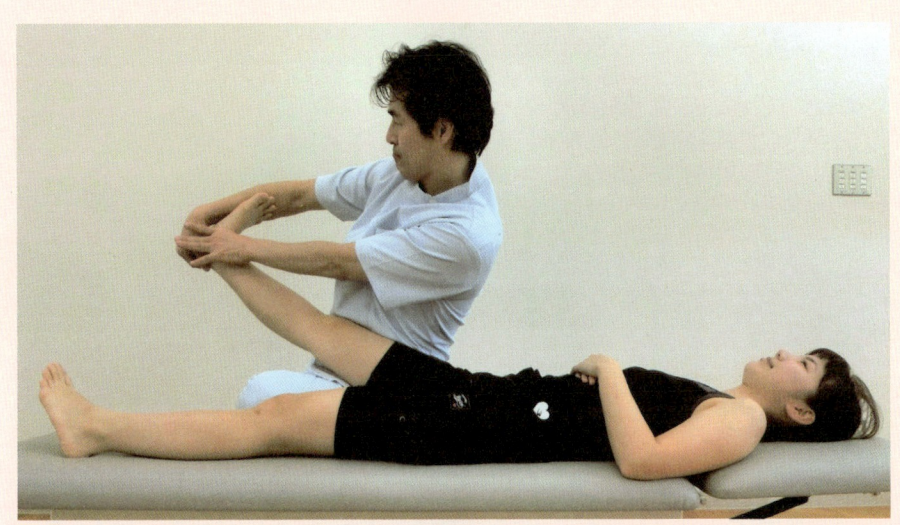

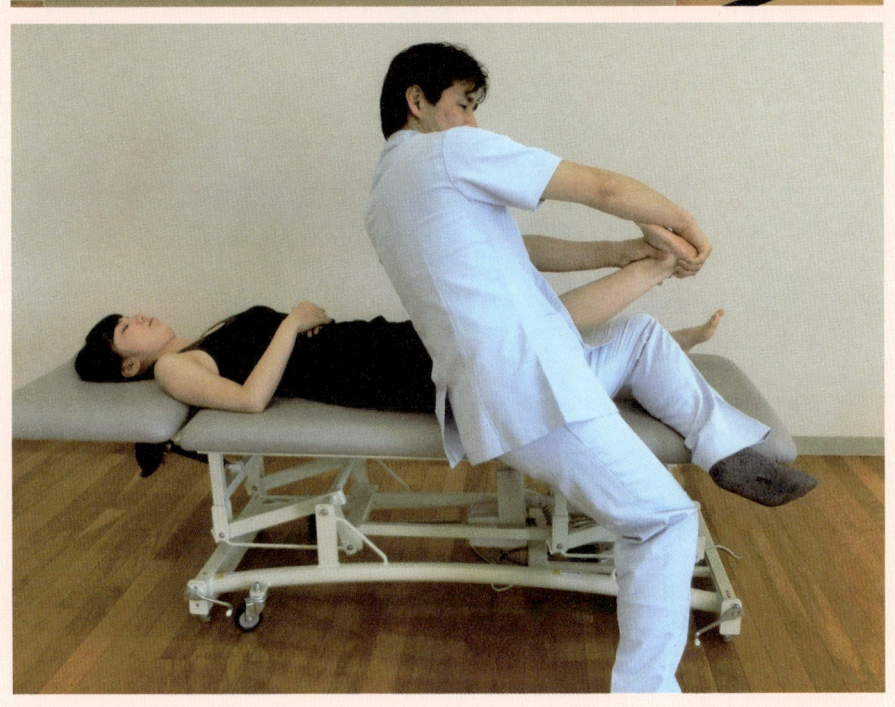

图3-4-2 腓肠肌的固定操作

患者仰卧，伸展右膝关节（a）。物理治疗师用左手从前方固定患者的小腿下端到足关节区域（b）。物理治疗师将腹部置于紧贴患者大腿下端的外侧，使患者的膝关节保持伸展（同时进行拉伸操作）并固定。如果患者的膝关节受损，患者会感到疼痛，此时一定要注意不要按压患者的髌骨部分。

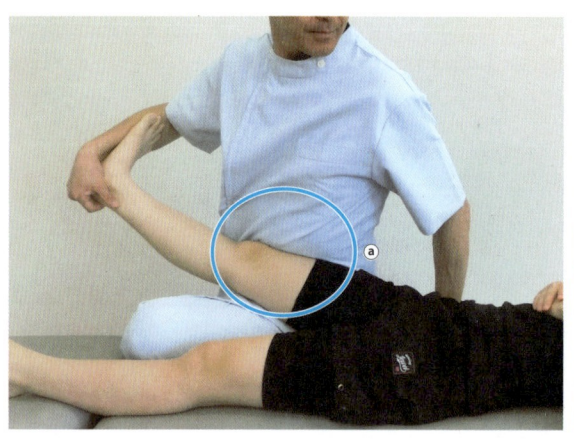
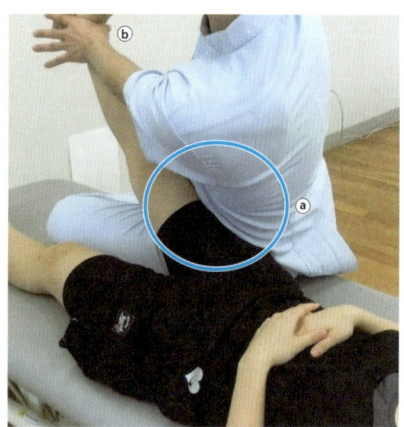

图3-4-3 运动学角度的足关节中腓肠肌的作用

腓肠肌经过距小腿关节跖屈−背屈轴的后方，向上方牵拉，可使足关节跖屈；也经过距下关节的内转−外转轴的内侧，向上方牵拉，可使足关节外转。因此，物理治疗师在进行拉伸操作时还需要进行足关节的背屈操作和内转操作。

※ 由于腓肠肌经过矢状水平轴，因此也有些资料认为其不具有内转、外转的作用，但是实际上距下关节的内转−外转轴并不是矢状水平轴，因此腓肠肌经过内转−外转轴的稍内侧，可使距下关节外转。

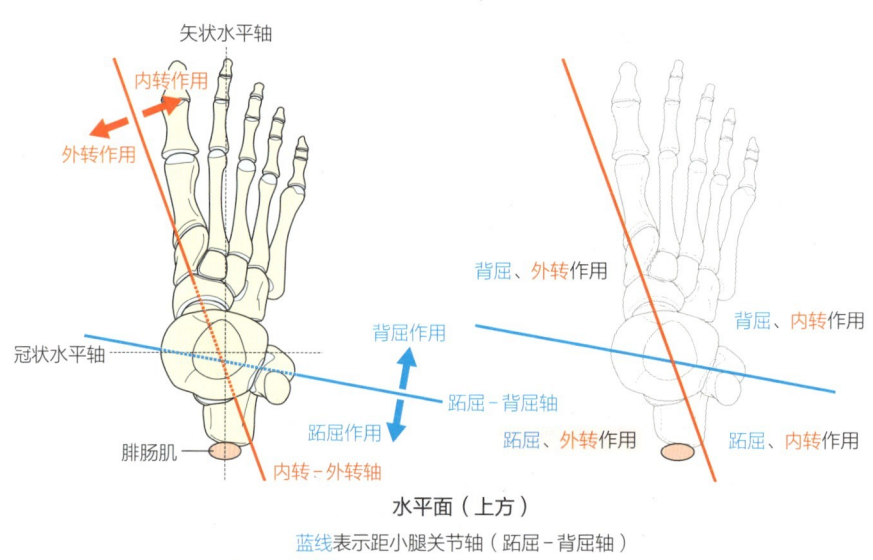

水平面（上方）

蓝线表示距小腿关节轴（跖屈−背屈轴）

红线表示距下关节轴（内转−外转轴）

图3-4-4　腓肠肌的拉伸操作（1）：足跟的握法

物理治疗师将右手鱼际紧贴于患者的右足跟内侧，物理治疗师右手的中指到小指的3根手指牢牢握住患者的右足跟外侧。

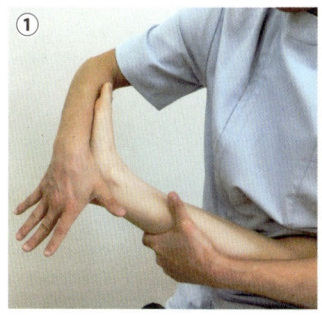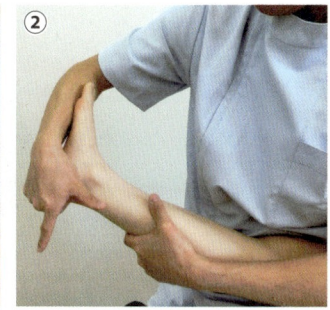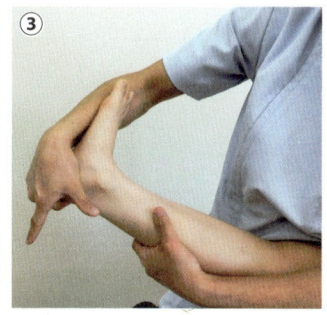

图3-4-5　腓肠肌的拉伸操作（2）：足跟的具体握法

物理治疗师将右手鱼际紧贴于患者足跟内侧，保持其位置不变对于引起拉伸操作的内转是很重要的（①②）。

物理治疗师将右手鱼际贴于患者的足跟内侧后，中指到小指的3根手指的指腹牢牢握住足跟外侧（③）。此时，尝试将足跟向下端牵拉，以确保这种握法能够将足跟牢牢固定。

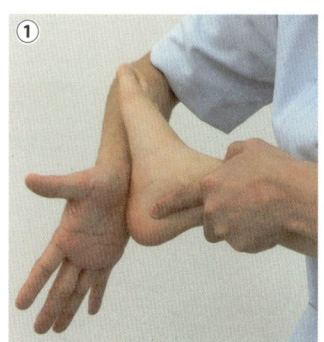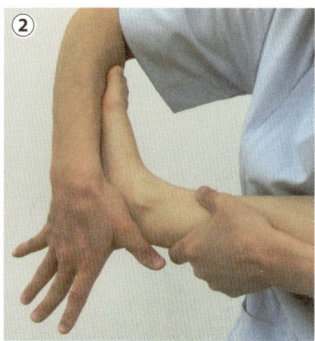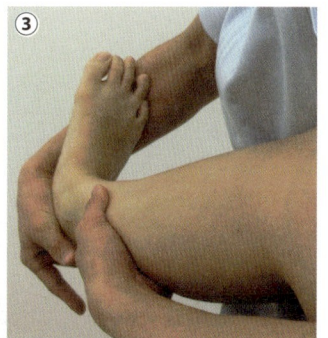

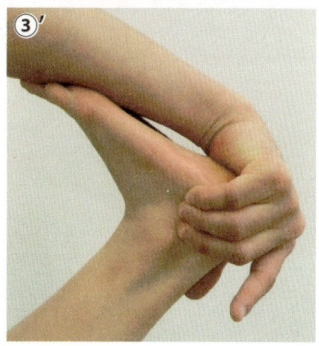

图3-4-6 腓肠肌的拉伸操作（3）：右前臂姿势

如图3-4-5所示，握住患者的足跟后，物理治疗师的右手腕关节掌屈、尺偏，右前臂紧贴于患者足前部足底，沿着虚线从后内方向前外方斜向拉伸（左图〇）。

物理治疗师握住患者足跟的右手内转患者的距下关节，贴于患者足前部的右前臂内转（物理治疗师的右前臂脱离患者的踇趾球，贴于患者足前部足底的外侧）。

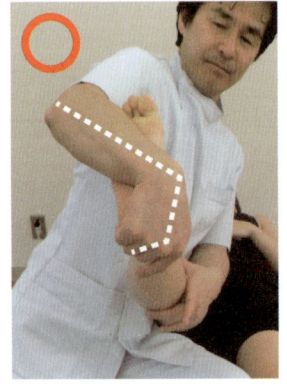
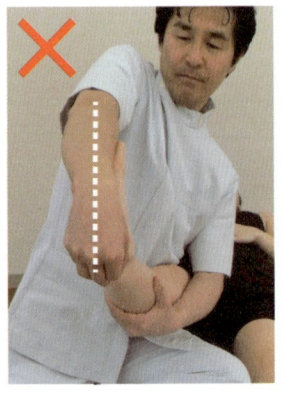

因为物理治疗师的右前臂容易沿着患者的足部长轴握住足跟（见右图✕），如果这样单纯地沿着矢状面进行背屈操作，可能会导致距下关节很难内转（外展），请一定要注意。

图3-4-7 腓肠肌的拉伸操作（4）：足关节的背屈操作

物理治疗师借助身体的力量而非自身手腕的力量使患者的足关节背屈，此时物理治疗师要背向患者进行操作。

如果物理治疗师面向患者进行操作，就无法充分借助身体的力量来保持患者左膝伸展，而只能用左手来保持。这样会给物理治疗师的右上肢施加神经牵拉压力，请尽量不要使用此操作方法。

物理治疗师在确认患者的状况时，保持身体不动，转头看向患者即可。

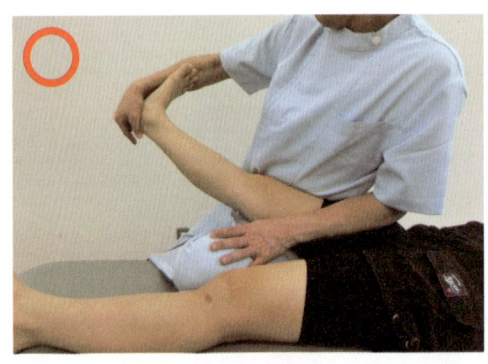
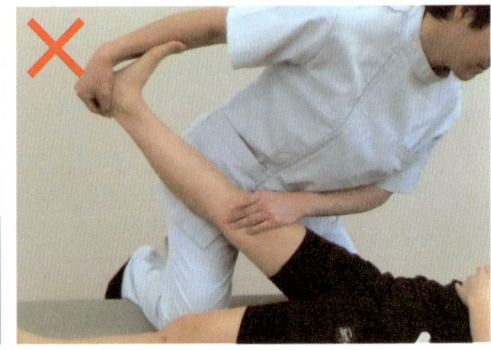

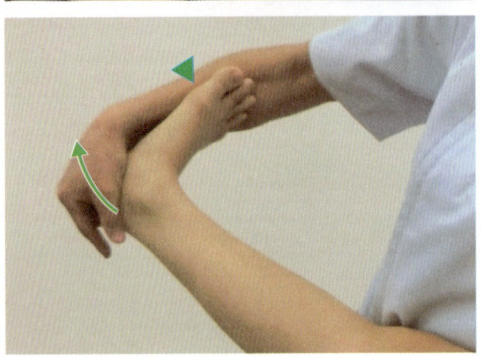
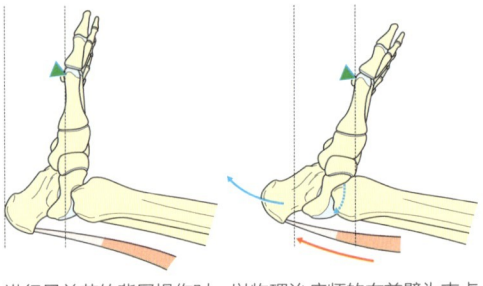

进行足关节的背屈操作时，以物理治疗师的右前臂为支点向下端牵拉跟骨，而不是用物理治疗师的右前臂抬起患者的足前部来进行操作。

图3-4-8 腓肠肌的拉伸操作（5）：按压距骨后方操作①——全身图

当距骨滑车相对于由胫骨与腓骨的下端构成的踝关节向后方移动时，物理治疗师进行足关节的背屈操作。

因此，进行背屈操作时，物理治疗师用左手向后推动患者的距骨能够增强患者腓肠肌的拉伸感。

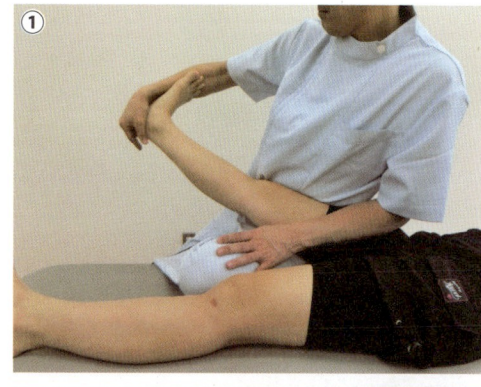

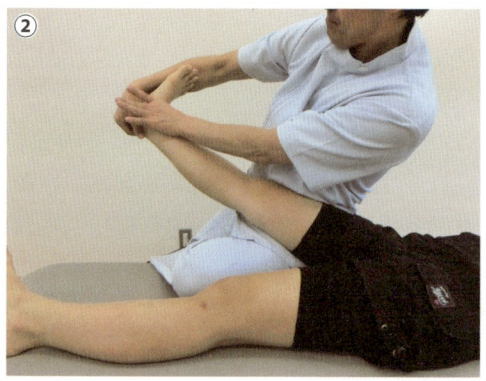
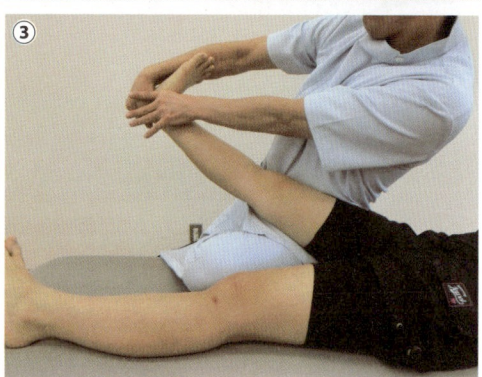

图3-4-9 腓肠肌的拉伸操作（6）：按压距骨后方操作②——手的位置

物理治疗师将左手的拇指和食指之间的部位放置于患者足关节前约一指处（距骨颈至距骨头），为向后推动距骨做准备。

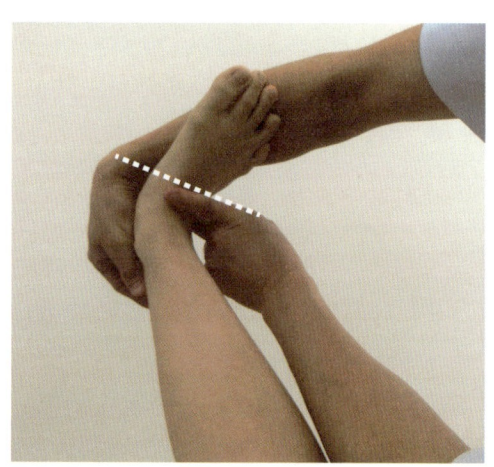
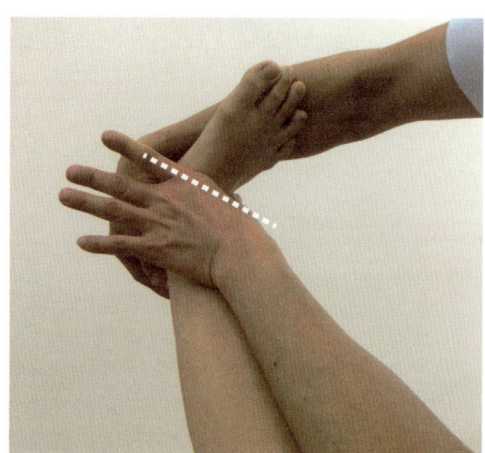

图3-4-10　腓肠肌的拉伸操作（7）：按压距骨后方操作③

物理治疗师的左手按图3-4-9所示的位置放置（①），掌屈、尺偏（掷飞镖的手势）左手腕关节，配合右手的拉伸操作以引导距骨向后方移动（②）。

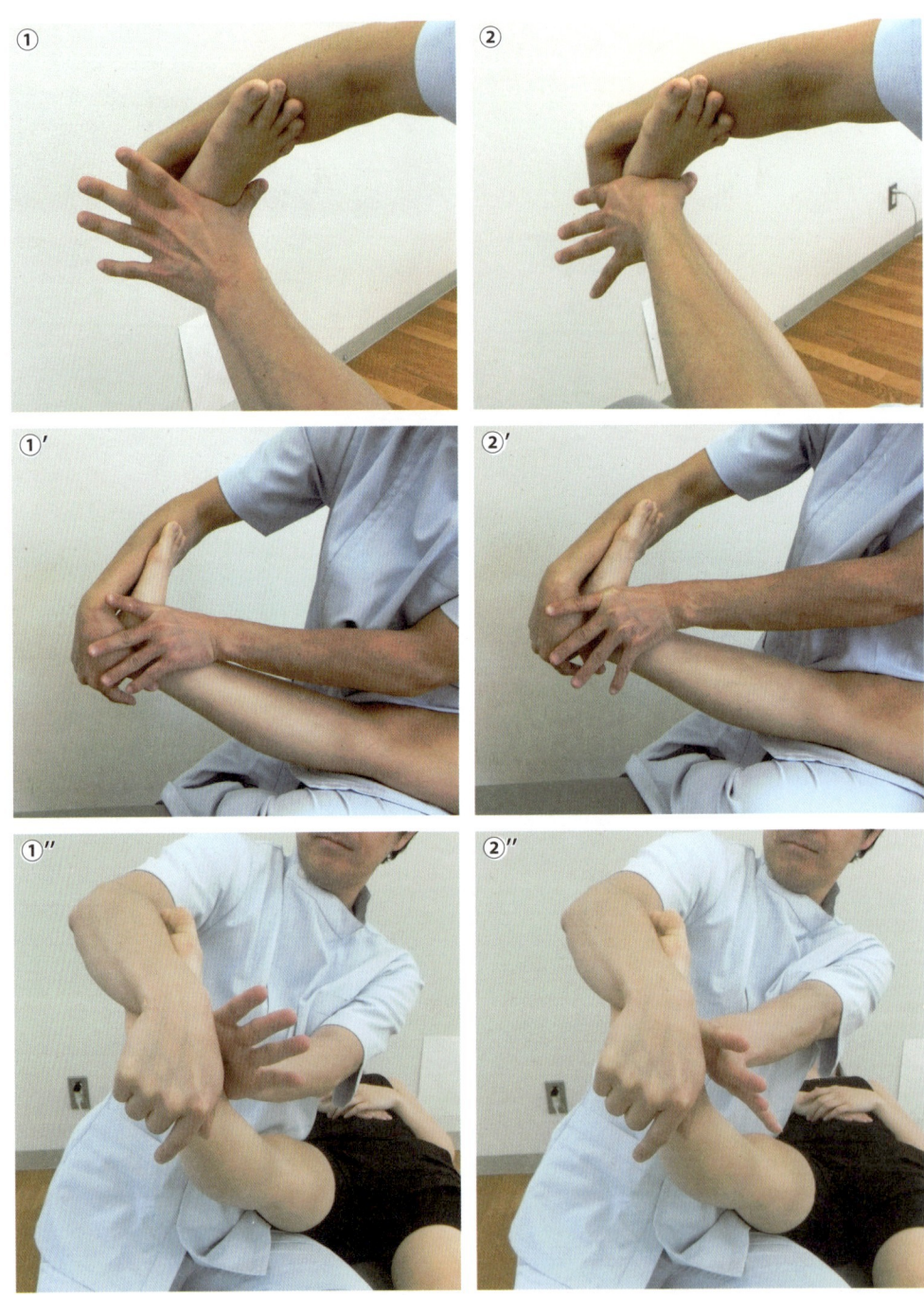

内翻应力测试（varus stress test）

从冠状面来看，外侧副韧带位于股骨外侧，所以具有抑制内翻的作用；从矢状面来看，外侧副韧带从前向后移动，所以具有抑制向后方牵引的作用（经过屈曲－伸展轴的后方，所以可抑制其伸展）；从水平面来看，外侧副韧带经过内旋－外旋轴的外侧，向后方下端移动，所以可抑制其外旋。因此，内翻应力测试不仅要使外侧副韧带内翻，还要使其外旋以及从外侧向后方牵引。

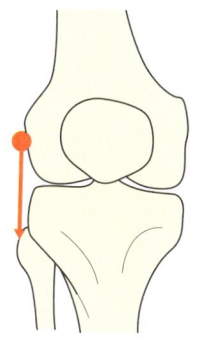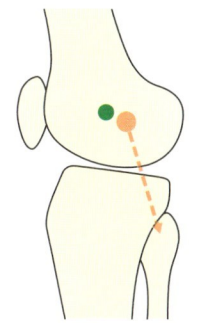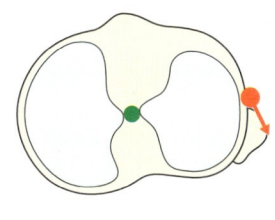

▶ 固定内翻应力的方向

通常情况下，对膝关节进行内翻应力测试时，为了使其他韧带都处于紧张状态，会轻度屈曲膝关节（a）。如果没有充分固定大腿，外侧副韧带的内翻应力就会使髋关节外旋（b）。因此，物理治疗师一定要牢牢握住患者的大腿并向髋关节内旋的方向固定，以充分抑制内翻应力（c）。

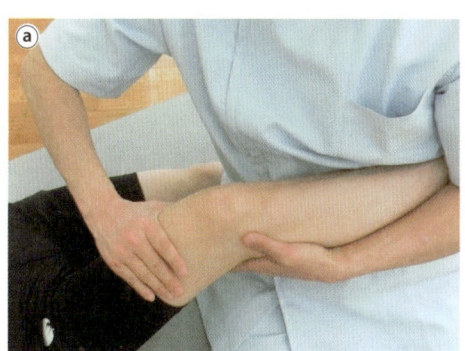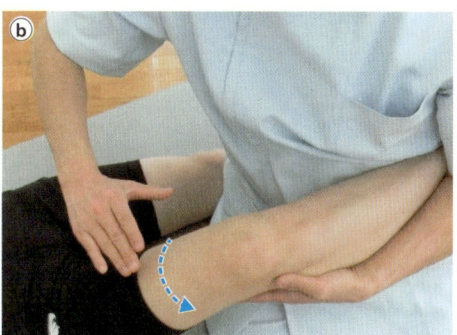

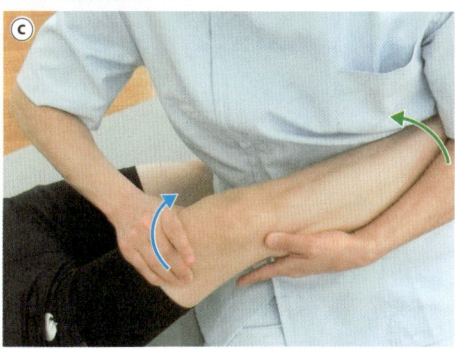

比目鱼肌 *soleus*

起点	腓骨头到腓骨后面以及胫骨比目鱼肌线	支配神经	胫神经
止点	与腓肠肌的肌腱一起合成跟腱，止于跟骨结节	神经节	L4~S2

■技术要点

肌肉走向 与功能	■ 经过足关节的跖屈－背屈轴的后方	▶ 可使距小腿关节跖屈
	■ 经过足关节的内转－外转轴的内侧	▶ 可使距下关节外转

固定方 法要点	■ 背屈足关节，使膝关节伸展	▶ 可在防止伸展的方向固定膝关节

拉伸操作 要点	■ 通过背屈、内转足关节来进行拉伸	
	■ 进行拉伸操作时，向踝穴内侧按压距骨滑车，能够使比目鱼肌得到更强的拉伸	

其他 要点	■ 比目鱼肌与腓肠肌共同构成小腿三头肌。腓肠肌是跨越膝关节和足关节的双关节肌，为了避免在进行操作的过程中腓肠肌首先被拉伸，要先屈曲膝关节以使腓肠肌舒张

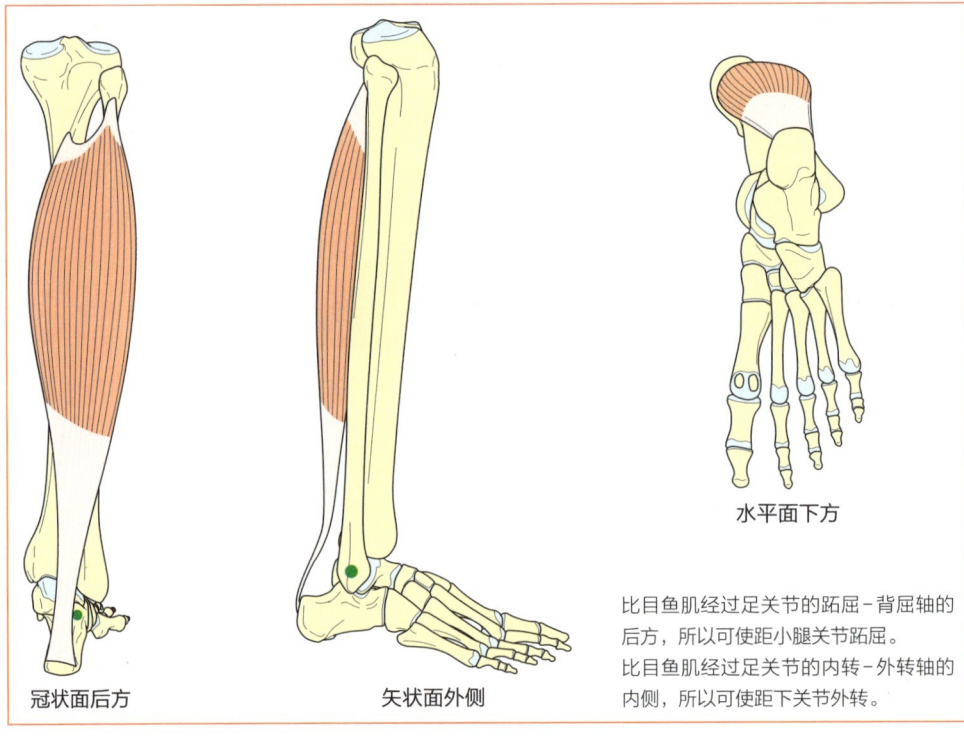

冠状面后方

矢状面外侧

水平面下方

比目鱼肌经过足关节的跖屈－背屈轴的后方，所以可使距小腿关节跖屈。
比目鱼肌经过足关节的内转－外转轴的内侧，所以可使距下关节外转。

图3-5-1　比目鱼肌的拉伸——全身图

患者仰卧，屈曲右膝关节。物理治疗师用左腋窝夹住患者的右大腿下端，左手从前方固定患者的右小腿下端到足关节部位。

物理治疗师用右手牢牢握住患者的跟骨，将右前臂紧贴于患者的足前部底部，灵活借助自己身体的重量，背屈、内转患者的足关节以拉伸比目鱼肌。

下方图片中，物理治疗师虽然背对患者进行操作，但是在实际操作中，为了防止过度拉伸而使患者感到疼痛，物理治疗师要一边观察患者的反应一边进行拉伸操作。

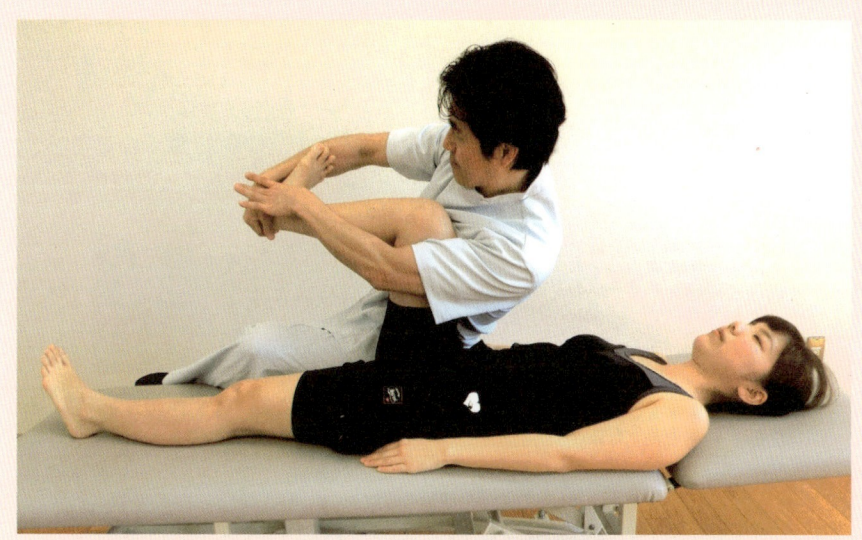

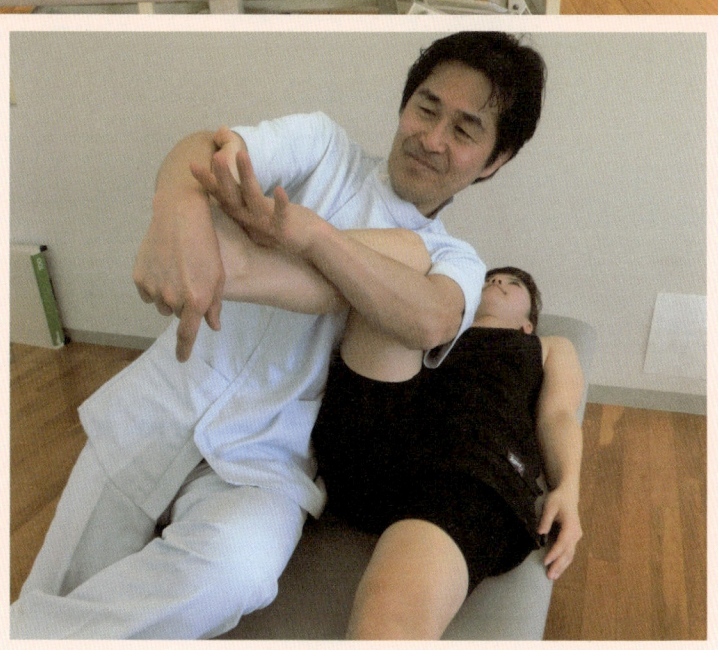

图3-5-2　比目鱼肌的固定操作

患者仰卧，屈曲右膝关节。物理治疗师用左腋窝夹住患者的右大腿下端并固定，防止在进行拉伸操作时患者的足关节背屈而导致其小腿向上方（头部）移动。在背屈足关节时，物理治疗师同时向屈曲方向引导膝关节以防止膝关节伸展。

另外，这样也可以防止内旋操作过程中小腿内倾（大腿水平内收和外旋）。

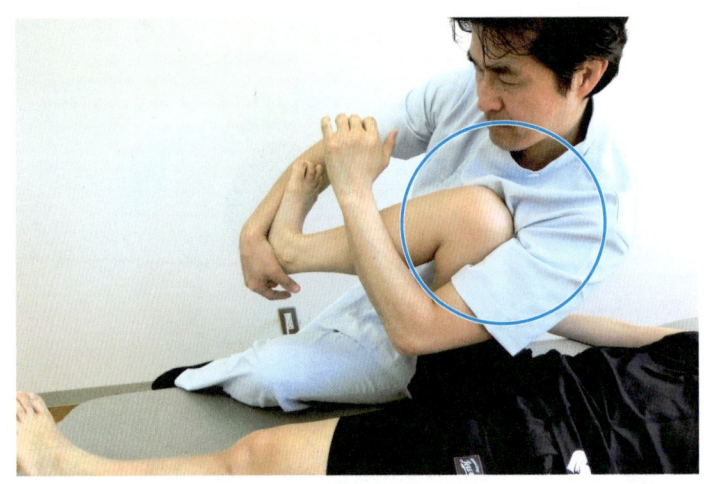

图3-5-3　运动学角度的足关节中比目鱼肌的作用

比目鱼肌与腓肠肌相同，经过距小腿关节跖屈－背屈轴的后方，向上方牵拉，所以可使足关节跖屈；也经过距下关节的内转－外转轴的内侧，向上方牵拉，所以可使足关节外转。因此，物理治疗师在进行拉伸操作时还需要进行足关节的背屈操作和内转操作。

※ 由于比目鱼肌经过矢状水平轴，因此也有些资料认为其不具有内转、外转的作用，但是实际上距下关节的内转－外转轴并不是矢状水平轴，因此比目鱼肌经过内转－外转轴的稍内侧，可使其外转。

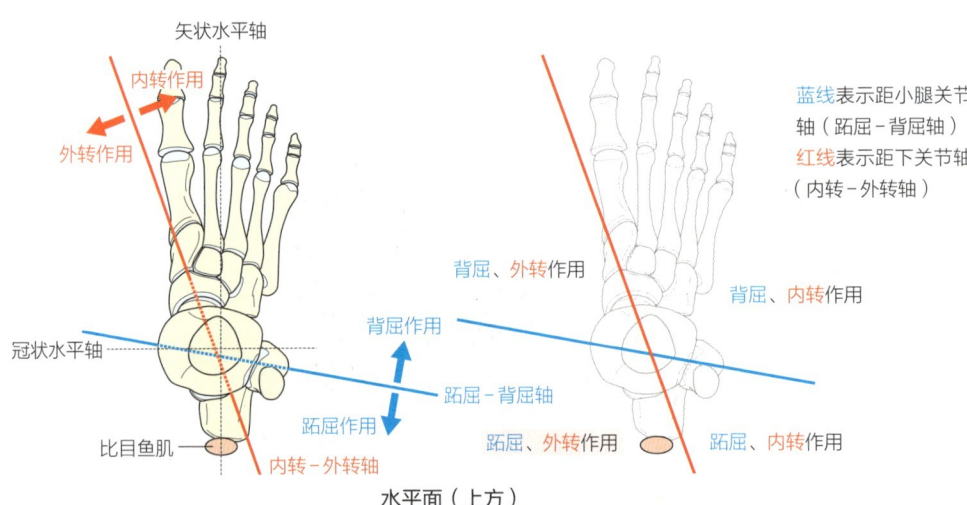

水平面（上方）

图3-5-4　比目鱼肌的拉伸操作（1）：足跟的握法

物理治疗师的右手鱼际紧贴患者足跟内侧，保持其位置不变对于引起拉伸操作的内转是很重要的（①②）。

右手鱼际贴于患者的足跟内侧后，中指到小指的3根手指的指腹牢牢握住患者的足跟外侧（③）。此时，物理治疗师尝试将患者的足跟向下端牵拉，以确保这种握法能够将足跟牢牢固定。

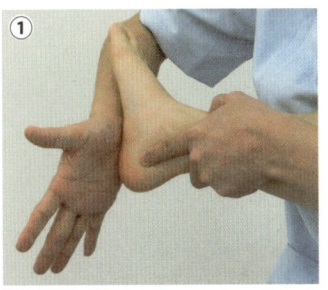
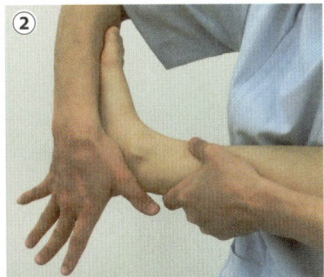
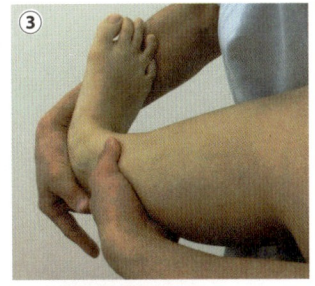

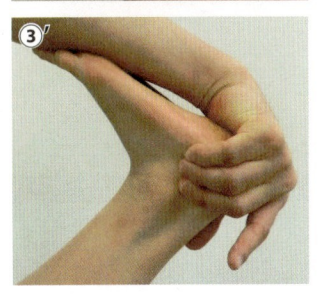

图3-5-5　比目鱼肌的拉伸操作（2）：右前臂姿势

如图3-5-4所示，握住患者的足跟后，物理治疗师的右手腕关节掌屈、尺偏，右前臂紧贴患者的足前部足底，沿着虚线从后内方向前外方斜向拉伸（见左图〇）。

物理治疗师握住患者足跟的右手内转患者的距下关节，贴于患者足前部的右前臂内转（物理治疗师的右前臂脱离患者的跚趾球，贴于患者足前部足底的外侧）。

因为物理治疗师的前臂容易沿着患者的足部长轴握住足跟（见右图✕），如果这样单纯地沿着矢状面进行背屈操作，可能会导致距下关节很难内转（外展），请一定要注意。

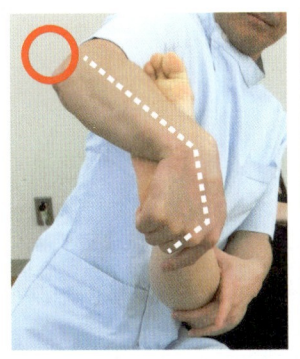
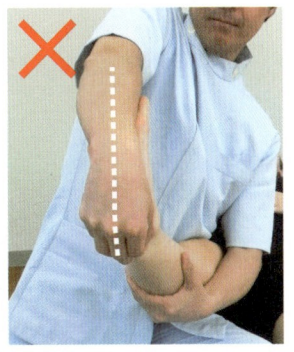

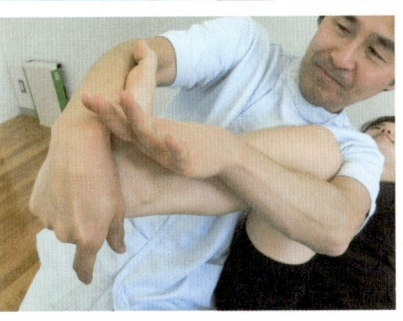

图3-5-6 比目鱼肌的拉伸操作（3）：足关节的背屈操作

足关节的背屈操作是指以物理治疗师的前臂为支点向下端牵拉跟骨，而不是用物理治疗师的前臂抬起患者的足前部进行操作。

当距骨滑车相对于由胫骨与腓骨的下端构成的踝关节向后方移动时，物理治疗师进行足关节的背屈操作。

进行背屈操作时，物理治疗师用左手拇指向后推动患者的距骨能够增强患者腓肠肌的拉伸感。

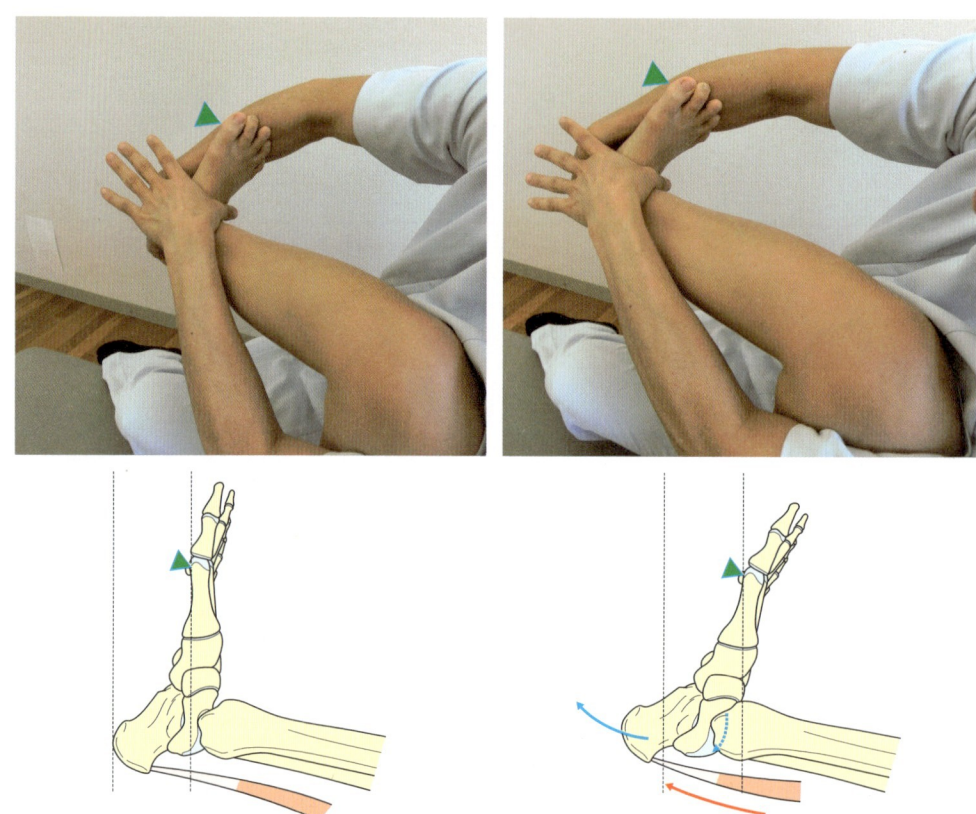

进行足关节的背屈操作时，以物理治疗师的前臂为支点向下端牵拉跟骨，而不是用物理治疗师的前臂抬起患者的足前部进行操作。

专栏

外翻应力测试（valgus stress test）

　　从冠状面来看，内侧副韧带位于股骨内侧，所以具有抑制外翻的作用；从矢状面来看，内侧副韧带从后向前方移动，所以具有抑制向前方牵引的作用（经过屈曲–伸展轴的后方，所以可抑制其伸展）；从水平面来看，内侧副韧带经过内旋–外旋轴的内侧，向后方下端移动，所以可抑制其外旋。因此，外翻应力测试不仅要使内侧副韧带外翻，还要使其外旋以及从内侧向前方牵引。

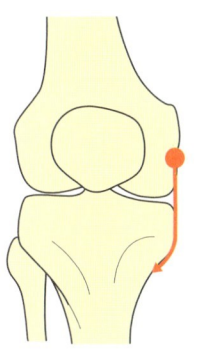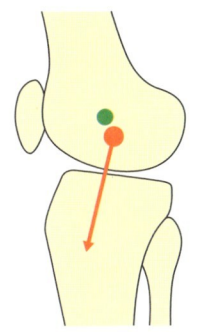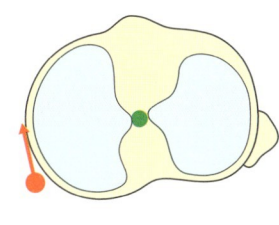

▶外翻应力测试的固定方向

　　通常情况下，对膝关节进行外翻应力测试时，为了使其他韧带都处于紧张状态，会轻度屈曲膝关节（a）。如果没有充分固定大腿，膝关节的外翻应力就会使髋关节内旋（b）。因此，物理治疗师一定要牢牢握住患者的大腿并向髋关节外旋的方向固定，以充分抑制外翻应力（c）。

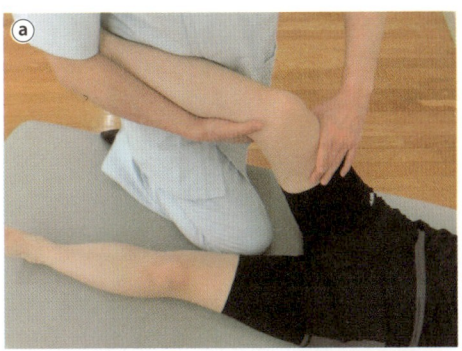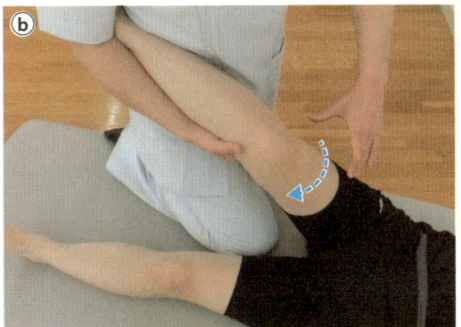

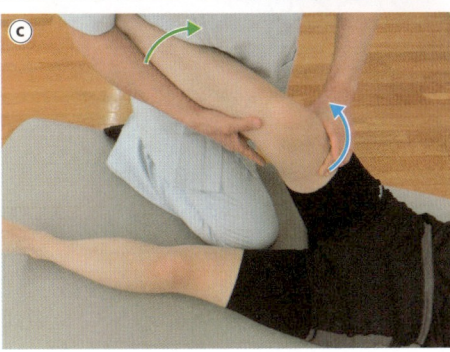

胫骨后肌 tibialis posterior

起点	小腿骨间膜的后面的上半部及胫骨和腓骨的骨间膜侧	支配神经	胫神经
止点	主要止于舟骨粗隆和内侧楔骨（一部分纤维延伸至足底、中间楔骨、外侧楔骨以及骰骨的底部）	神经节	L5~S2

■技术要点

肌肉走向与功能	■ 经过足关节的内转－外转轴的内侧	▶ 可使距下关节外转
	■ 经过足关节的跖屈－背屈轴的后方	▶ 可使距小腿关节跖屈

固定方法要点	■ 背屈足关节，使小腿后倾	▶ 可固定小腿以防止其后倾

拉伸操作要点	■ 通过背屈、内转足关节来进行拉伸，以内转操作为主

其他要点	■ 先屈曲膝关节，使腓肠肌舒张

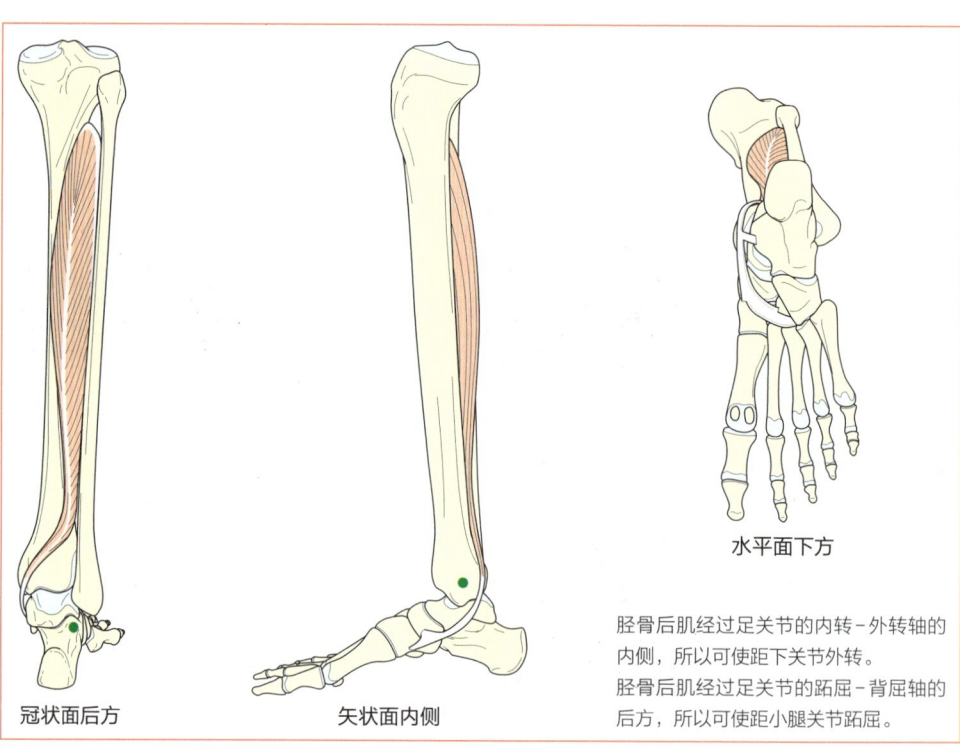

冠状面后方　　　　　　矢状面内侧　　　　　　水平面下方

胫骨后肌经过足关节的内转－外转轴的内侧，所以可使距下关节外转。
胫骨后肌经过足关节的跖屈－背屈轴的后方，所以可使距小腿关节跖屈。

图3-6-1 胫骨后肌的拉伸——全身图

患者俯卧。首先，物理治疗师屈曲患者的右膝关节，使腓肠肌（跨越膝关节和足关节的双关节肌）舒张。

物理治疗师用右手拇指向患者胫骨后肌肌腹部的上端适度按压并固定，用左手握住患者的右脚，背屈、内转患者的足关节以进行拉伸。

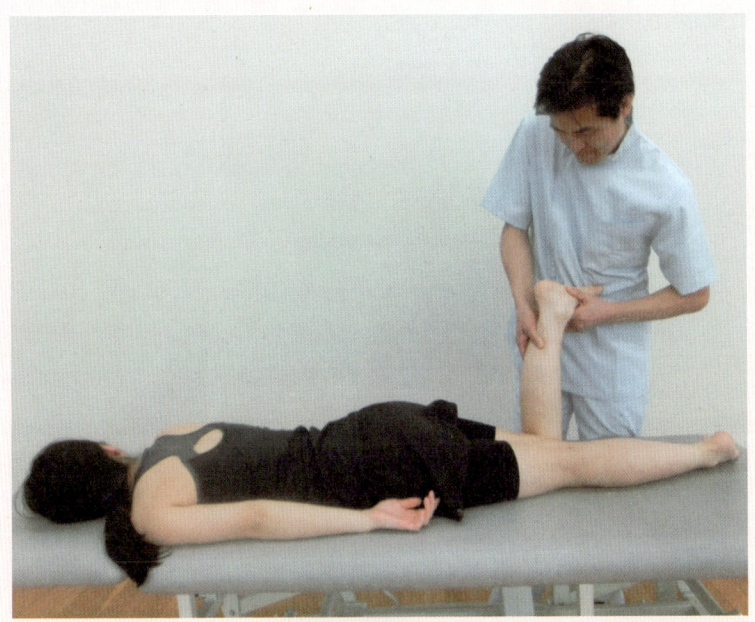

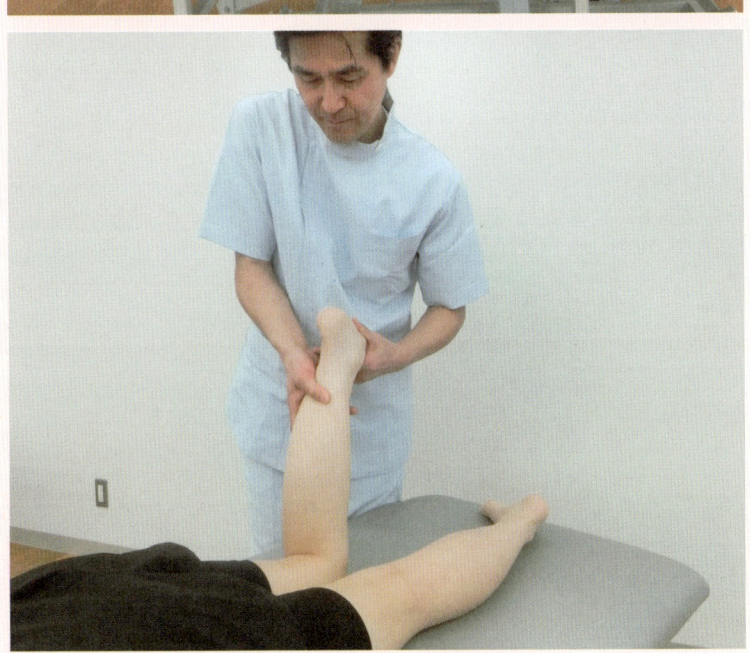

图3-6-2　胫骨后肌的固定操作：触诊以及肌腹固定

患者俯卧，屈曲右膝关节，使腓肠肌舒张。

物理治疗师触诊胫骨后肌，确认肌肉的走向和肌腹的位置（①）；用右手拇指握住胫骨后肌的肌腹部（②），沿着肌肉的走向，将其固定于肌腹部的上端（起点）（③）。

此时，为了确保已牢牢握住患者的肌腹部，并且不会使患者感到疼痛，物理治疗师需要使肌腹向上端移动。由于胫骨后肌比比目鱼肌的位置更深，所以在进行固定时物理治疗师要向"深处"握持，而非"大力"握持患者的肌腹部。

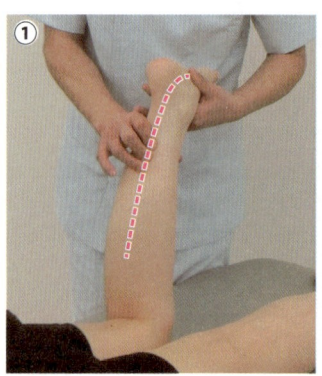
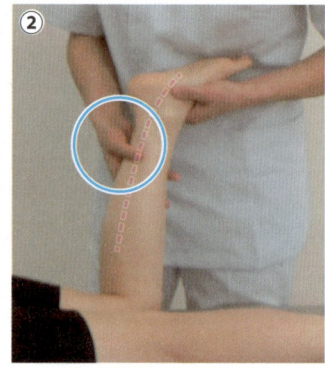
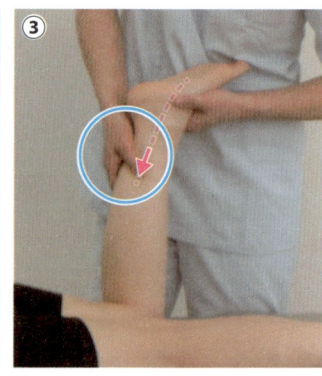

图3-6-3　运动学角度的足关节中胫骨后肌的作用

胫骨后肌经过距小腿关节跖屈－背屈轴的后方，向上方牵拉，所以可使足关节跖屈；也经过距下关节的内转－外转轴的内侧，向上方牵拉，所以可使足关节外转。因此，物理治疗师在进行拉伸操作时还需要进行足关节的背屈操作和内转操作。

但是，胫骨后肌距跖屈－背屈轴很近，距内转－外转轴有一定的距离，所以在进行拉伸操作时要重点进行内转操作而不是背屈操作。

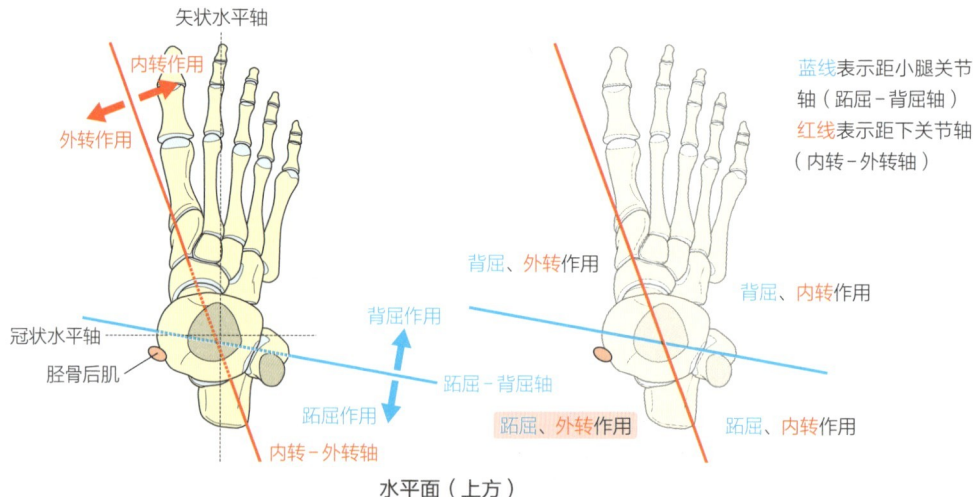

水平面（上方）

图3-6-4　胫骨后肌的拉伸操作

物理治疗师用右手拇指握住患者的肌腹部，使其向上端移动并固定（固定操作和拉伸操作同时进行）；将左手拇指放在舟骨结节（肌肉止点之一）周围。

物理治疗师用左右拇指向三维方向拉伸（①→②），左手拇指背屈患者的距小腿关节，内转距下关节，同时使足部（特别是跗横关节）外展，脚尖朝外。

物理治疗师用左手中指到小指握住患者的脚背，随着足关节背屈，将患者的距骨向后推入踝穴中（①′→②′）。

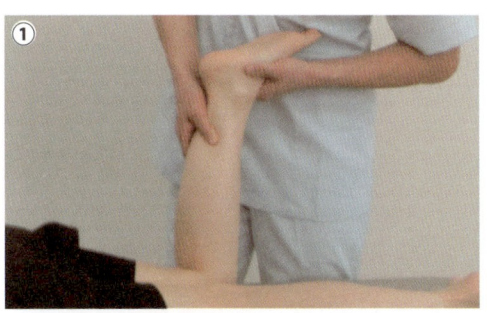 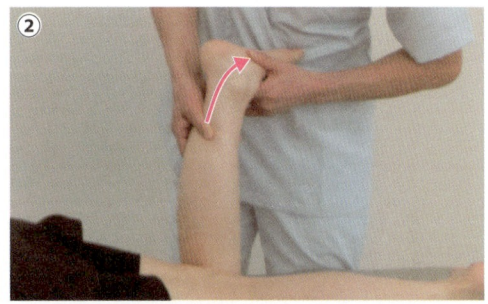

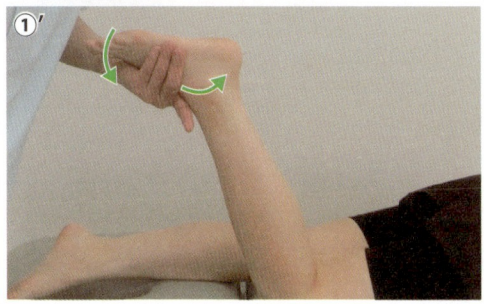 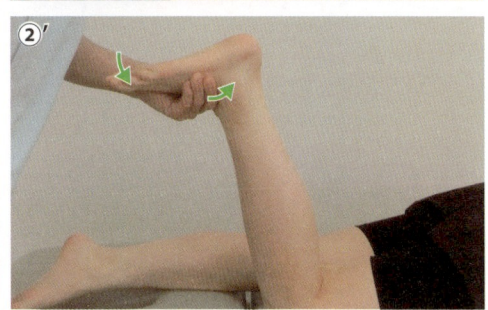

图3-6-5　胫骨后肌的错误拉伸操作：主要通过背屈操作进行拉伸

如果患者的足关节过度背屈（①→②），比目鱼肌则会受到拉伸。在这种情况下，比目鱼肌的拉伸会导致物理治疗师难以用右手拇指牢牢固定被拉伸的胫骨后肌的肌腹部。

因此，物理治疗师要使患者的足关节适度屈曲，从而牢牢固定患者胫骨后肌的肌腹部，并且最好通过对患者距下关节的外转操作以及足部的外展操作来进行拉伸。

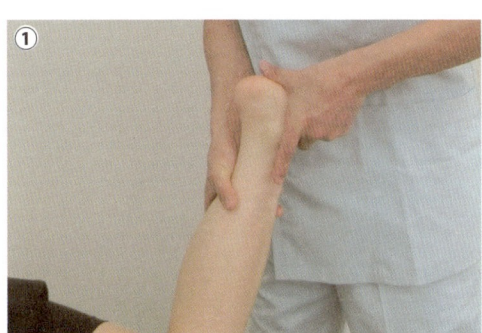 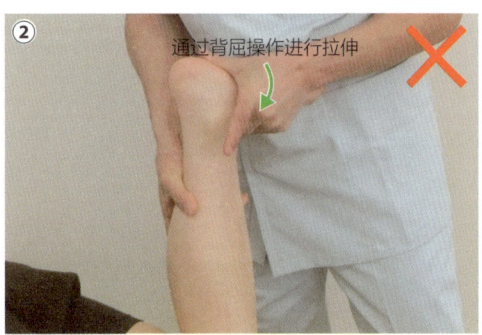

趾长屈肌 flexor digitorum longus muscle

起点	胫骨后面		支配神经	胫神经
止点	贯穿趾短屈肌腱裂孔的第 2~5 趾远节趾骨底		神经节	L5~S2

■技术要点

肌肉走向与功能	■ 经过足关节的内转−外转轴的内侧	▶ 可使距下关节外转
	■ 经过足关节的跖屈−背屈轴的后方	▶ 可使距小腿关节跖屈
	■ 经过足部底侧	▶ 可使足部保持纵弓
	■ 经过第 2~5 趾的跖趾关节、近端趾骨间关节、远端趾骨间关节的底侧	▶ 可使足趾各关节屈曲
固定方法法要点	■ 背屈距小腿关节，使膝关节伸展	▶ 可固定膝关节以防止其屈曲
	■ 内转距下关节，使小腿外倾	▶ 可固定髋关节以防止其外旋
拉伸操作要点	■ 通过背屈、内转足关节来进行拉伸，以内转操作为主	
	■ 伸展第 2~5 趾的跖趾关节、近端趾骨间关节、远端趾骨间关节	
其他要点	■ 屈曲膝关节，使腓肠肌舒张	

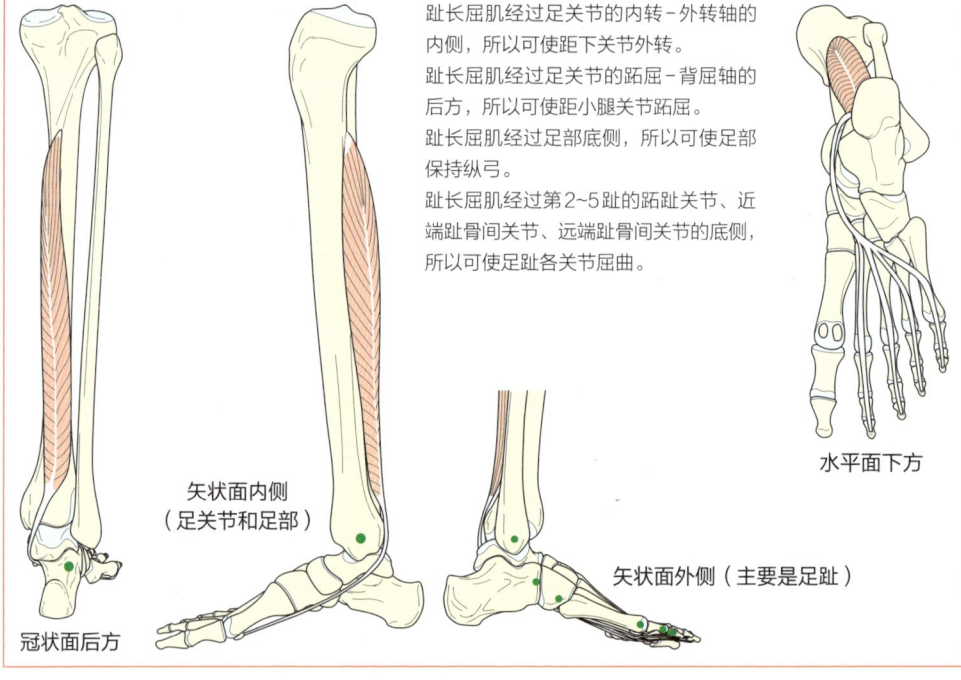

趾长屈肌经过足关节的内转−外转轴的内侧，所以可使距下关节外转。
趾长屈肌经过足关节的跖屈−背屈轴的后方，所以可使距小腿关节跖屈。
趾长屈肌经过足部底侧，所以可使足部保持纵弓。
趾长屈肌经过第 2~5 趾的跖趾关节、近端趾骨间关节、远端趾骨间关节的底侧，所以可使足趾各关节屈曲。

矢状面内侧
（足关节和足部）

水平面下方

矢状面外侧（主要是足趾）

冠状面后方

图 3-7-1　趾长屈肌的拉伸——全身图

患者俯卧，首先，物理治疗师屈曲患者的右膝关节，使腓肠肌（跨越膝关节和足关节的双关节肌）舒张。

然后，物理治疗师用右手握住患者的足中部，将左手拇指贴于患者第2~5趾的足底侧；用右手内转、背屈患者的足关节，同时使膝关节屈曲、内倾（髋关节外旋）。

最后，物理治疗师依次伸展患者第2~5趾的跖趾关节、近端趾骨间关节、远端趾骨间关节以拉伸趾长屈肌。

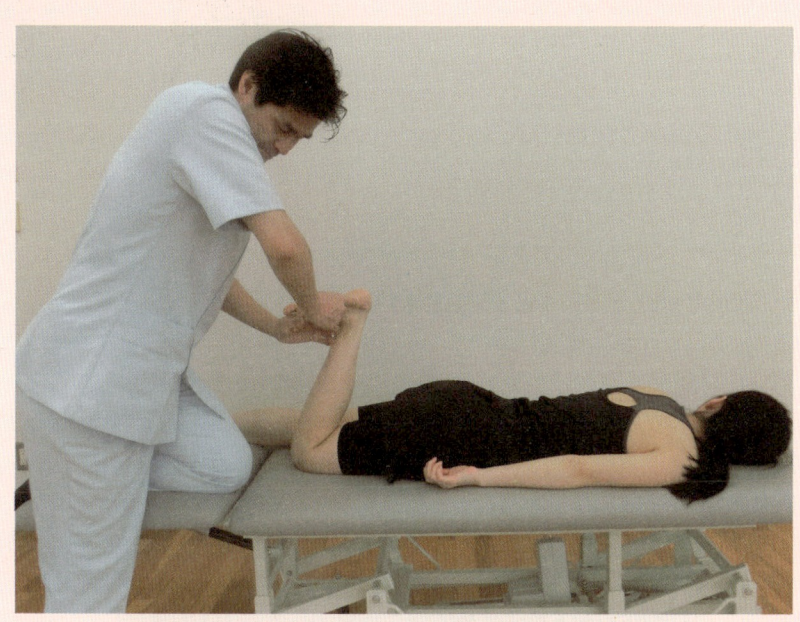

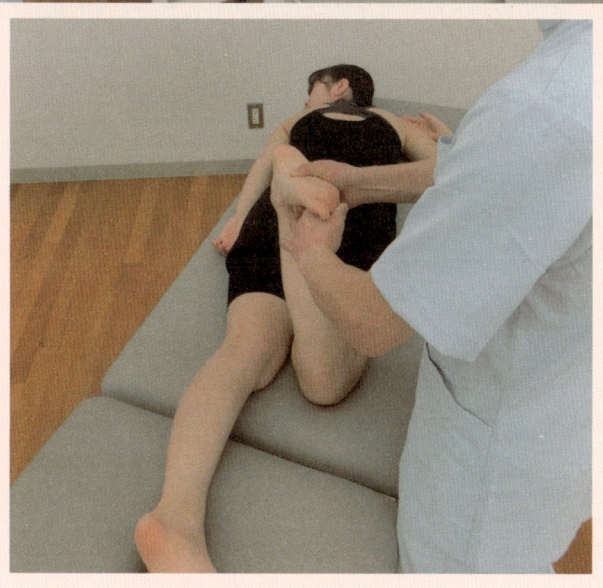

图3-7-2　趾长屈肌的固定操作

患者俯卧，屈曲右膝关节。在拉伸操作过程中，物理治疗师需要使用双手进行操作，所以无法用手来固定患者的右小腿。

对距小腿关节进行背屈操作会使膝关节伸展，因此要先使膝关节屈曲并固定。另外，对距下关节进行内转操作会使小腿外倾（髋关节内旋），因此要先使小腿内倾（髋关节外旋）并固定。

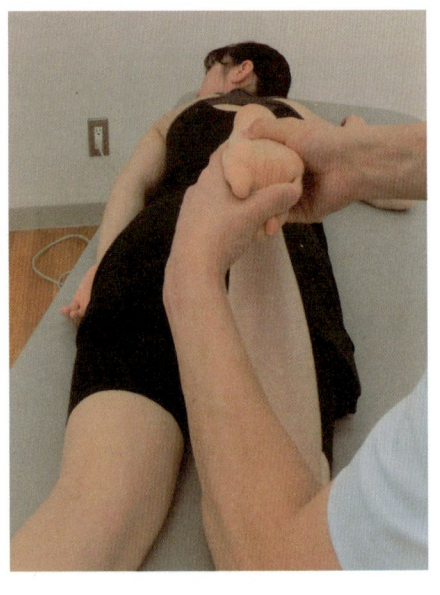

图3-7-3　运动学角度的足关节中趾长屈肌的作用

趾长屈肌经过距小腿关节跖屈-背屈轴的后方，向上方牵拉，所以可使足关节跖屈；也经过距下关节的内转-外转轴的内侧，向上方牵拉，所以可使足关节外转。

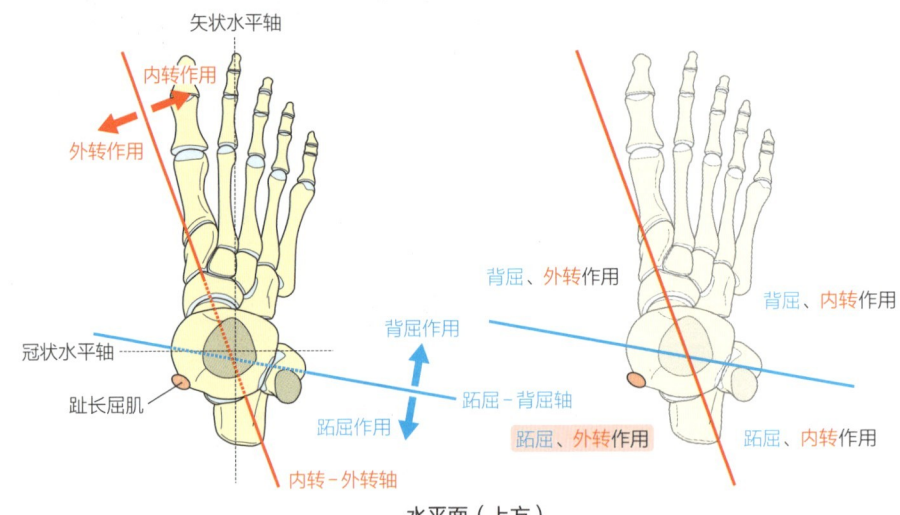

水平面（上方）

蓝线表示距小腿关节轴（跖屈-背屈轴）
红线表示距下关节轴（内转-外转轴）

图3-7-4 趾长屈肌的拉伸操作（足关节）

物理治疗师用右手握住患者的足中部，背屈、内转（距小腿关节背屈、距下关节内转）患者的足关节以进行拉伸。

物理治疗师用右手中指到小指握住患者的足背，随着足关节背屈，将患者的距骨向后内方推入踝穴中（①→②）。

此时，物理治疗师使小腿向后（膝关节屈曲）、内倾（髋关节外旋）（②′），并背屈、内转足关节，从而有效地拉伸趾长屈肌，同时能够将小腿固定。

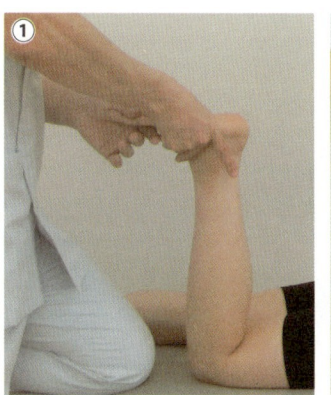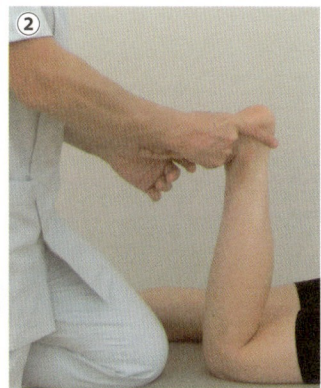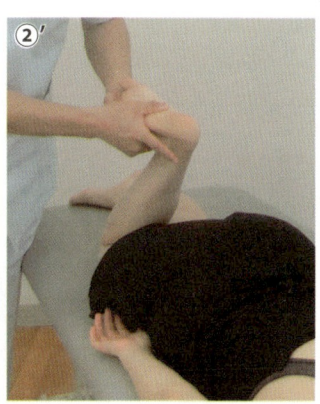

图3-7-5 趾长屈肌的拉伸操作方向

物理治疗师将左手拇指放在患者的第2~5趾的跖趾关节的下端底侧（a），将左手食指和中指放在患者的足背部（b）。在左手拇指使患者第2~5趾的跖趾关节伸展后，物理治疗师使近端趾骨间关节和远端趾骨间关节也向下端伸展，以进行拉伸。

物理治疗师把左手食指和中指放在患者的足背部，能够抑制足趾伸展过程中引起的足弓上抬，同时能够防止足关节过度背屈。

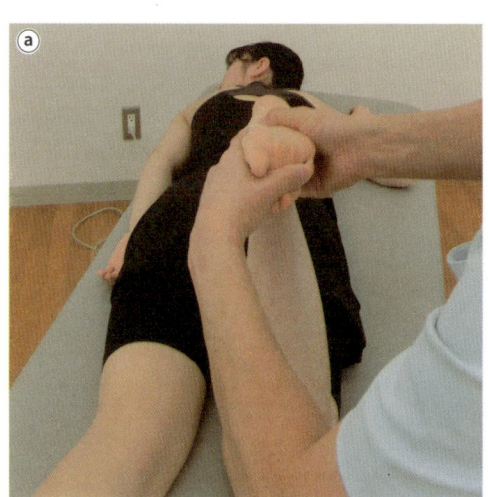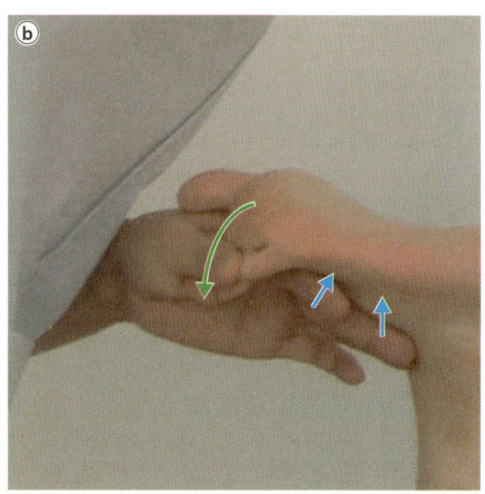

图3-7-6　趾长屈肌的其他拉伸操作（固定肌腹部）

当无法充分拉伸趾长屈肌时，物理治疗师可以先通过触诊确认肌肉的走向再用手将其固定。

物理治疗师触诊确认趾长屈肌的走向和位置（①），用右手拇指握住趾长屈肌的肌腹部（②），沿着肌肉的走向，将其固定于肌腹部近端（起点）（③）。拉伸方向与此相同。

这时，为了确保已牢牢握住患者的肌腹部，并且不会使患者感到疼痛，物理治疗师需要使肌腹向近端移动。由于趾长屈肌比比目鱼肌的位置更深，所以在进行固定操作时物理治疗师要向"深处"握持，而非"大力"握持患者的肌腹部。

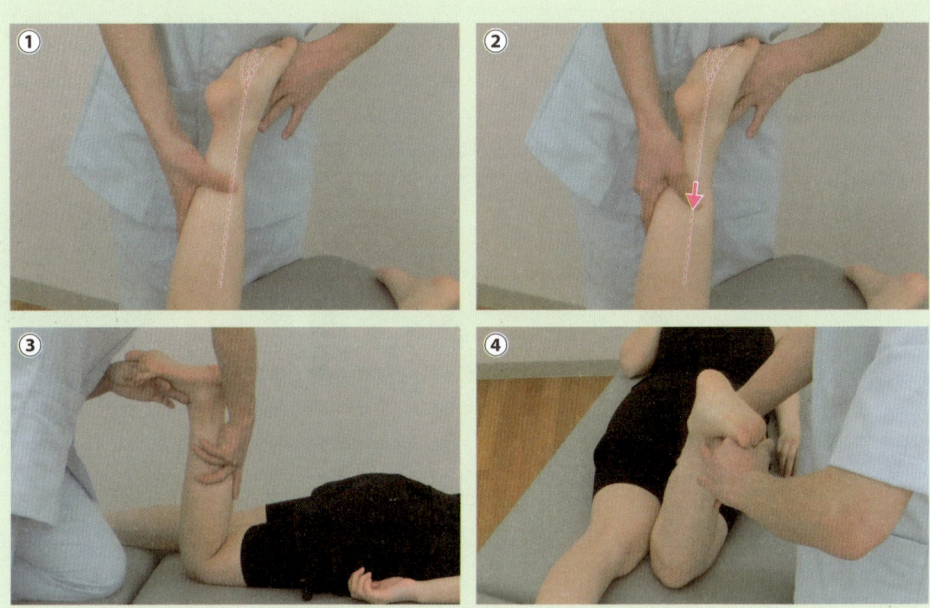

图3-7-7　趾长屈肌的其他拉伸操作（其他肢位）

如果患者难以俯卧，则仰卧以进行拉伸操作。

原则上，趾长屈肌的拉伸操作与比目鱼肌的拉伸操作相同（请参照第145页和第146页）。在此基础上，拉伸趾长屈肌时要使第2~5趾的跖趾关节、近端趾骨间关节、远端趾骨间关节伸展。如果患者的比目鱼肌的伸展性较差，物理治疗师可以使足关节轻度屈曲，让第2~5趾的跖趾关节、近端趾骨间关节、远端趾骨间关节充分伸展，以进行拉伸。

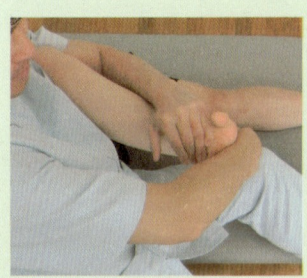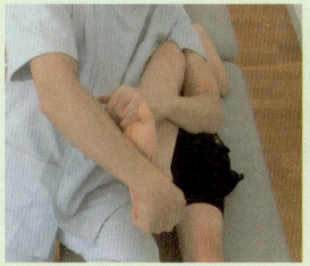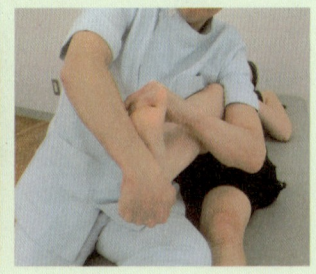

后抽屉试验（posterior drawer test）

后抽屉试验是一种用来检查后交叉韧带是否断裂的测试，在测试的过程中要运用选择性拉伸的思维，以正确的握法和正确的引导方向进行操作。

▶ 握法和后拉的施力方向

原则上，后抽屉试验与前抽屉试验的握姿相同（请参照第119页）。物理治疗师将双手鱼际放于患者胫骨粗隆的侧面（内侧和外侧），沿着胫骨粗隆的形状向后方按压（①）。如果物理治疗师用手臂按压，感觉会变得迟钝，所以这时可以固定双臂上的各关节后用躯干按压，这样能够轻松判断后交叉韧带是否向后方进行了拉伸（②）。

后抽屉试验操作不像前抽屉试验操作那么难握，但也一定要注意不要弄错向后拉伸的方向。物理治疗师应使患者的胫骨上端关节面向股骨关节面平行移动，向后拉伸（a）。一定要注意，如果物理治疗师使患者的胫骨上端关节向股骨关节面后拉移动（b），就无法确认其稳定性。

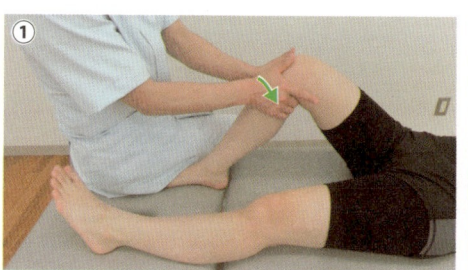
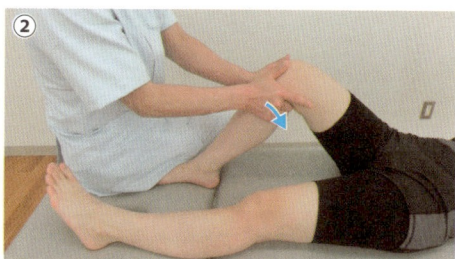

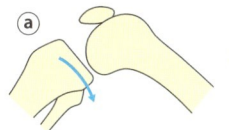
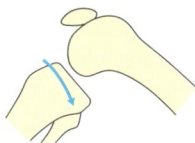
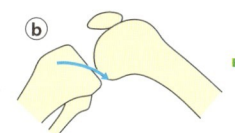
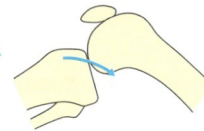

▶ 引导方法

后交叉韧带起于股骨止于胫骨后外方，由于它经过内旋-外旋轴的外侧，向后方移行，所以不仅要使其向后拉伸，还要抑制其内旋。因此，在判断后交叉韧带是否断裂时，要确认从内侧方拉伸时小腿是否来回晃动（c）（检查向后内侧旋转的不稳定性），向外后方拉伸时小腿是否逐渐稳定（d）。

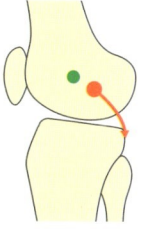
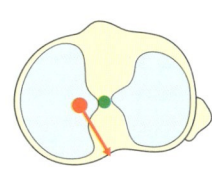

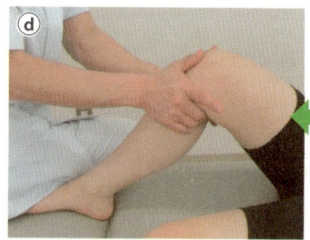
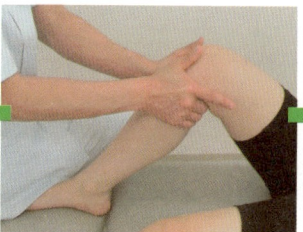
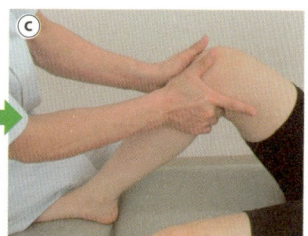

伴随外旋的后拉操作
（检查向后外侧旋转的不稳定性）

中间位

伴随内旋的前拉操作
（检查向后内侧旋转的不稳定性）

姆长屈肌 *flexor hallucis longus*

起点	腓骨体后面	支配神经	胫神经
止点	姆趾远节趾骨底	神经节	L5~S2

■技术要点

肌肉走向与功能	■ 经过足关节的内转－外转轴的内侧	▶ 可使距下关节外转
	■ 经过足关节的跖屈－背屈轴的后方	▶ 可使距小腿关节跖屈
	■ 经过足部底侧	▶ 可使足部保持纵弓
	■ 经过姆趾的MP关节和IP关节的底侧	▶ 可使姆趾屈曲

固定方法要点	■ 背屈距小腿关节，使膝关节伸展	▶ 可在防止伸展的方向固定膝关节
	■ 内转距下关节，使小腿外倾	▶ 可在防止外旋的方向固定髋关节

拉伸操作要点	■ 通过背屈、内转足关节来进行拉伸，以内转操作为主
	■ 伸展姆趾的MP关节和IP关节

其他要点	■ 姆长屈肌腱从距骨后突起的内侧结节和外侧结节之间穿过。如果肌肉的伸展性较差，则会妨碍距骨向后方移动，导致背屈受限

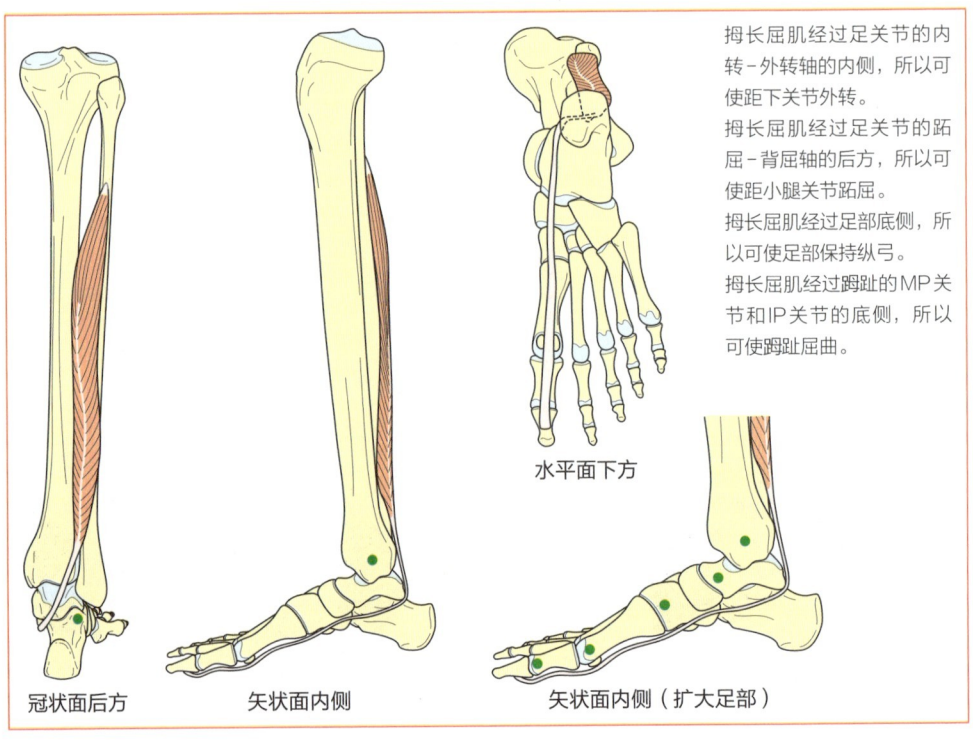

姆长屈肌经过足关节的内转－外转轴的内侧，所以可使距下关节外转。

姆长屈肌经过足关节的跖屈－背屈轴的后方，所以可使距小腿关节跖屈。

姆长屈肌经过足部底侧，所以可使足部保持纵弓。

姆长屈肌经过姆趾的MP关节和IP关节的底侧，所以可使姆趾屈曲。

水平面下方

冠状面后方　　　　矢状面内侧　　　　矢状面内侧（扩大足部）

图3-8-1 踇长屈肌的拉伸——全身图

首先，患者俯卧，物理治疗师屈曲患者的右膝关节，使腓肠肌（跨越膝关节和足关节的双关节肌）舒张。

然后，物理治疗师用右手从内侧握住患者的足中部，将左手拇指贴于患者右踇趾的足底侧；用右手使足关节内转、背屈，同时使膝关节屈曲、内倾（髋关节外旋）。

最后，依次伸展患者踇趾的MP关节、IP关节，以进行拉伸。

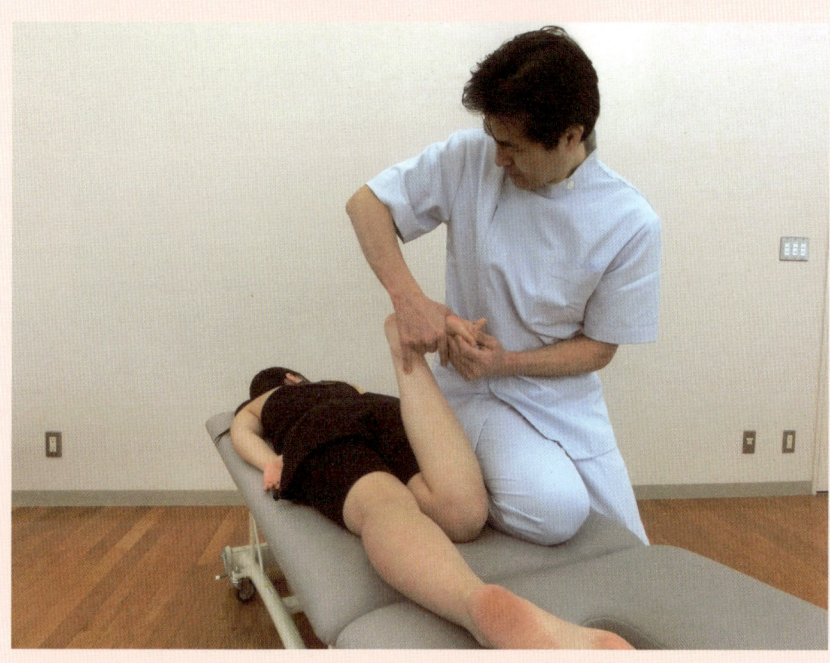

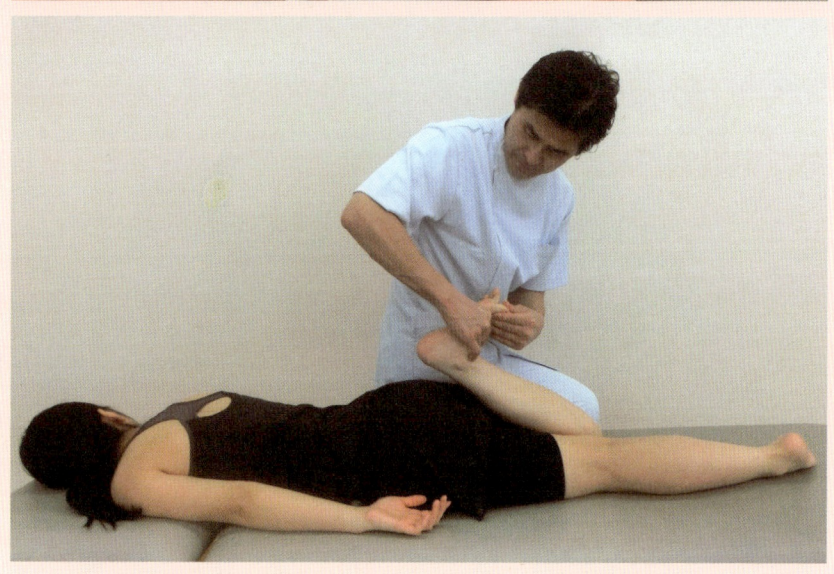

图3-8-2 姆长屈肌的固定操作

患者俯卧。在拉伸的操作过程中，物理治疗师需要使用双手进行操作，所以无法用手来固定患者的小腿。

对距小腿关节进行背屈操作会使膝关节伸展，因此要先使膝关节屈曲并固定。另外，对距下关节进行内转操作会使小腿外倾（髋关节内旋），因此要先使小腿内倾（髋关节外旋）并固定。

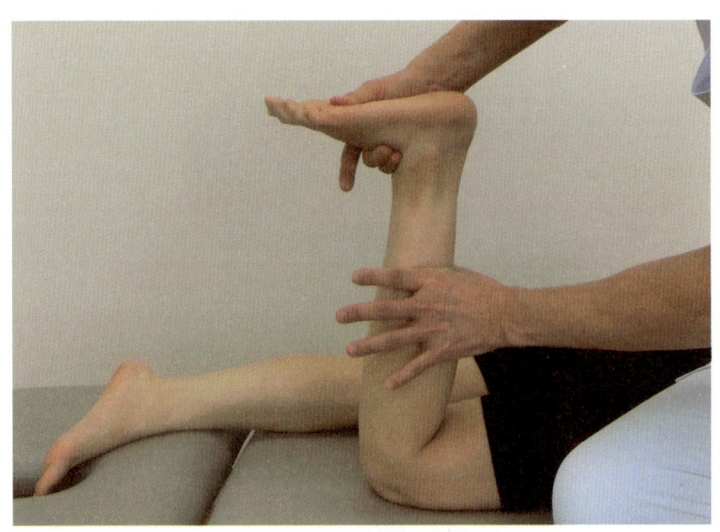

图3-8-3 运动学角度的足关节中姆长屈肌的作用

姆长屈肌经过距小腿关节跖屈−背屈轴的后方，向上方牵拉，所以可使足关节跖屈；也经过距下关节的内转−外转轴的内侧，向上方牵拉，所以可使足关节外转。

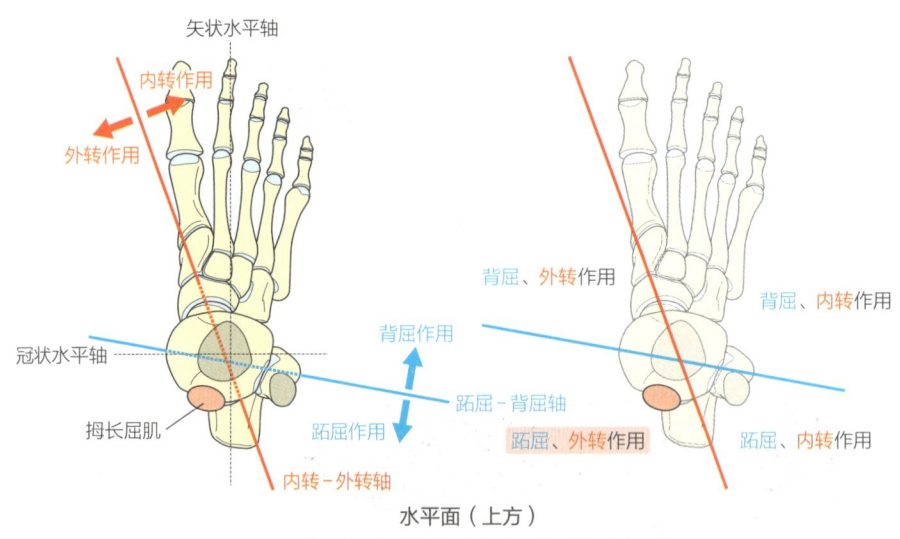

水平面（上方）

蓝线表示距小腿关节轴（跖屈−背屈轴）

红线表示距下关节轴（内转−外转轴）

图3-8-4 𬂩长屈肌的拉伸操作
（1）：足关节

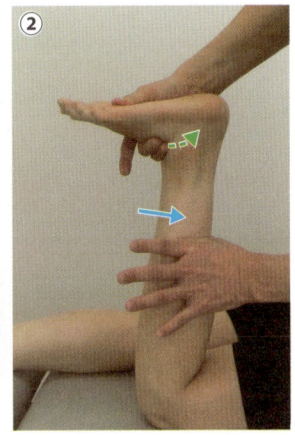

物理治疗师用右手屈曲患者的距小腿
关节，用右手中指和无名指将患者的
距骨向小腿的踝穴中按压，使其向后
方移动（①）。如果从稍外侧向后方
按压距骨滑车，在距小腿关节背屈的
过程中很可能引起足关节外展。

同时，物理治疗师用左手向小腿施力
使膝关节固定（ ⟶ ）于屈曲状态和
内倾状态（髋关节外旋）（②），在距

小腿关节背屈的过程中，使距下关节外转、外展。

此时，物理治疗师用右手中指和无名指使足部保持纵弓。

图3-8-5 𬂩长屈肌的拉伸操作（2）：𬂩趾指节关节

物理治疗师将左手拇指放在患者𬂩趾的MP关节的下端底侧（①），将左手食指放在患者第1跖骨的
背面，以此为支点进行拉伸操作（②）。物理治疗师用左手拇指使患者𬂩趾的MP关节伸展后，使IP
关节向下端伸展，以进行拉伸（③）。

此时，物理治疗师的右手手指不仅能够使足关节背屈，还能够抑制足趾伸展引起的足弓上抬。为了
防止足弓上抬，物理治疗师应用右手拇指将患者的跖骨向背侧按压（a），用其余手指将患者的跖骨
向底面按压（b），以缩短拉伸的距离。

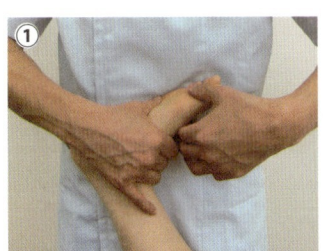
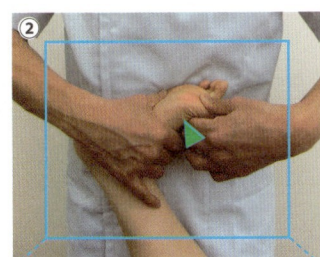
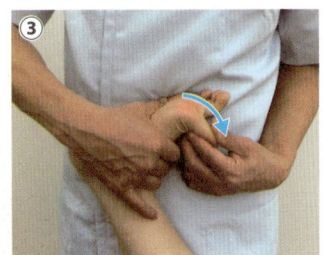

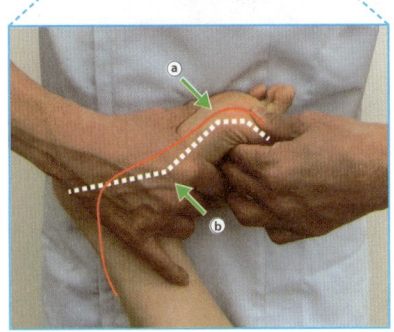

图3-8-6   蹈长屈肌的其他拉伸操作（固定肌腹部）

当无法充分拉伸拇长屈肌时，物理治疗师可以先通过触诊确认肌肉的走向再用手将其固定。

物理治疗师触诊拇长屈肌的走向和位置（①），用右手拇指握住拇长屈肌的肌腹部；沿着肌肉的走向，将其固定于肌腹部近端（起点）（②）。拉伸方向与此相同。

这时，为了确保已牢牢握住患者的肌腹部，并且不会使患者感到疼痛，物理治疗师需要使肌腹向近端移动。由于拇长屈肌比比目鱼肌的位置更深，所以在进行固定操作时物理治疗师要向"深处"握持，而非"大力"握持患者的肌腹部。

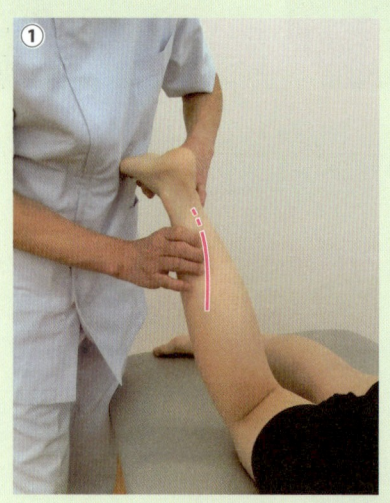

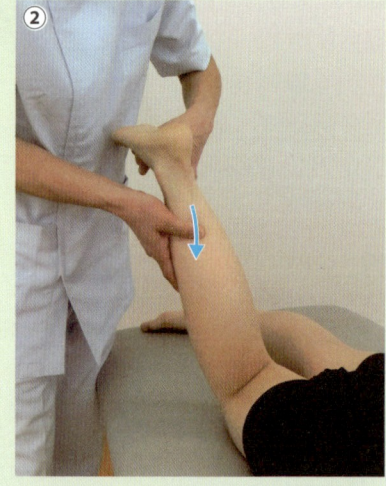

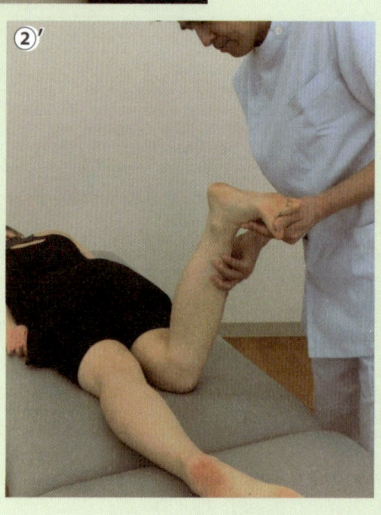

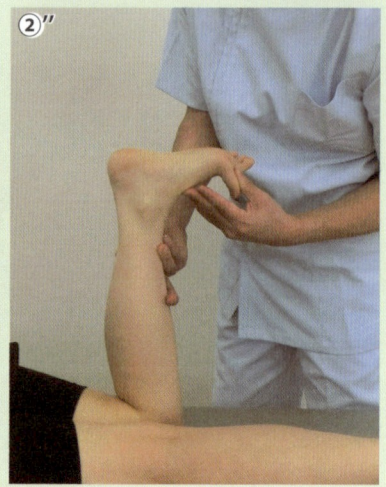

腓骨长肌 peroneus longus

起点	腓骨外侧面上半部	支配神经	腓浅神经
止点	第一跖骨底以及内侧楔骨	神经节	L4~S1

■技术要点

肌肉走向与功能	■ 经过足关节的内转-外转轴的外侧	▶ 可使距下关节内转
	■ 经过足关节的跖屈-背屈轴的后方	▶ 可使距小腿关节跖屈
	■ 斜向经过足部底侧,从后外侧向前内侧移行	▶ 可保持纵弓和横弓

固定方法要点	■ 背屈距小腿关节,使膝关节伸展	▶ 可在防止伸展的方向固定膝关节
	■ 对距下关节进行外旋操作会使髋关节外旋	▶ 可在防止外旋的方向固定髋关节

拉伸操作要点	■ 通过背屈、内转足关节来进行拉伸,以内转操作为主

其他要点	■ 腓骨长肌腱经过跟骨外侧的腓骨长肌腱沟
	■ 在足关节内翻扭伤时,腓骨长肌是最容易受伤的肌肉之一

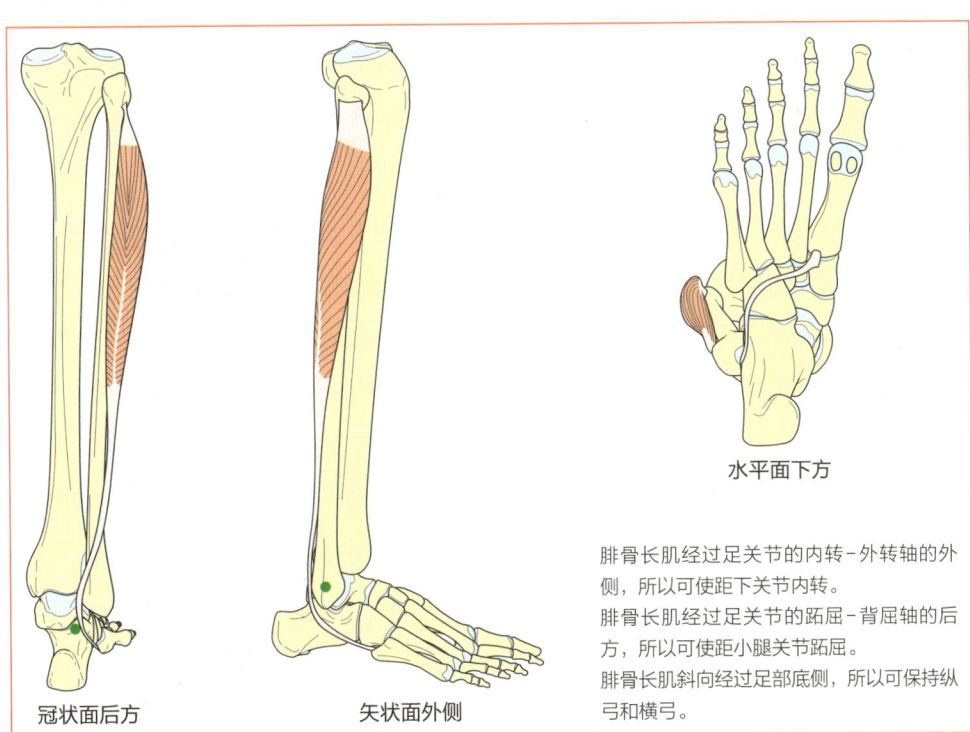

水平面下方

冠状面后方　　　　　矢状面外侧

腓骨长肌经过足关节的内转-外转轴的外侧,所以可使距下关节内转。
腓骨长肌经过足关节的跖屈-背屈轴的后方,所以可使距小腿关节跖屈。
腓骨长肌斜向经过足部底侧,所以可保持纵弓和横弓。

图3-9-1 腓骨长肌的拉伸——全身图

患者仰卧。物理治疗师屈曲患者的右膝关节，同时将患者的大腿下端夹在自己的左腋下并固定。
物理治疗师用左手使足关节外转、背屈，以进行拉伸。外转足关节时，要注意不要使足关节扭
伤。物理治疗师用左手进行拉伸操作，同时用右手握住患者的足跟，使足关节背曲、距下关节
外转。

在下面的图片中，物理治疗师虽然背对患者进行操作，但是在实际操作中，为了防止过度拉伸
而使患者感到疼痛，物理治疗师要一边观察患者的反应一边进行拉伸操作。

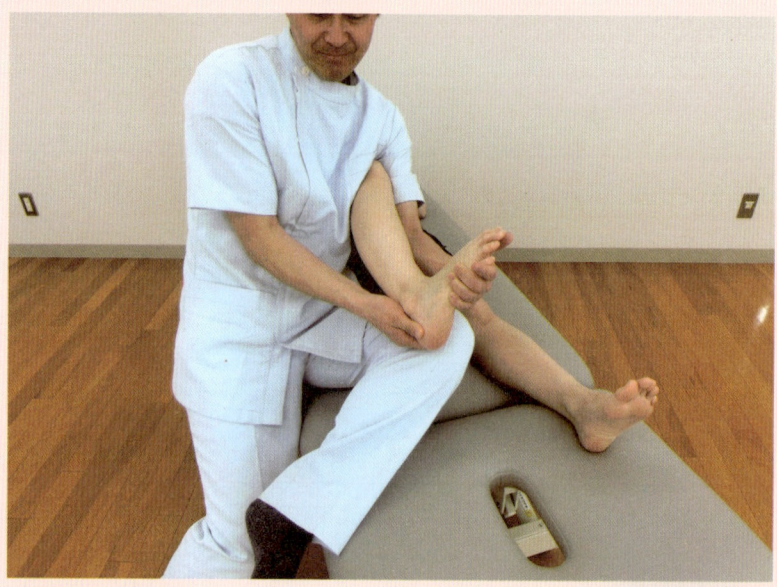

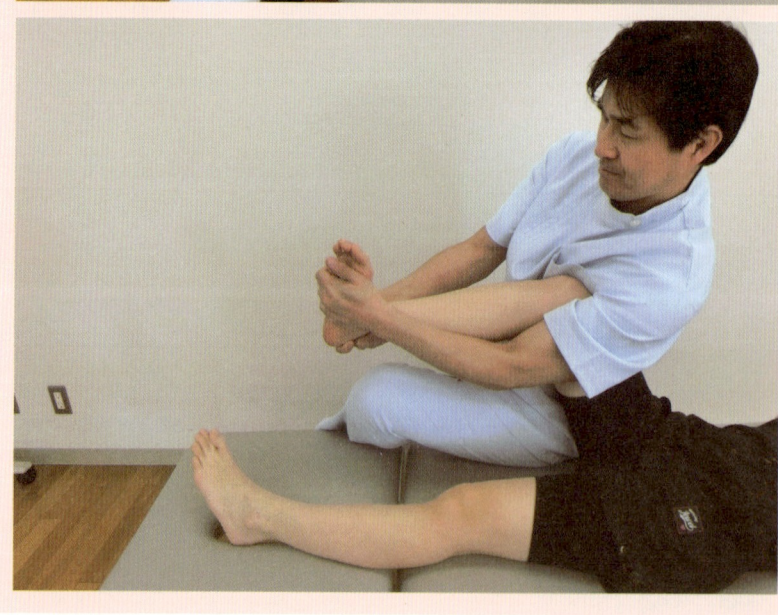

图3-9-2 腓骨长肌的固定操作

患者仰卧。物理治疗师使患者的右膝关节屈曲，同时将患者的大腿下端夹在自己的左腋下并固定。在拉伸过程中，对距小腿关节进行背屈操作会使小腿上方（头部）移动，所以要抑制小腿移动，同时向膝关节施力将其固定为屈曲状态，防止其伸展。另外，对距下关节进行外转操作会使髋关节外旋，所以为了防止其外旋，物理治疗师要施力使其固定。

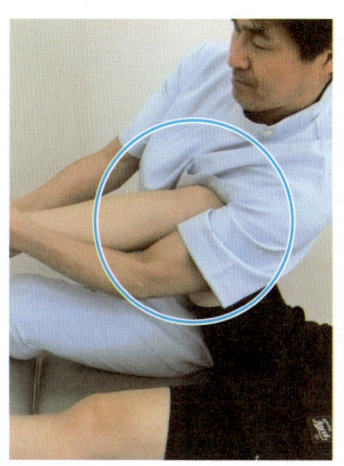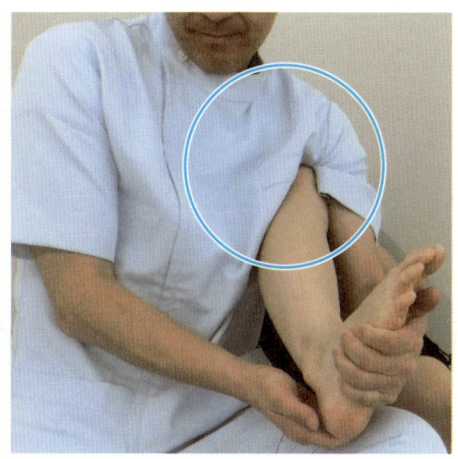

图3-9-3 运动学角度的足关节中腓骨长肌的作用

腓骨长肌经过距小腿关节跖屈－背屈轴的后方，向上方牵拉，所以可使足关节跖屈；也经过距下关节的内转－外转轴的外侧，向上方牵拉，所以可使足关节内转。综上所述，腓骨长肌能够使足关节跖屈、内转。

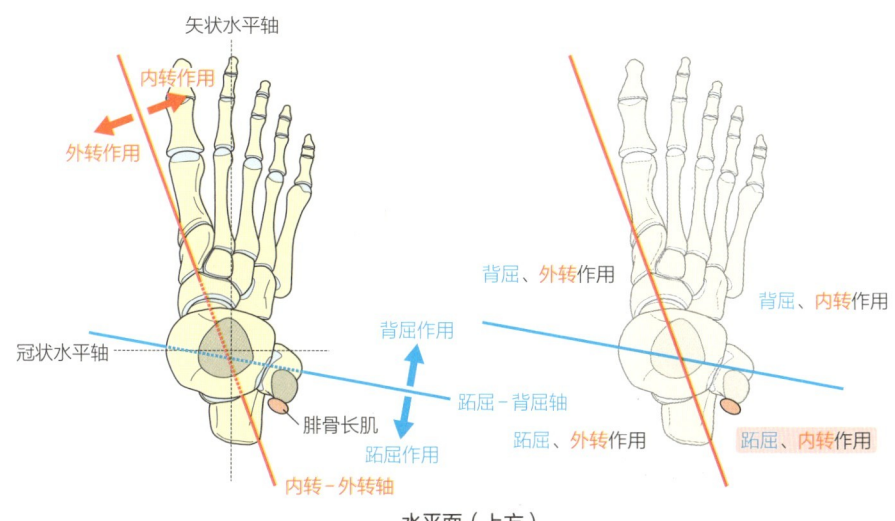

矢状水平轴
内转作用
外转作用
冠状水平轴
腓骨长肌
内转－外转轴
背屈作用
跖屈－背屈轴
跖屈作用
背屈、外转作用
背屈、内转作用
跖屈、外转作用
跖屈、内转作用

水平面（上方）
蓝线表示距小腿关节轴（跖屈－背屈轴）
红线表示距下关节轴（内转－外转轴）

图3-9-4　腓骨长肌的拉伸操作

物理治疗师使患者的距小腿关节处于跖屈和背屈的中间位，用左手从外底侧握住足中部内侧，使距小骨关节外转（①）。

物理治疗师以右手拇指为中心，向下端牵拉（背屈操作）患者的跟骨并使其外转，左手在保持患者距下关节外转的同时使距小腿关节背屈（②）。

此时，物理治疗师保持左手鱼际不动，防止患者的足弓过度上抬（③）。

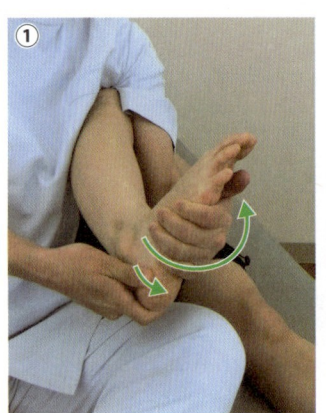 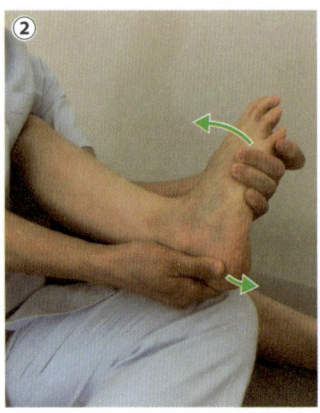 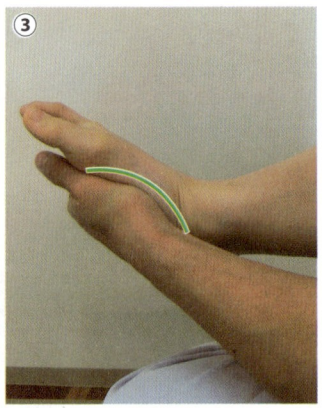

图3-9-5　腓骨长肌的错误拉伸操作：距小腿关节跖屈时进行操作

如下图所示，如果患者的距小腿关节处于跖屈、外转位时，对其进行背屈操作来拉伸，不仅不能使距小腿关节背屈，还会使其内翻，导致其受到内翻应力的作用而扭伤。这种操作会给距腓前韧带等带来负担，所以不要在患者的距小腿关节处于跖屈位时进行操作，一定要在距小腿关节处于跖屈和背屈的中间位时进行外转操作。

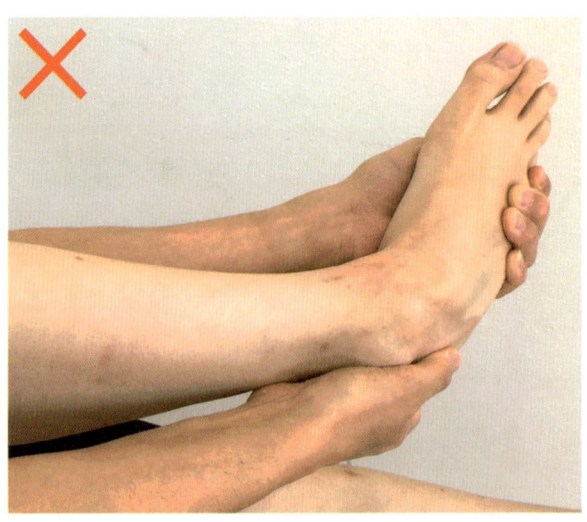

腓骨短肌 peroneus brevis

起点	腓骨体外侧面下半部	支配神经	腓浅神经
止点	第五跖骨底	神经节	L4~S1

■技术要点

肌肉走向与功能	经过足关节的内转－外转轴的外侧	▶ 可使距下关节内转
	经过足关节的跖屈－背屈轴的后方	▶ 可使距小腿关节跖屈
	经过跗横关节和跗跖关节的跖屈－背屈轴的底侧	▶ 可保持足部外侧纵弓
	经过跗横关节和跗跖关节的跖屈－背屈轴的外侧	▶ 可使足部外展

固定方法要点	背屈距小腿关节，使膝关节伸展	▶ 可在防止伸展的方向固定膝关节
	外转距下关节，使髋关节外旋	▶ 可在防止外旋的方向固定髋关节

拉伸操作要点	■ 通过背屈、外转足关节，内收足部来进行拉伸，以足关节的内转操作作为主
	■ 在足关节内翻扭伤时，腓骨短肌是最容易受伤的肌肉之一

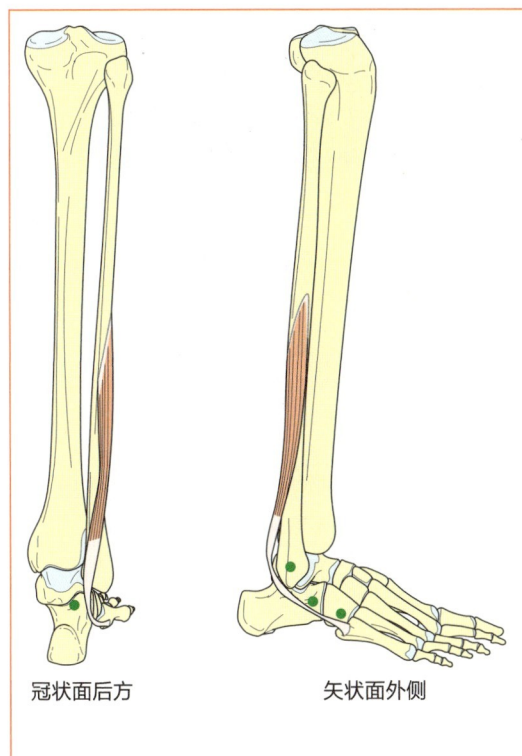

冠状面后方　　　　　矢状面外侧

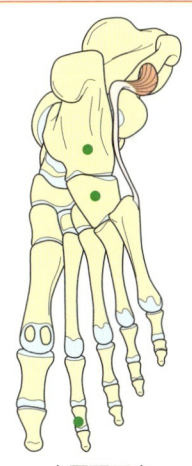

水平面下方

腓骨短肌经过足关节的内转－外转轴的外侧，所以可使距下关节内转。

腓骨短肌经过足关节的跖屈－背屈轴的后方，所以可使距小腿关节跖屈。

腓骨短肌经过足部的跖屈－背屈轴的底侧，所以可使足部外侧保持纵弓。

腓骨短肌经过足部的跖屈－背屈轴的外侧，所以可使足部外展。

图3-10-1　腓骨短肌的拉伸——全身图

患者仰卧。物理治疗师使患者的右膝关节屈曲，同时将患者的大腿下端夹在自己的左腋下并固定。物理治疗师用左手使足关节外转、背屈，使足部内收，以进行拉伸。外转足关节时，要注意不要使足关节扭伤。

在下面的图片中，物理治疗师虽然背对患者进行操作，但是在实际操作中，为了防止过度拉伸而使患者感到疼痛，物理治疗师要一边观察患者的反应一边进行拉伸操作。

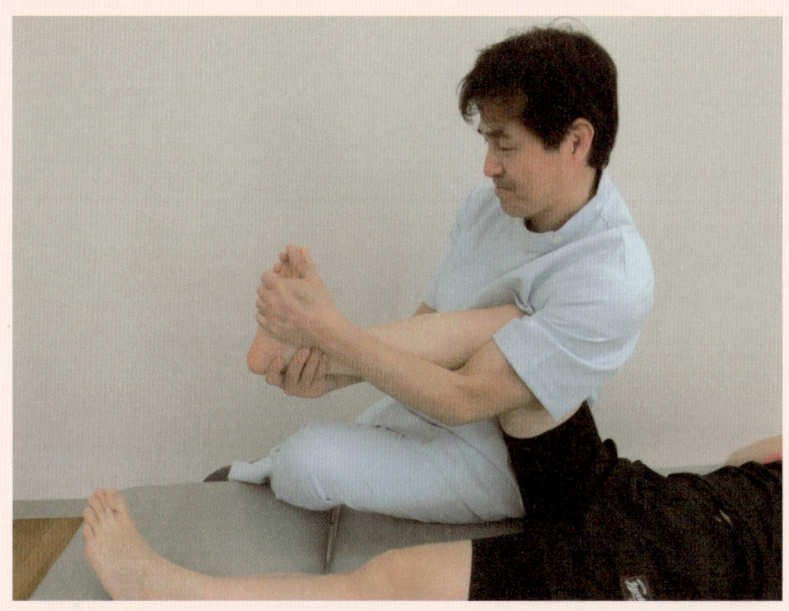

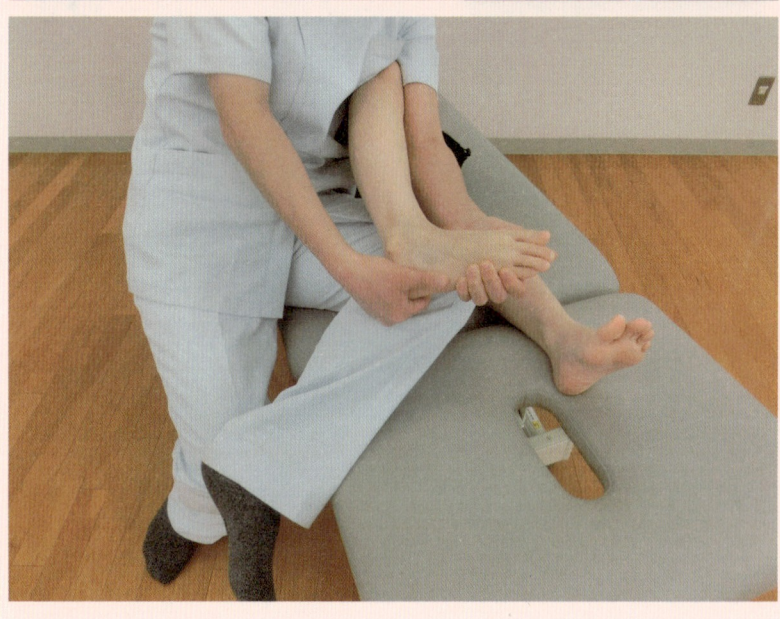

图3-10-2 腓骨短肌的固定操作

患者仰卧。物理治疗师使患者的右膝关节屈曲，同时将患者的大腿下端夹在自己的左腋下并固定。在拉伸过程中，对距小腿关节进行背屈操作会使小腿向上方（头部）移动，所以要抑制小腿移动，同时向膝关节施力将其固定为屈曲状态，防止其伸展。另外，对距下关节进行外转操作会使小腿内倾（大腿水平内收、外旋），所以为了防止其内倾，物理治疗师要施力使其固定。

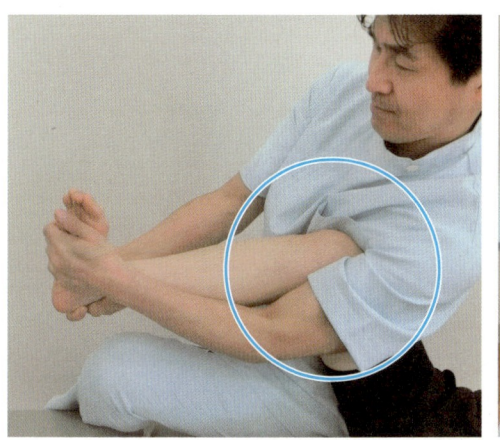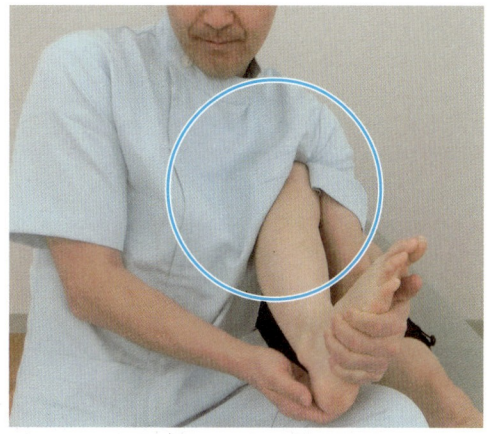

图3-10-3 运动学角度的足关节中腓骨短肌的作用

腓骨短肌经过距小腿关节跖屈−背屈轴的后方，向上方牵拉，所以可使足关节跖屈；也经过距下关节的内转−外转轴的外侧，向上方牵拉，所以可使足关节内转。综上所述，腓骨短肌能够使足关节跖屈、内转。

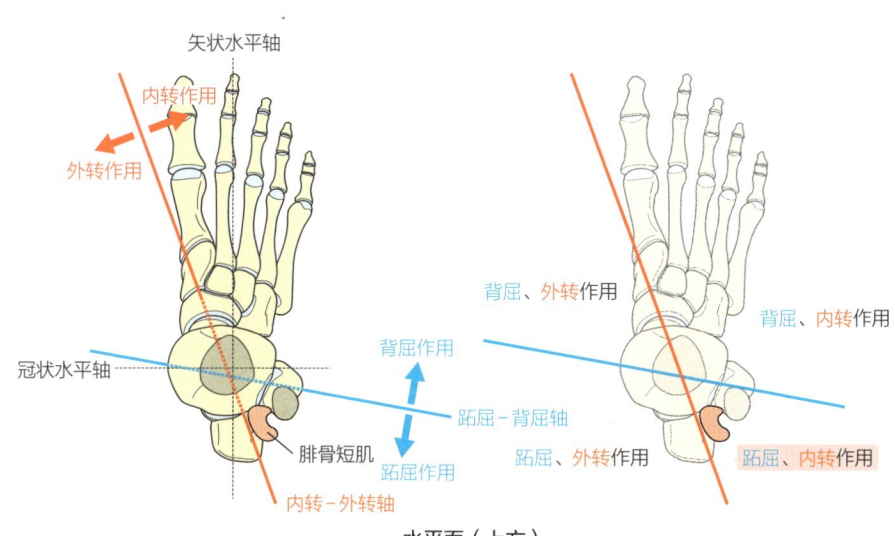

水平面（上方）

蓝线表示距小腿关节轴（跖屈−背屈轴）
红线表示距下关节轴（内转−外转轴）

图3-10-4　腓骨短肌的拉伸操作

物理治疗师将右手拇指贴于患者的第五跖骨粗隆处后握住其右足跟，使患者的距小腿关节处于跖屈和背屈的中间位，然后用左手从足底侧握住第五跖骨外侧，使距小骨关节外转（①）。

物理治疗师使患者的距下关节外转、脚尖朝内，同时用左手使距小腿关节背屈。配合左手的拉伸操作，右手拇指从患者足部的外踝后方向下端按压第五跖骨粗隆，帮助足关节背屈、外转（②）。

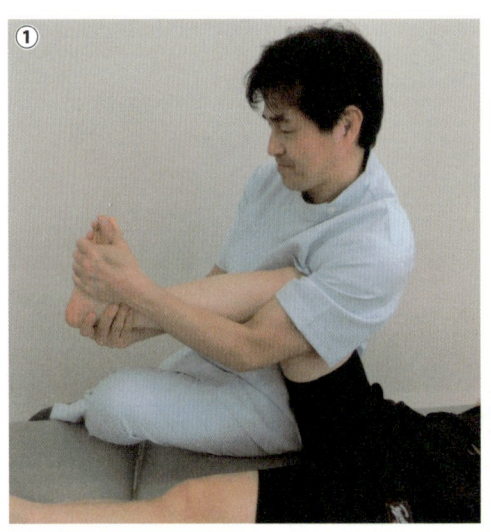

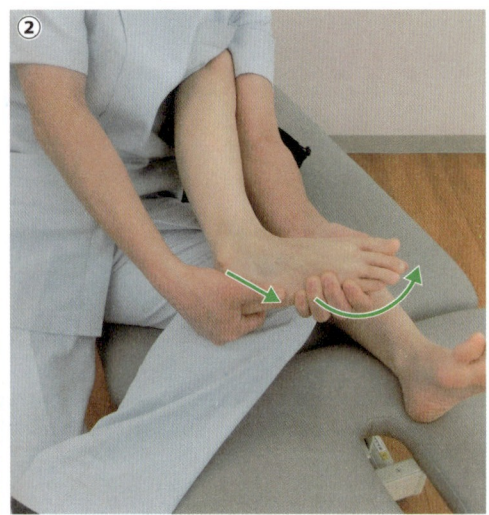

第三腓骨肌 peroneus tertius

起点	腓骨下部前缘		支配神经	腓深神经
止点	第五跖骨底		神经节	L5、S1

■技术要点

肌肉走向与功能	■ 经过足关节的跖屈－背屈轴的前方	▶ 可使距小腿关节背屈
	■ 经过足关节的内转－外转轴的外侧	▶ 可使距下关节内转
固定方法要点	■ 跖屈距小腿关节，使膝关节屈曲	▶ 可在防止伸展的方向固定膝关节
	■ 内收足部，使下肢（髋关节）内旋	▶ 可在防止髋关节内旋
拉伸操作要点	■ 通过跖屈、外转足关节来进行拉伸	
其他要点	■ 第三腓骨肌是趾长屈肌的一部分	
	■ 第三腓骨肌是防止足关节内翻扭伤的重要肌肉	

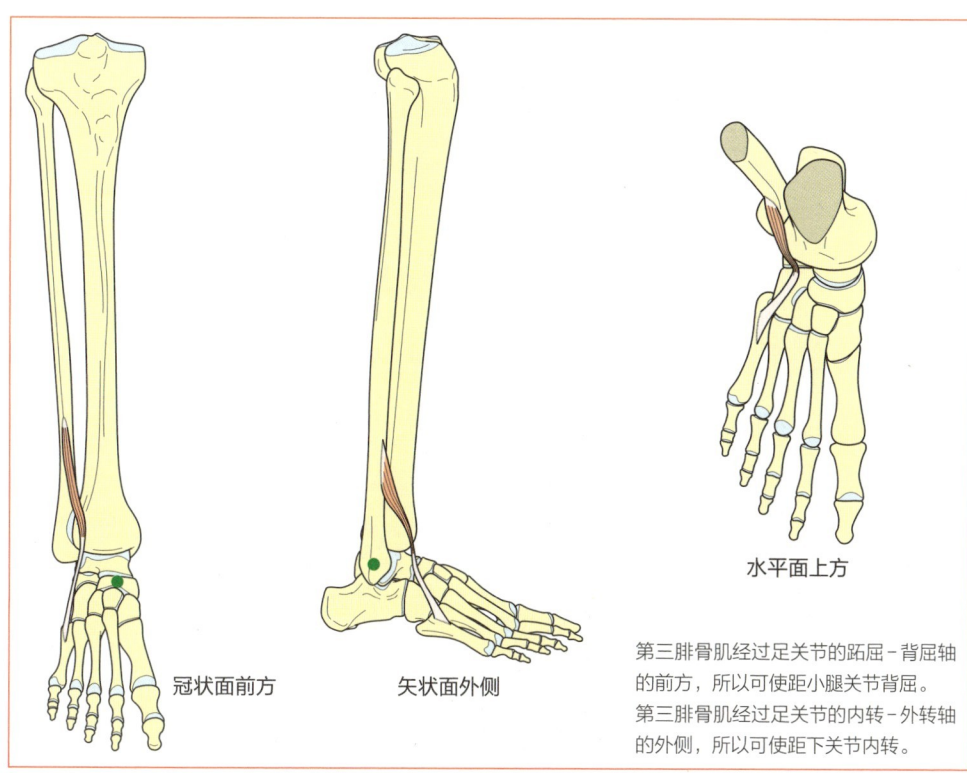

冠状面前方　　　矢状面外侧

水平面上方

第三腓骨肌经过足关节的跖屈－背屈轴
的前方，所以可使距小腿关节背屈。
第三腓骨肌经过足关节的内转－外转轴
的外侧，所以可使距下关节内转。

图3-11-1 第三腓骨肌的拉伸——全身图

患者坐立或仰卧，伸展右膝关节，屈曲左膝关节。物理治疗师用右手使患者的足关节跖屈、外转，使足部内收。

拉伸第三腓骨肌会使髋关节内旋，所以物理治疗师要向外旋方向固定第三腓骨肌的肌腹部，以防止髋关节内旋。

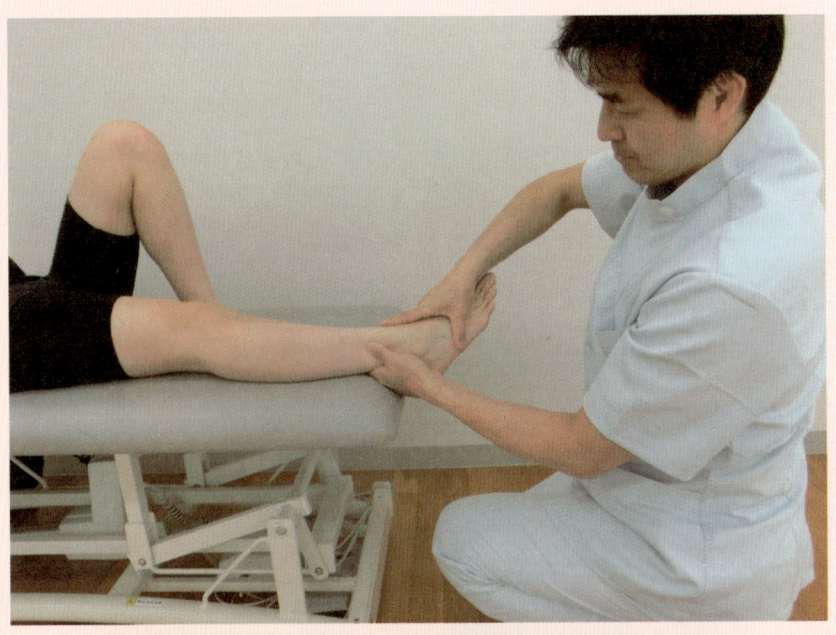

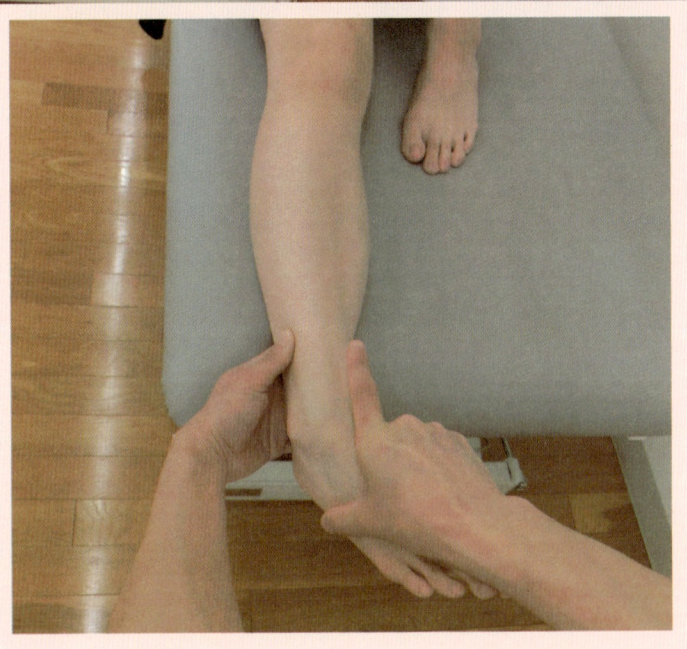

图3-11-2 第三腓骨肌的固定操作

进行拉伸操作时，小腿会内旋（a、b）。但是，如果在膝关节处于伸展位时进行拉伸操作，就不会使小腿内旋或外旋，而会使髋关节内旋。

为了防止髋关节内旋，物理治疗师应将左手中指和无名指紧贴患者足关节的内踝上方，用拇指使肌腹向上方移行并进行固定（c）。

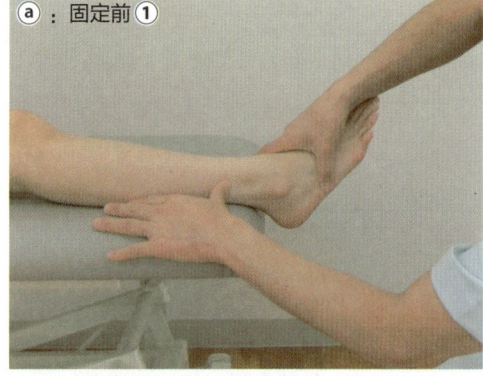

ⓐ：固定前 ❶

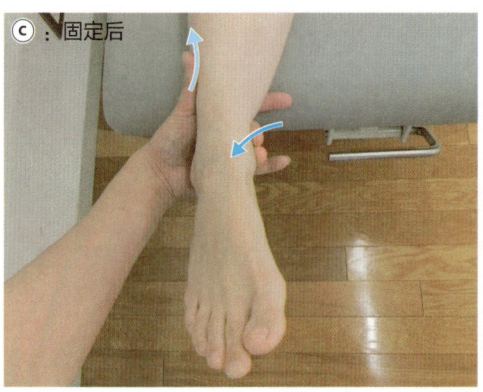

ⓒ：固定后

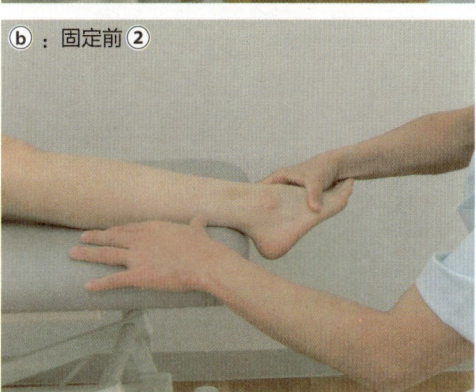

ⓑ：固定前 ❷

图3-11-3 运动学角度的足关节中第三腓骨肌的作用

第三腓骨肌经过距小腿关节跖屈－背屈轴的前方，向上方牵拉；也经过距下关节的内转－外转轴的外侧，向上方牵拉。所以，第三腓骨肌能够使足关节背屈、内转。

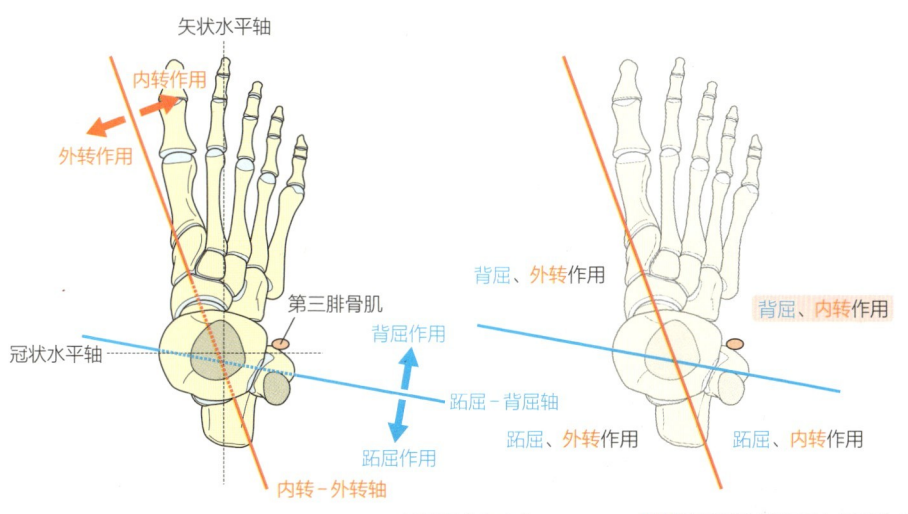

矢状水平轴

内转作用

外转作用

第三腓骨肌

冠状水平轴

背屈作用

跖屈－背屈轴

跖屈作用

内转－外转轴

水平面（上方）

背屈、外转作用

背屈、内转作用

跖屈、外转作用

跖屈、内转作用

蓝线表示距小腿关节轴（跖屈－背屈轴）
红线表示距下关节轴（内转－外转轴）

图3-11-4 第三腓骨肌的拉伸操作

首先，物理治疗师将右手拇指贴于患者的第五跖骨根部，将右手中指和无名指放在脚踝突起周围（①）。然后，使患者的距小腿关节跖屈（②），用右手使其距下关节外转（③），以右手中指和无名指为支点，使跗横关节和跗跖关节跖屈、内收，进行拉伸（④）。在整个操作过程中，脚尖朝内。

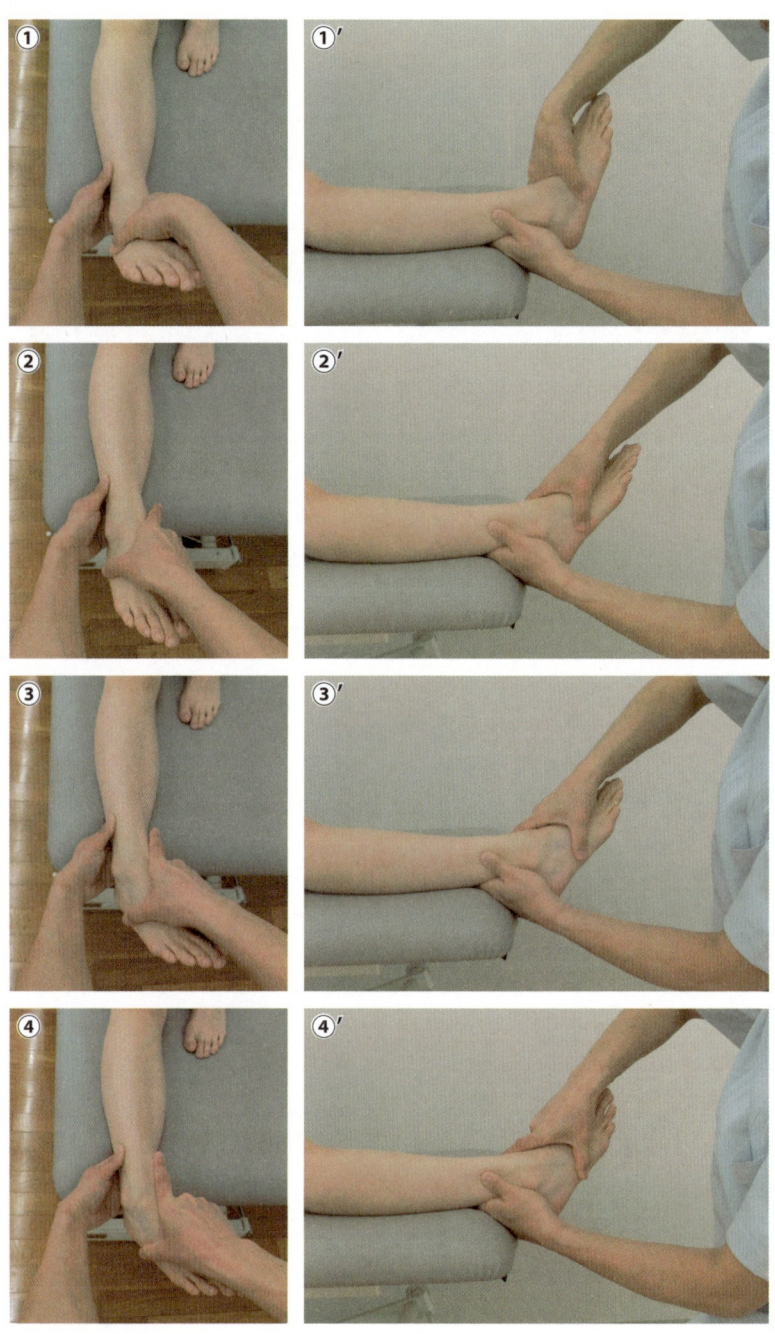

鉧展肌 abductor hallucis

起点	跟骨结节内侧、舟骨粗隆	支配神经	足底内侧神经
止点	穿过第一跖骨下方的内侧籽骨，止于鉧趾近节趾骨底部	神经节	L5、S1

■技术要点

肌肉走向与功能	■ 经过足部（※1）底侧	▶ 可使足部跖屈
	■ 经过足部（※1）内侧（鉧趾侧）	▶ 可使足部内收
	■ 经过鉧趾 MP 关节的底侧	▶ 可使鉧趾屈曲
	■ 经过鉧趾 MP 关节的内侧（鉧趾侧）	▶ 可使鉧趾外展（※2）

固定方法要点	■ 背屈足部、伸展鉧趾，使足关节背屈	▶ 可防止足关节背屈
	■ 外展足部、内收鉧趾，使小腿外旋	▶ 可防止小腿外旋

拉伸操作要点	■ 背屈、外展足部的同时使鉧趾伸展、内收来进行拉伸

其他要点	■ ※1　足部主要指跗横关节和跖跗关节
	■ ※2　外展是指鉧趾的 MP 关节远离中指的动作

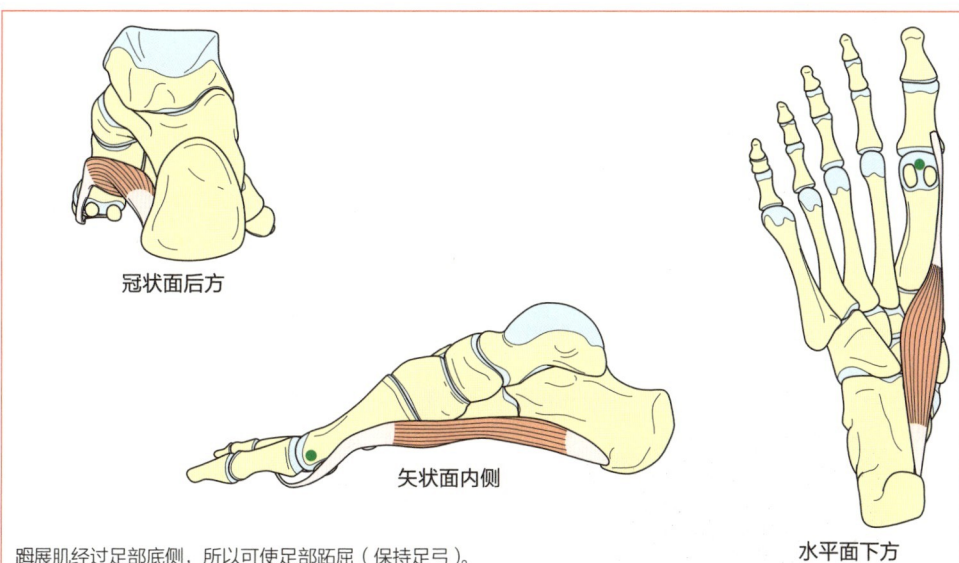

冠状面后方

矢状面内侧

水平面下方

鉧展肌经过足部底侧，所以可使足部跖屈（保持足弓）。
鉧展肌经过足部内侧（鉧趾侧），所以可使足部内收。
鉧展肌经过鉧趾 MP 关节的底侧，所以可使鉧趾屈曲。
鉧展肌经过鉧趾 MP 关节的内侧（鉧趾侧），所以可使鉧趾外展（※2）。

图3-12-1 踇展肌的拉伸——全身图

患者俯卧。物理治疗师使患者的右膝关节屈曲，将右手中指和无名指紧贴患者的足背部附近，将右手小鱼际附近紧贴患者的足跟内侧，并进行固定。

物理治疗师用左手使患者的踇趾伸展、内收，以进行拉伸。

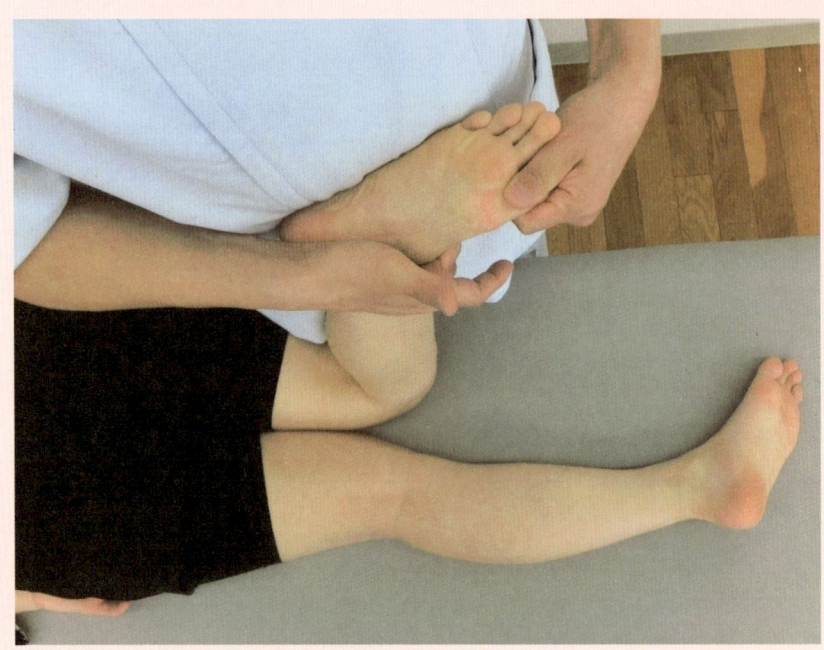

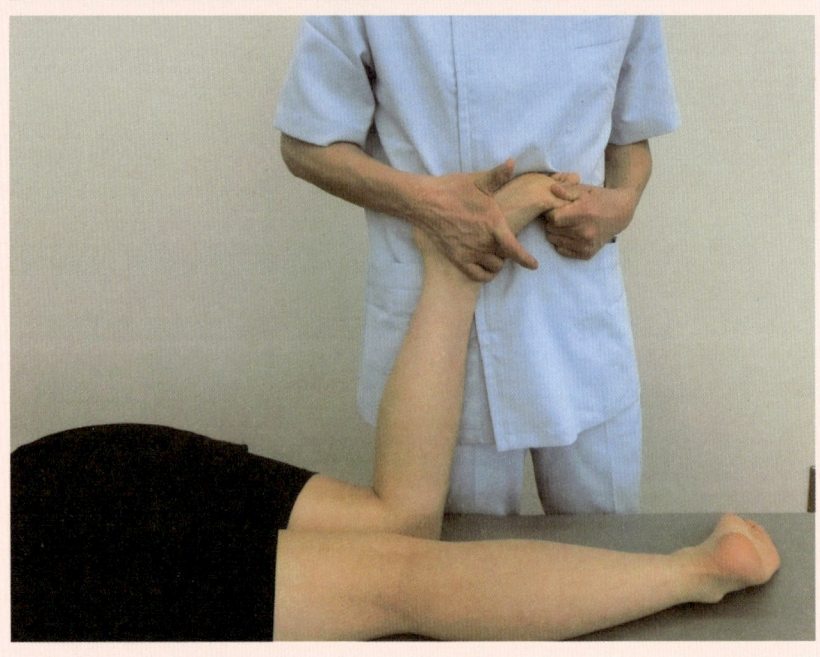

图3-12-2　跗展肌的固定操作

患者俯卧。物理治疗师使患者的右膝关节屈曲，用右手从内侧握住患者的足中部，用中指从背侧（足背部）紧贴患者的距骨颈部到距骨头附近，以此作为支点（①）。

同时，物理治疗师用右手小鱼际从内侧向外侧按压患者的足跟，使小腿内旋、脚尖朝内（②）。

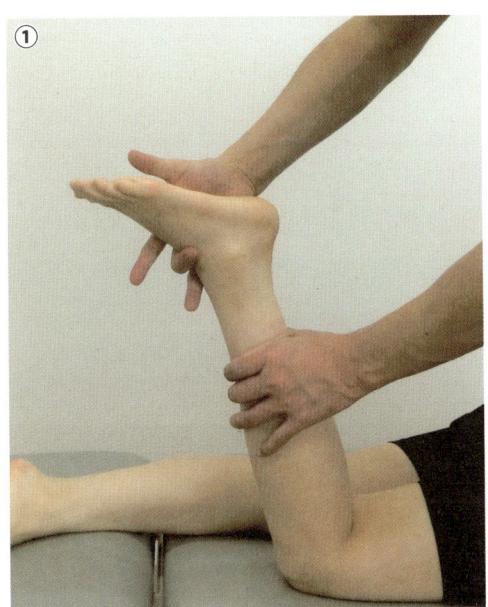
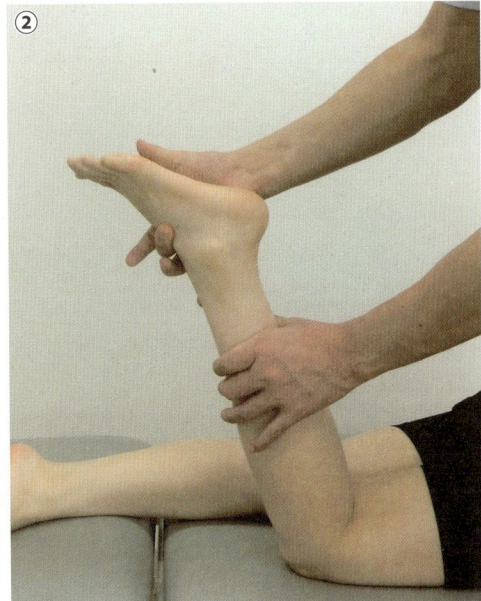
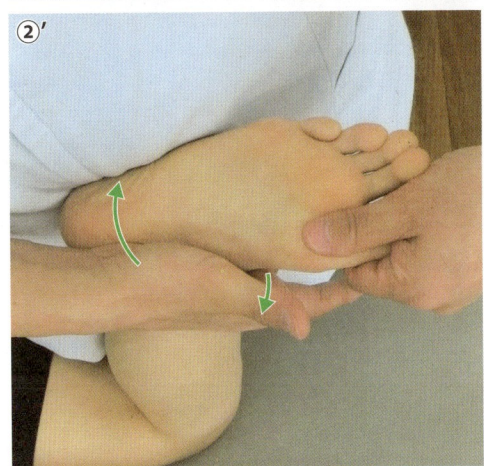

图3-12-3　跚展肌的拉伸操作

首先，物理治疗师握住患者跚趾的近节趾骨处，向上牵拉（①→②）。

然后，物理治疗师牵拉患者的跚趾，同时向外展方向进行拉伸操作（③）。

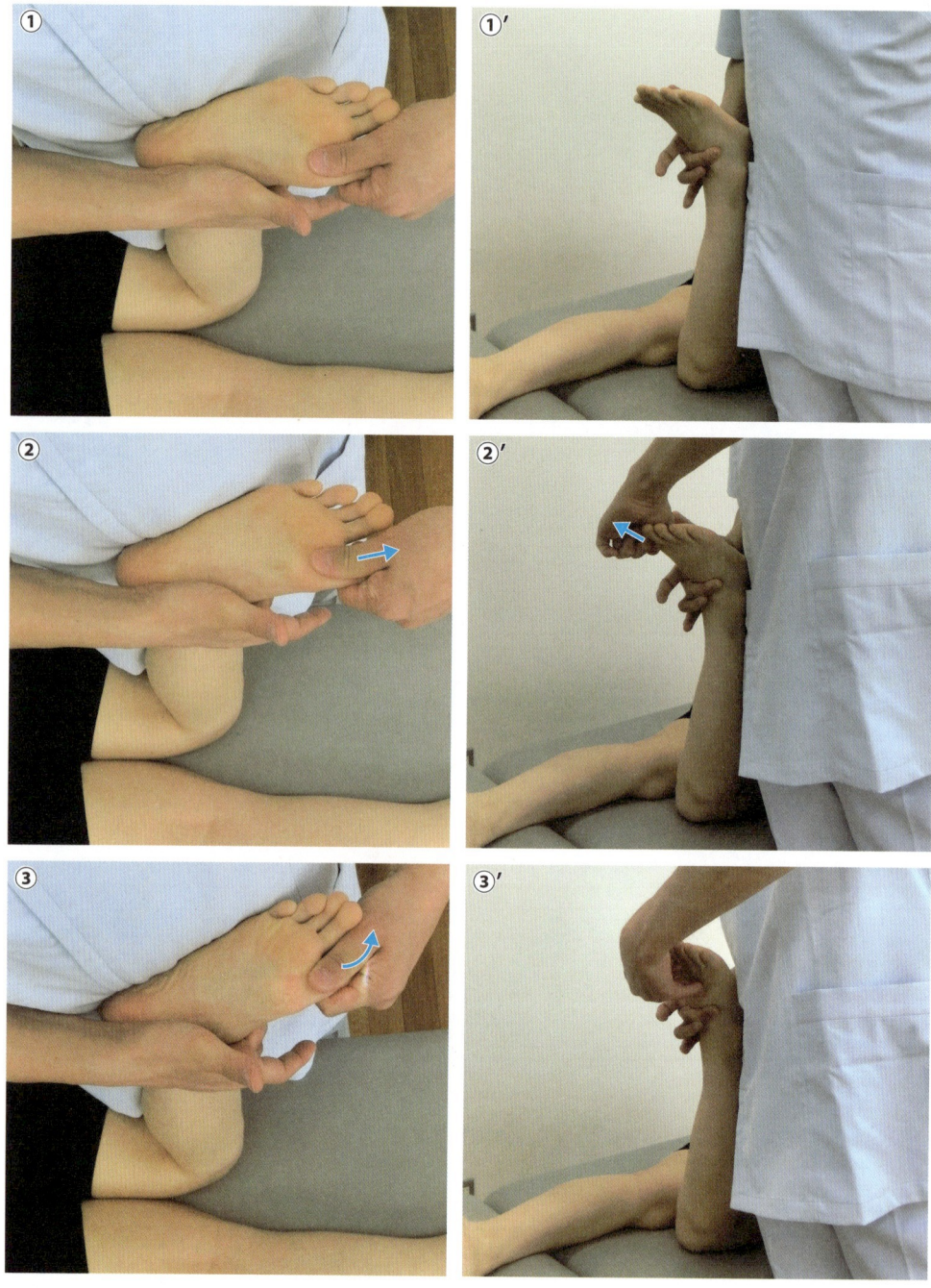

跗收肌 adductor hallucis

起点	（斜头）跖长韧带、外侧楔骨、第2~3跖骨底 （横头）第3~5跖骨的囊韧带	支配神经	足底外侧神经
止点	外侧籽骨和跗趾近节趾骨底	神经节	S1、S2

■技术要点

肌肉走向 与功能	■ 经过足部（※1）底侧	▶ 可使足部跖屈
	■ 经过跗趾的CM关节外侧（小指侧）	▶ 可使跗趾CM关节内收
	■ 经过跗趾的MP关节的底侧	▶ 可使跗趾屈曲
	■ 经过跗趾的MP关节的外侧（小趾侧）	▶ 可使跗趾内收（※2）

固定方法 要点	■ 外展足部和跗趾，使小腿内旋	▶ 可防止小腿内旋

拉伸操作 要点	■ 背屈、外展足部的同时使跗趾伸展、外展来进行拉伸	

其他 要点	■ ※1 足部主要指跖跗关节等	
	■ ※2 内收是指跗趾的MP关节向中指靠近的动作	

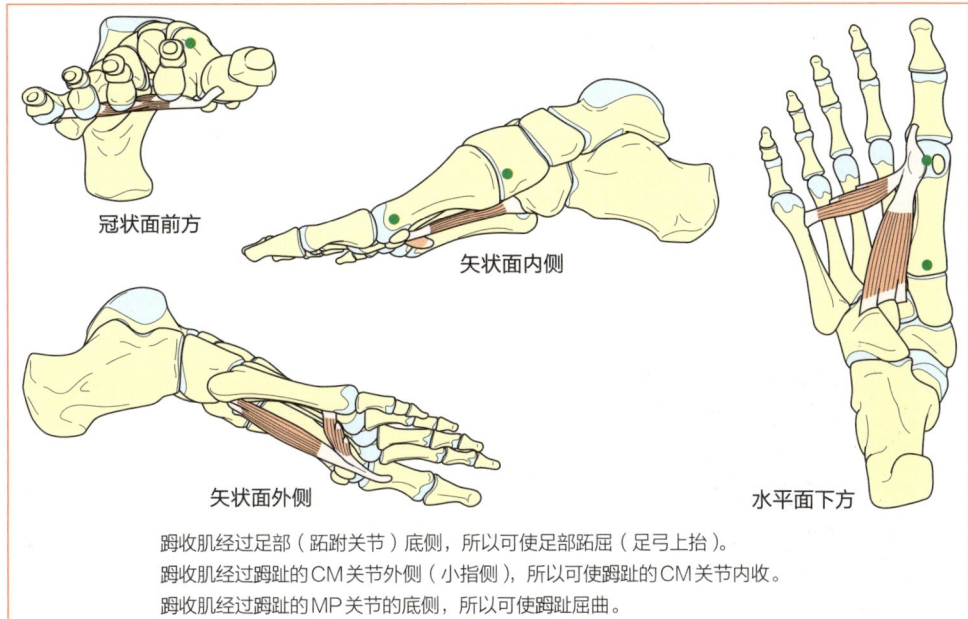

冠状面前方

矢状面内侧

矢状面外侧

水平面下方

跗收肌经过足部（跖跗关节）底侧，所以可使足部跖屈（足弓上抬）。
跗收肌经过跗趾的CM关节外侧（小指侧），所以可使跗趾的CM关节内收。
跗收肌经过跗趾的MP关节的底侧，所以可使跗趾屈曲。
跗收肌经过跗趾的MP关节的外侧（小趾侧），所以可使跗趾内收。

图3-13-1 姆收肌的拉伸——全身图

患者俯卧。物理治疗师用右手握住患者第2~5跖骨下端，用左手握住姆趾的近节趾骨和跖骨，以进行固定。

物理治疗师用右手使患者足前部的横弓舒展，同时用左手牵引姆趾使其内旋，以进行拉伸。

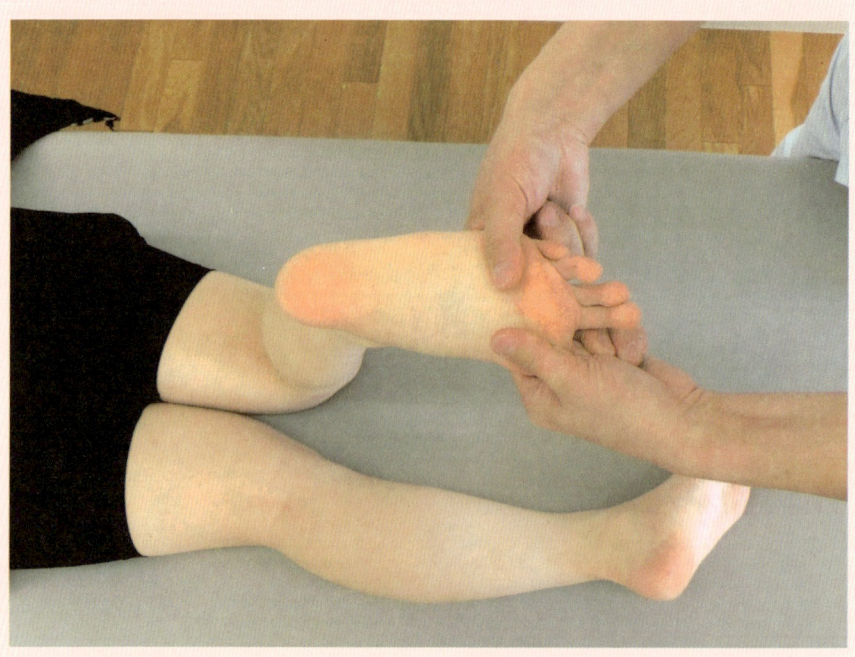

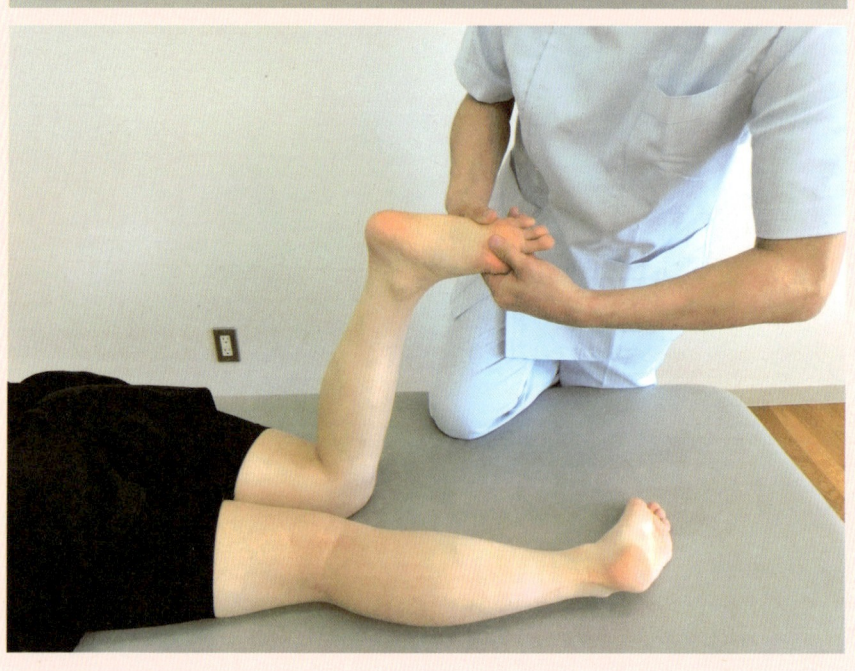

图3-13-2　姆收肌的固定操作

物理治疗师用右手从外侧握住患者的第2~5跖骨下端，同时使患者的小腿外旋（脚尖朝内），以进行固定。

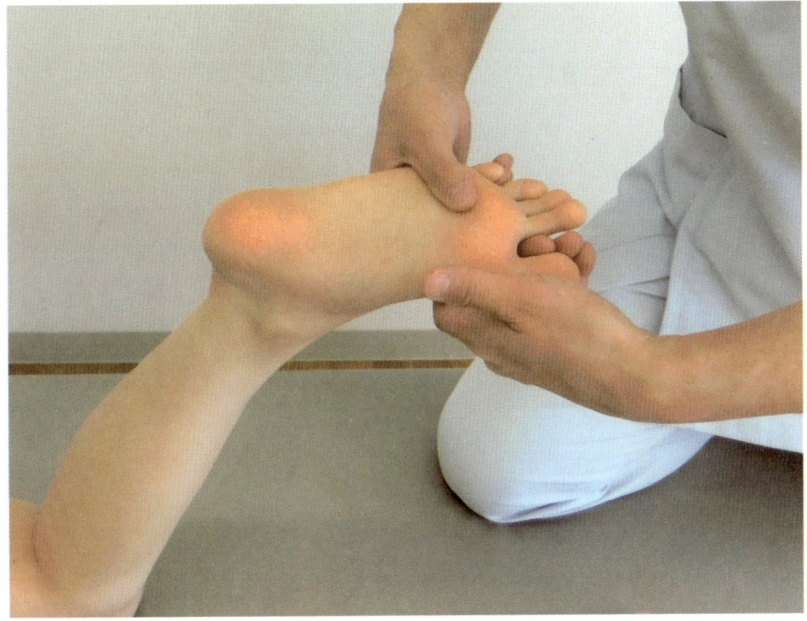

2

足关节和足部肌肉　▼　姆收肌

图3-13-3 踇收肌的拉伸操作（顺序）

首先，物理治疗师用右手握住患者的足部（①）；然后，用左手中指和无名指握住患者的踇趾，使MP关节外展（②）；接着，物理治疗师使患者保持此姿势，用左手拇指和食指握住患者的第1跖骨（③）。

物理治疗师用右手重新从外侧握住患者的第2~5跖骨下端，将其牢牢固定（④）。最后，物理治疗师不断牵拉患者的踇趾，使患者跖骨部位横弓的高度降低，随后使MP关节外展，以进行拉伸（⑤）。

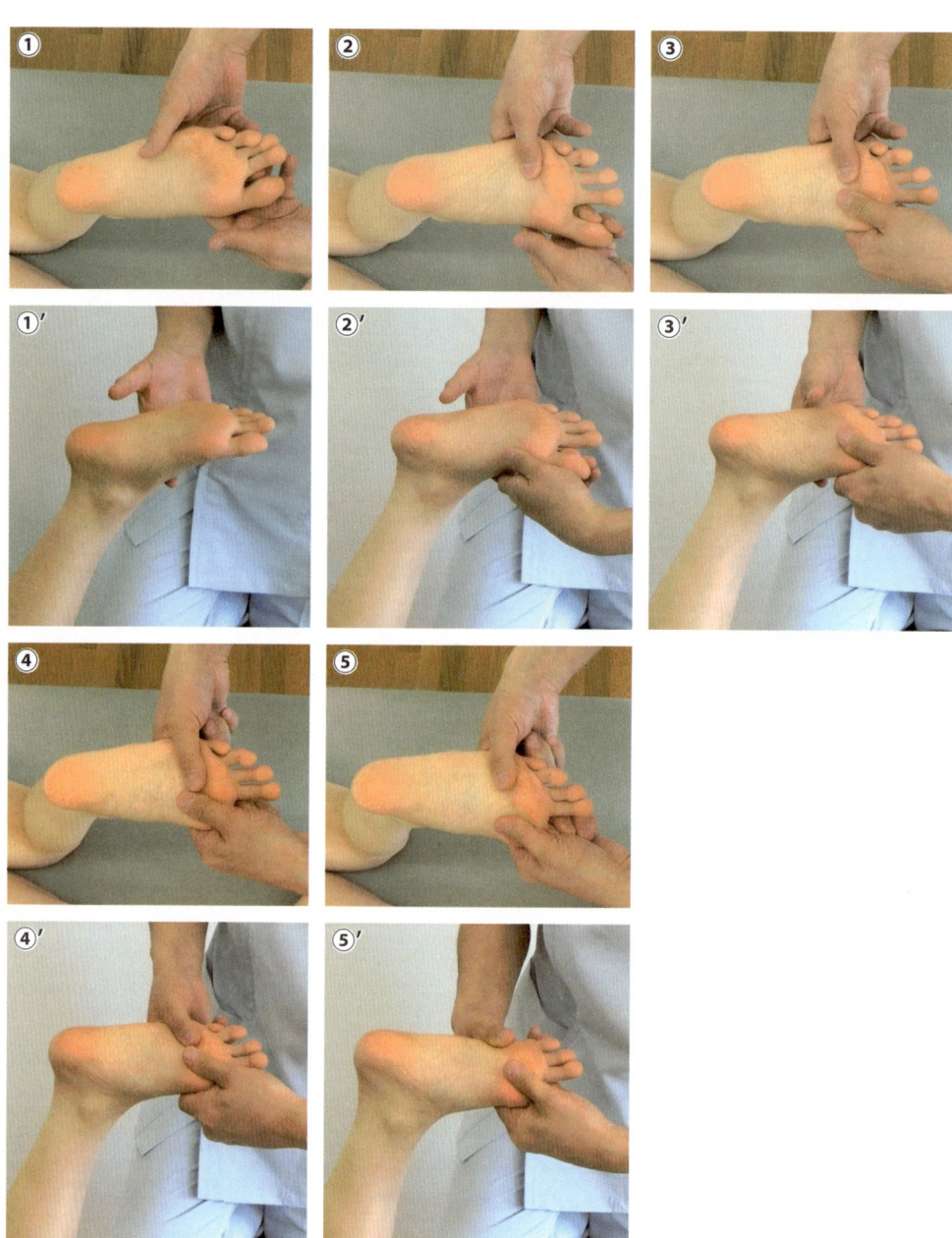

姆短屈肌 flexor hallucis brevis

起点	骰骨、外侧楔骨、跖长韧带		支配神经	足底内侧神经
止点	（外侧部）穿过外侧籽骨，止于姆趾近节趾骨底 （内侧部）穿过内侧籽骨，止于姆趾近节趾骨底		神经节	L5、S1

■技术要点

肌肉走向与功能	■ 经过足中部底侧，从外侧向内侧移行	▶ 可形成足中部横弓
	■ 经过姆趾的CM关节底侧	▶ 可形成内侧纵弓
	■ 经过姆趾的MP关节的底侧	▶ 可使姆趾屈曲

固定方法要点	■ 使拇长屈肌等肌肉舒张	▶ 可使足关节跖屈
	■ 伸展姆趾，使足关节背屈	▶ 可防止足关节背屈
	■ 伸展姆趾，使距下关节外转	▶ 可从距下关节的内转方向固定

拉伸操作要点	■ 背屈、外展足部的同时使姆趾伸展、内收以进行拉伸

其他要点	■ 姆长伸肌没有跨越姆趾的IP关节，所以无法使IP关节屈曲，也无法拉伸IP关节
	■ 防止关节拉伸引起的足部纵弓上抬

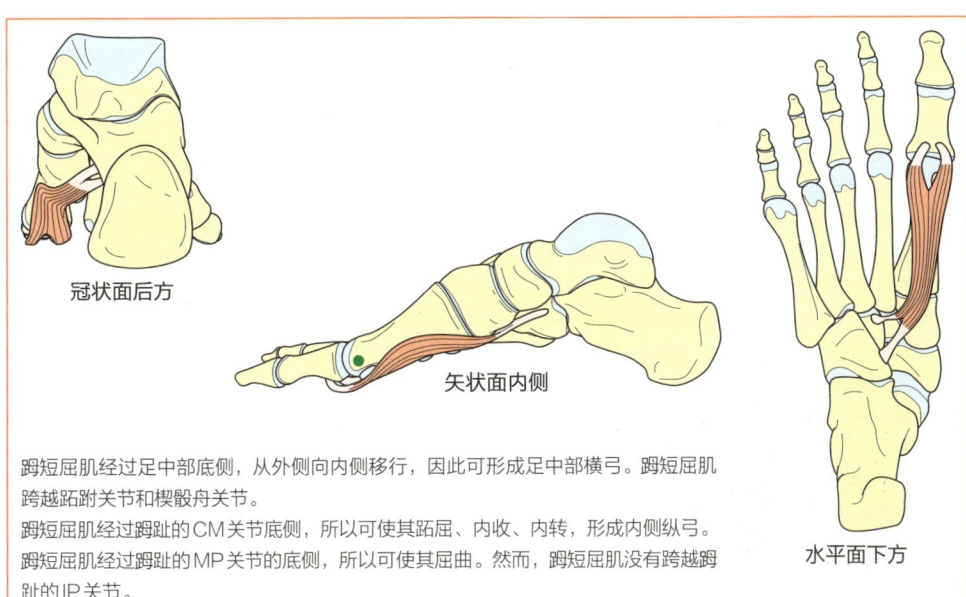

冠状面后方

矢状面内侧

水平面下方

姆短屈肌经过足中部底侧，从外侧向内侧移行，因此可形成足中部横弓。姆短屈肌跨越跖跗关节和楔骰舟关节。
姆短屈肌经过姆趾的CM关节底侧，所以可使其跖屈、内收、内转，形成内侧纵弓。
姆短屈肌经过姆趾的MP关节的底侧，所以可使其屈曲。然而，姆短屈肌没有跨越姆趾的IP关节。

图3-14-1 姆短屈肌的拉伸——全身图

患者俯卧。物理治疗师使患者的足关节跖屈，进而使经过足关节后方的姆长屈肌舒张。注意防止距下关节外转，同时使患者姆趾MP关节伸展，以进行拉伸。

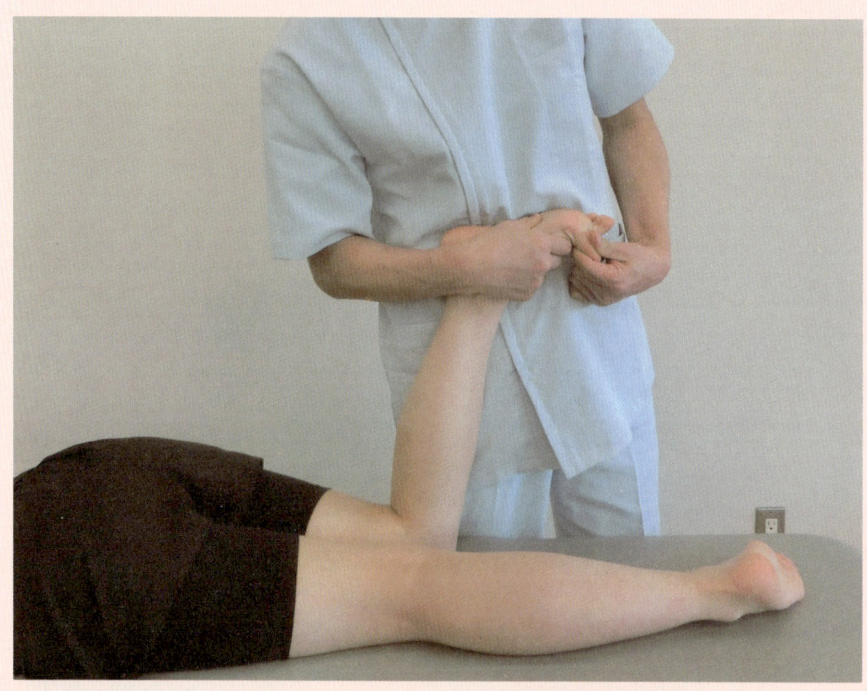

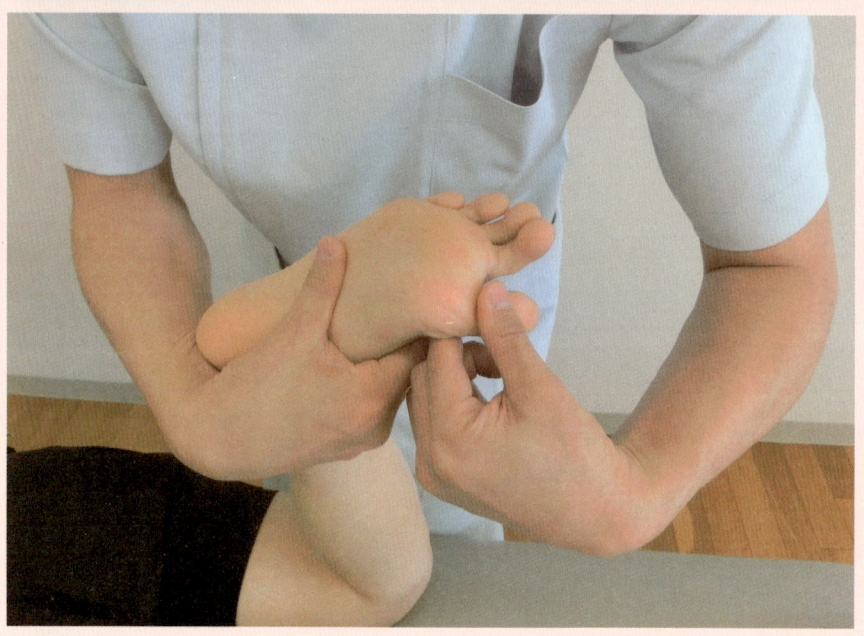

图3-14-2　跚短屈肌的固定操作

患者俯卧，物理治疗师使患者的足关节稍微跖屈，进而使经过距小腿关节的跖屈－背屈轴的跚长屈肌舒张。

首先，物理治疗师用右手从底侧和背侧握住患者的右足中部（①），将右手腕附近紧贴足后部内侧（②）。

然后，物理治疗师向内转方向固定距下关节（③）。如下方右图所示，物理治疗师的腹部紧贴患者的小腿外侧，将其固定（④）。

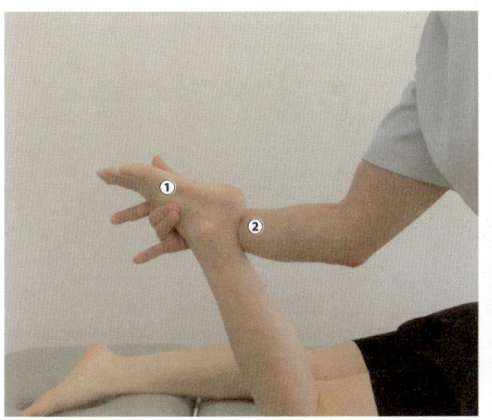
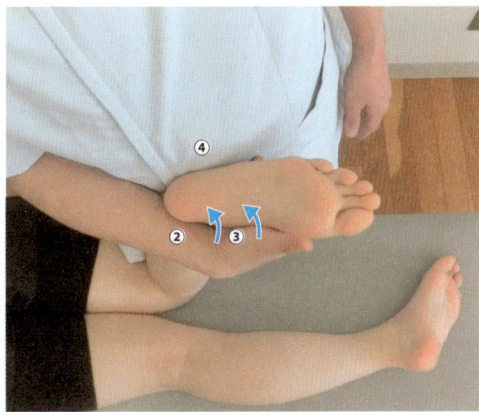

图3-14-3　跚短屈肌的错误固定操作：没有牢牢固定距下关节

如图所示，物理治疗师仅仅握住患者的足跟，并没有保持患者的足关节跖屈，也没有向内转方向固定距下关节，从而导致患者的足关节背屈、距下骨关节外转。这很容易导致患者的足弓降低操作和跚趾伸展操作不够充分，无法充分拉伸跚短屈肌。

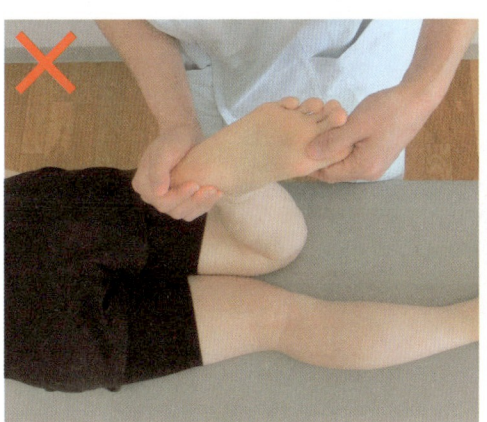
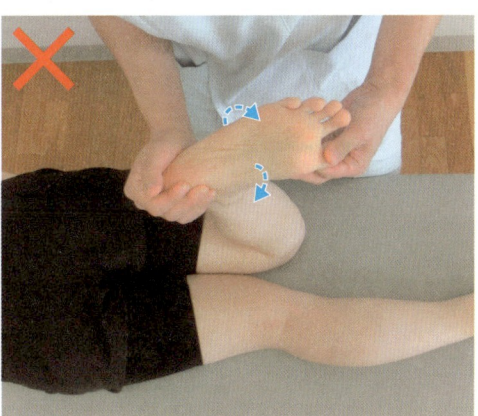

图 3-14-4　蹈短屈肌的拉伸操作（顺序）

物理治疗师用右手握住患者的足部，将其固定（①）。

在拉伸操作过程中，一定要降低患者的足中部横弓和纵弓。不需要固定第 1 跖骨，即使患者足中部的跖跗关节、楔骰舟关节以及蹈趾的 CM 关节有所移动也没有关系。

物理治疗师用左手握住患者蹈趾的近节趾骨，将其向外牵拉（②）。物理治疗师应不断牵拉患者的蹈趾，同时使患者的 MP 关节伸展，以进行拉伸（③）。不需要拉伸 IP 关节。

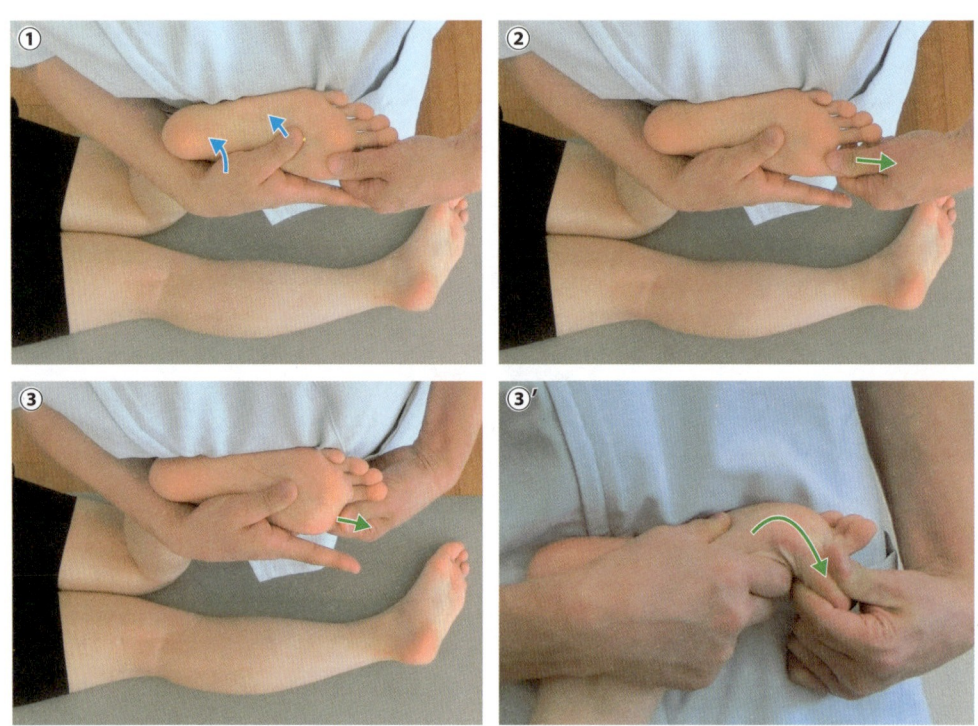

趾短屈肌 flexor digitorum brevis

起点	跟骨结节
止点	第2~5趾的中节趾骨底

支配神经	足底内侧神经
神经节	L5、S1

■技术要点

肌肉走向与功能	■ 经过足部（※）底侧	▶ 可形成足部纵弓
	■ 经过第2~第5趾的MP关节和PIP关节底侧	▶ 可使第2~5趾屈曲

固定方法要点	■ 使拇长屈肌等舒张	▶ 可使足关节跖屈
	■ 伸展姆趾，使足关节背屈	▶ 可防止足关节背屈

拉伸操作要点	■ 保持足弓的同时使第2~5趾的MP关节和PIP关节伸展以进行拉伸

其他要点	■ 跟腱部与足底腱膜之间有纤维连接。拉伸小腿三头肌，间接拉伸足底腱膜
	■ 趾短屈肌没有跨越第2~5趾的DIP关节，所以无法使DIP关节屈曲，也无法拉伸DIP关节
	■ ※足部指的是跗横关节以及跖跗关节（第2~5趾的CM关节）

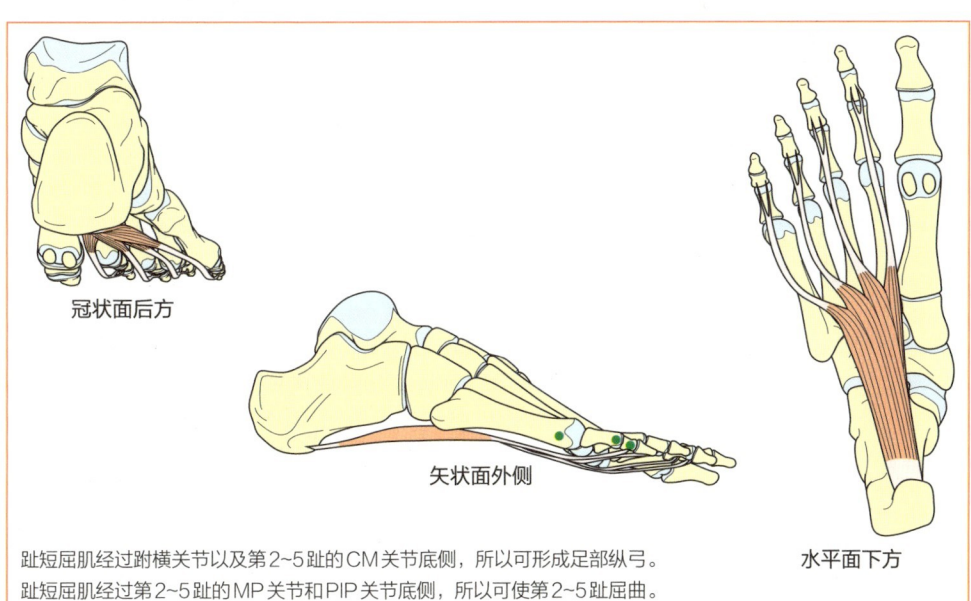

冠状面后方

矢状面外侧

水平面下方

趾短屈肌经过跗横关节以及第2~5趾的CM关节底侧，所以可形成足部纵弓。
趾短屈肌经过第2~5趾的MP关节和PIP关节底侧，所以可使第2~5趾屈曲。

图3-15-1 趾短屈肌的拉伸——全身图

物理治疗师跖屈患者的足关节,进而使患者的足底腱膜舒张;用右手握住患者的足中部,将右手中指和无名指紧贴患者跟骨结节前方,将其固定;将左手拇指放于患者第2~5趾的近节趾骨处,使患者第2~5趾的MP关节伸展。这时,物理治疗师的右手拇指要从患者足背侧握住跖骨头部,防止足关节背屈。在拉伸过程中,物理治疗师的左手拇指滑向较下端的跖骨处,使PIP关节伸展。

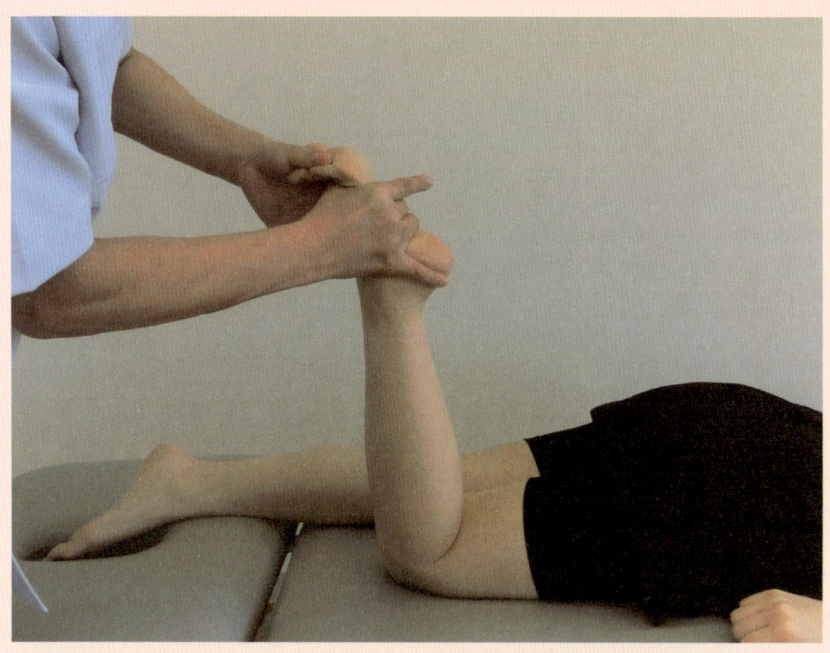

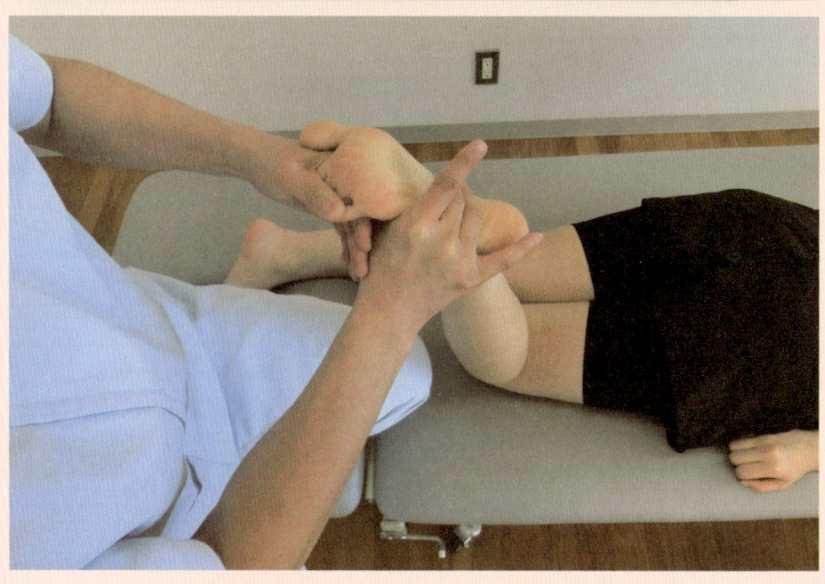

图3-15-2　趾短屈肌的固定操作

物理治疗师跖屈患者的足关节，进而使患者的足底腱膜舒张。

物理治疗师用右手从外侧握住患者的足中部周围（①），腕关节尺偏的同时将右手中指和无名指紧贴患者跟骨结节前方，并将其固定（②）。不需要固定足跟底侧。

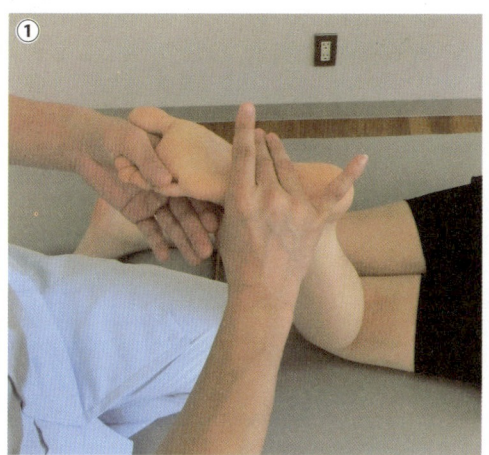
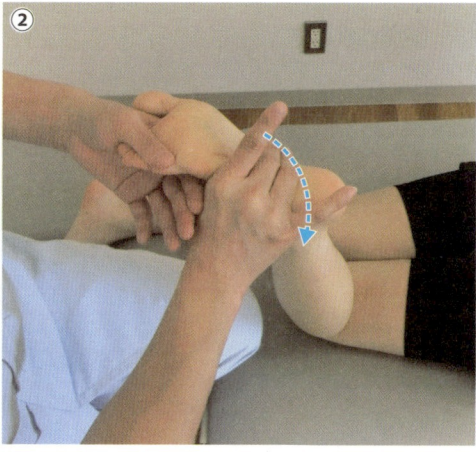

图3-15-3　趾短屈肌的错误固定操作：将足跟底侧固定

如果将患者的足跟底侧固定，在拉伸过程中就会不断拉伸足底的皮肤和足底腱膜。由于深层的趾短屈肌很难拉伸，所以不需要固定足跟底侧。

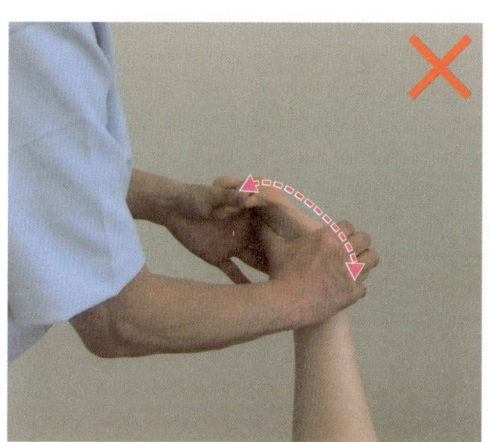
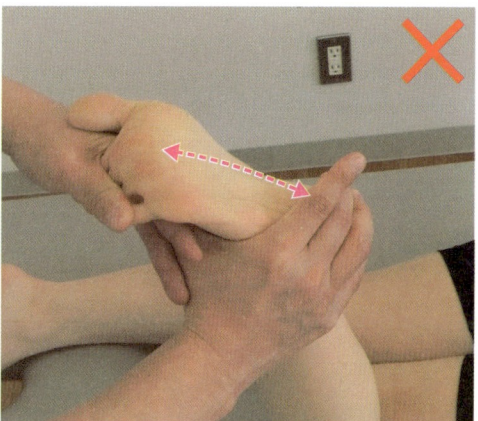

图3-15-4　趾短屈肌的拉伸操作（顺序）

首先，物理治疗师按上文介绍的固定操作对患者进行固定。然后，将左手拇指放在患者第2~5趾的近节趾骨处（①），使第2~5趾的MP关节伸展；右手拇指从患者的足背侧握住跖骨头部，防止足关节背屈（②）。

在拉伸过程中，物理治疗师的左手拇指滑向较下端的跖骨处，使PIP关节伸展。此时，物理治疗师的左手食指侧面紧贴患者近节趾骨处，以防止在PIP关节伸展的过程中足关节背屈。

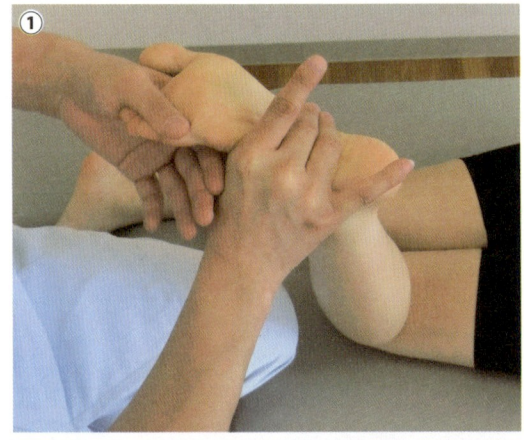

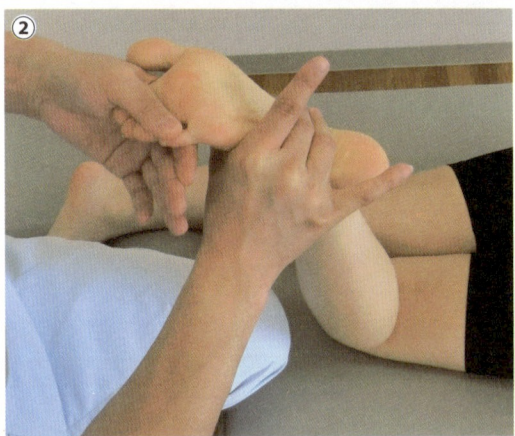

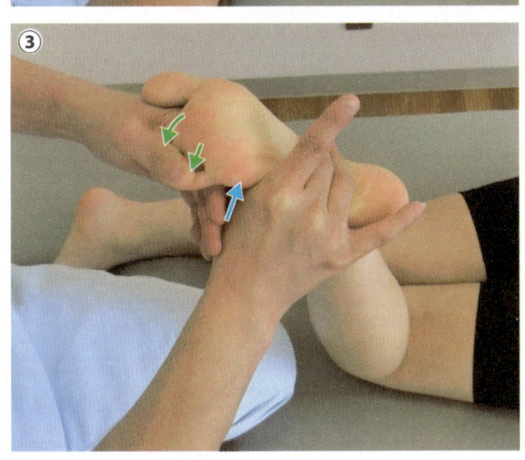

髂肋肌 iliocostalis muscle

腰髂肋肌 iliocostalis lumborum

起点	骶骨、髂嵴、胸腰筋膜	支配神经	第8颈神经～第1腰神经后外侧枝
止点	第7~12肋骨、深层胸腰筋膜、上方腰椎横突		

胸髂肋肌 iliocostalis thoracis

起点	第7~12肋骨	支配神经	第8颈神经～第1腰神经后外侧枝
止点	第1~6肋骨		

颈髂肋肌 iliocostalis cervicis

起点	第3~6肋骨	支配神经	第8颈神经～第1腰神经后外侧枝
止点	第4~6颈椎横突		

■技术要点（针对腰髂肋肌）

肌肉走向与功能	■ 经过脊柱侧方	▶ 可使躯干向同侧侧屈
	■ 经过脊柱（屈曲-伸展轴）后方	▶ 可使躯干伸展
	■ 经过胸椎的旋转轴同侧，向后方牵拉	▶ 可使躯干向同侧旋转

固定方法要点	■ 固定患者的肋骨侧	
	■ 通过屈曲、向对侧旋转、向对侧侧屈患者的躯干来进行固定	

拉伸操作要点	■ 进行上述固定操作时，患者的同侧骨盆会前倾、上抬、向对侧旋转	▶ 所以要后倾、下抑、向同侧旋转患者的同侧骨盆

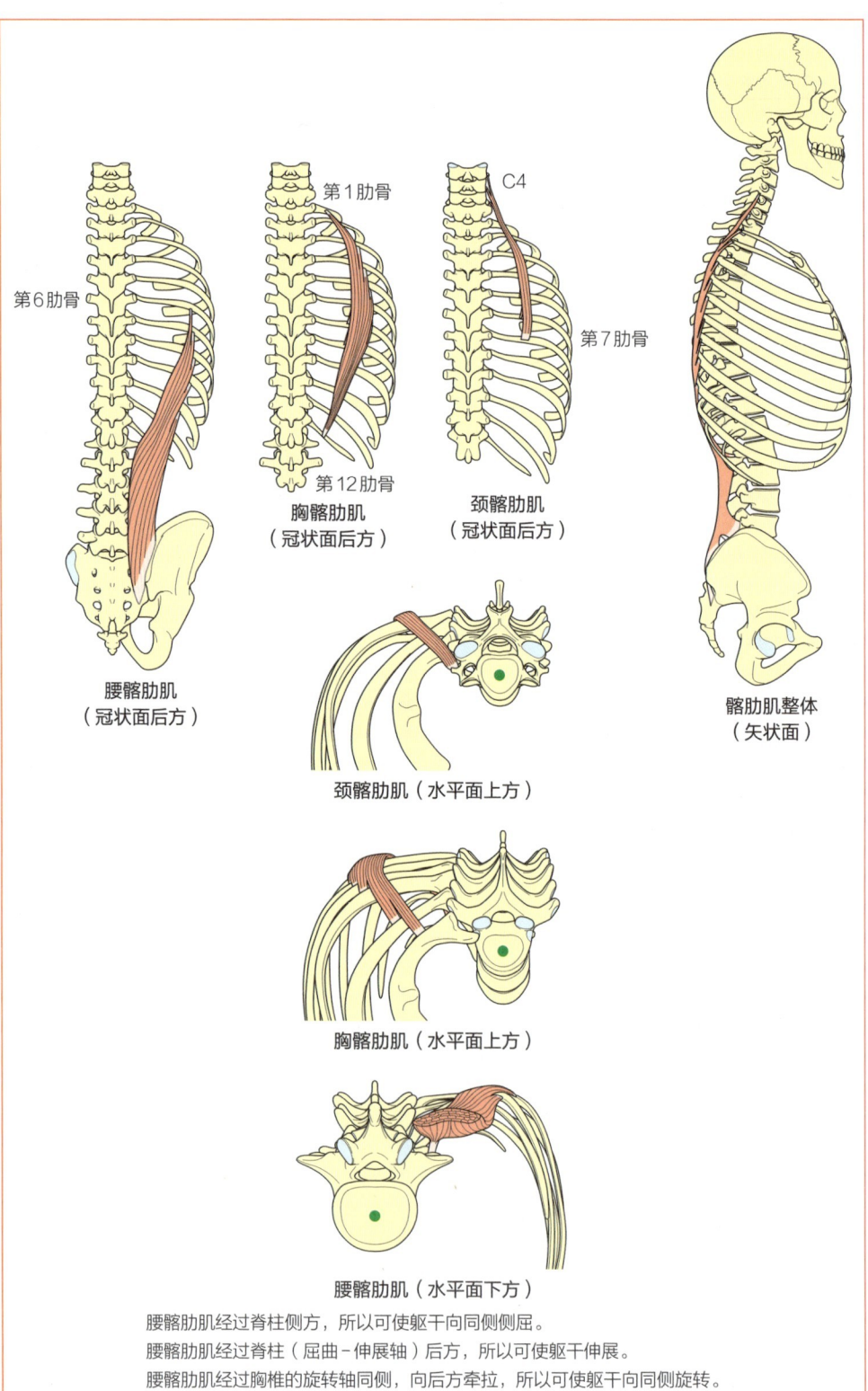

第6肋骨

第1肋骨

C4

第12肋骨

胸髂肋肌
（冠状面后方）

颈髂肋肌
（冠状面后方）

第7肋骨

腰髂肋肌
（冠状面后方）

髂肋肌整体
（矢状面）

颈髂肋肌（水平面上方）

胸髂肋肌（水平面上方）

腰髂肋肌（水平面下方）

腰髂肋肌经过脊柱侧方，所以可使躯干向同侧侧屈。
腰髂肋肌经过脊柱（屈曲－伸展轴）后方，所以可使躯干伸展。
腰髂肋肌经过胸椎的旋转轴同侧，向后方牵拉，所以可使躯干向同侧旋转。

图4-1-1　腰髂肋肌的拉伸——全身图

患者侧卧，深度屈曲左下肢，轻度屈曲右髋关节。首先，物理治疗师将右手紧贴在患者右肋骨中央的背面，使患者的躯干向左旋转，并进行固定。然后，物理治疗师用左手使患者的右骨盆后倾、向右旋转，以进行拉伸。

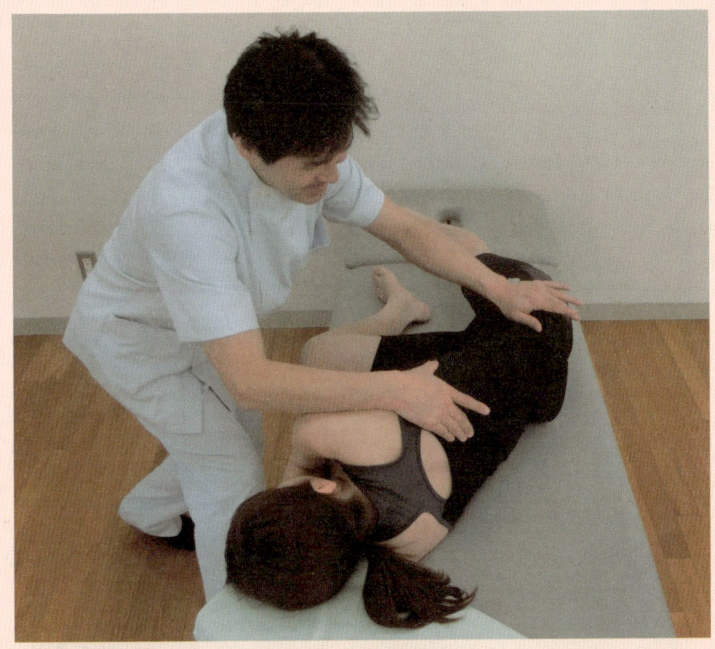

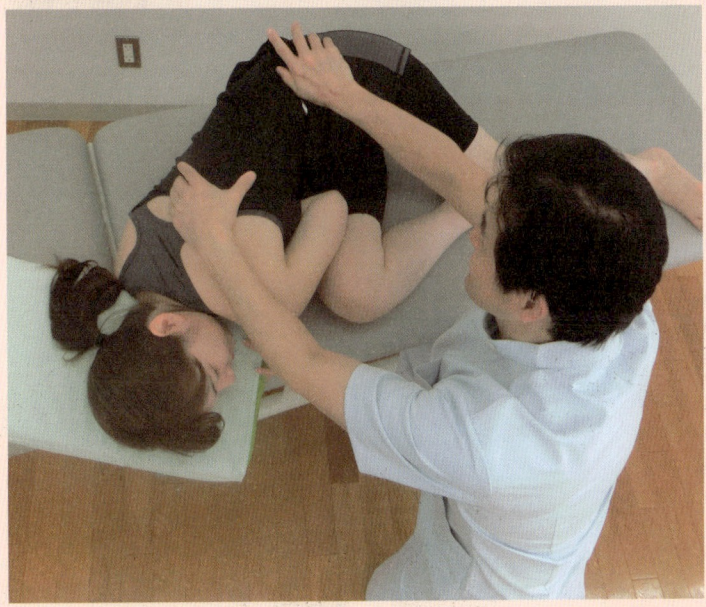

（此为对侧操作图，仅为展示操作细节）

图4-1-2　腰髂肋肌的固定准备

患者向左侧卧，深度屈曲左下肢，轻度屈曲右髋关节与右膝关节，右腿呈轻度伸展状态。此时，要注意右下肢与左下肢不要呈同等程度的屈曲状态。

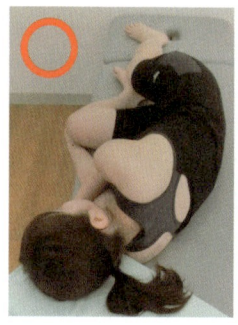 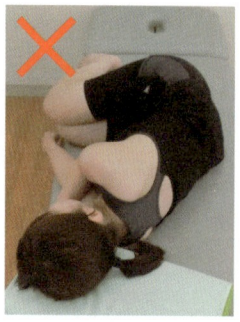 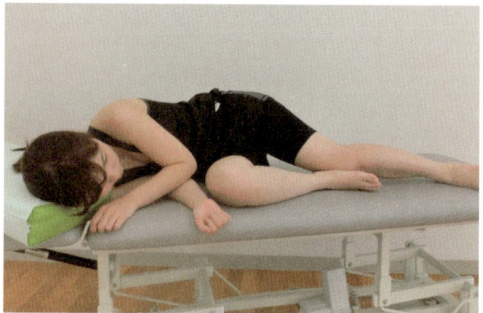

（此为对侧操作图，仅为展示操作细节）

图4-1-3　腰髂肋肌的固定操作

物理治疗师将右手紧贴患者的右胸廓下部到中央周围，面向患者，使其躯干向左旋转。注意在拉伸过程中也要固定胸廓，防止其移动。

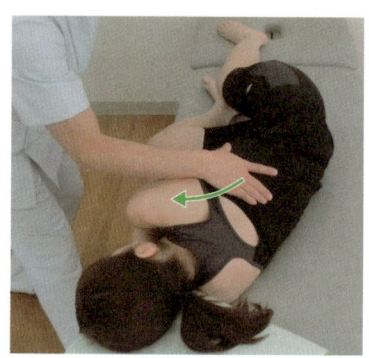

图4-1-4　腰髂肋肌的固定操作（详细）

如下方右图所示，如果物理治疗师用右手固定患者的肩胛骨，在拉伸过程中患者的肩胛胸壁关节会移动，从而导致患者的躯干（胸廓部）下抑以及向左移动，无法被充分固定。

如果固定患者的胸廓下部到中央部位，就能够使腰髂肋肌得到充分的拉伸。

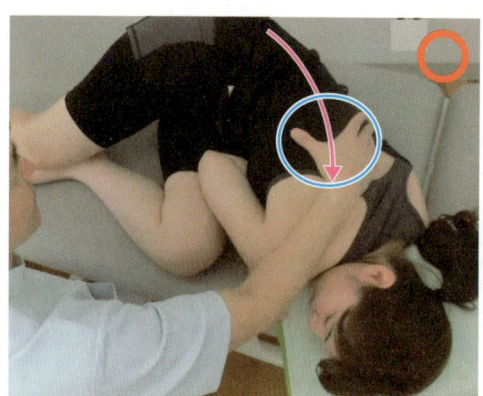 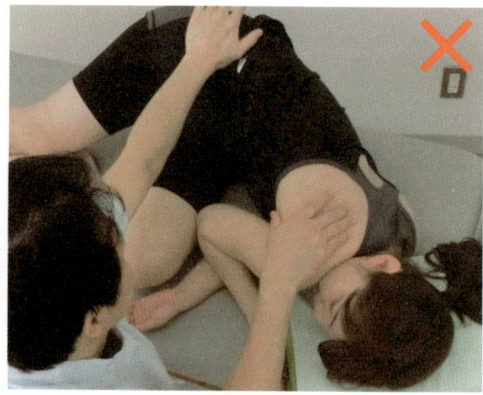

图4-1-5 腰髂肋肌的拉伸操作

物理治疗师固定患者的右胸廓后（①），用左手紧贴患者的右髂前上棘（②），使患者的骨盆后倾、向右旋转，以进行拉伸（③）。

患者在如图③所示的状态下进行胸式呼吸，向胸廓吸气，使胸廓鼓起，远离腰髂肋肌的起点和止点，再进行拉伸（④）。

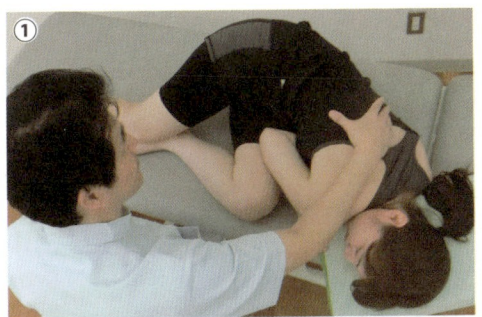

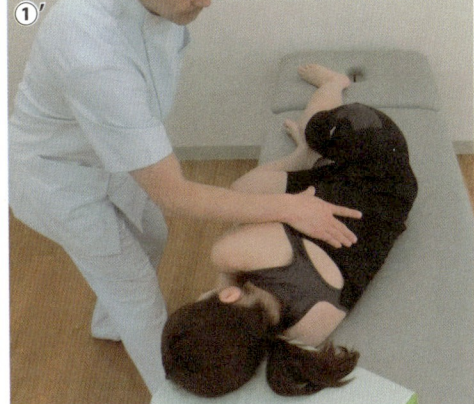

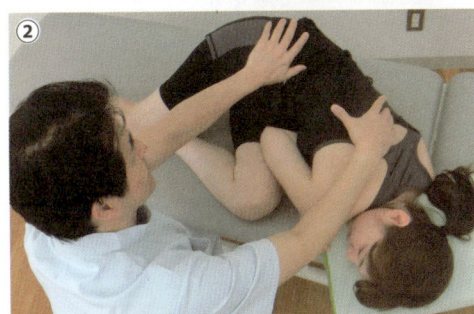

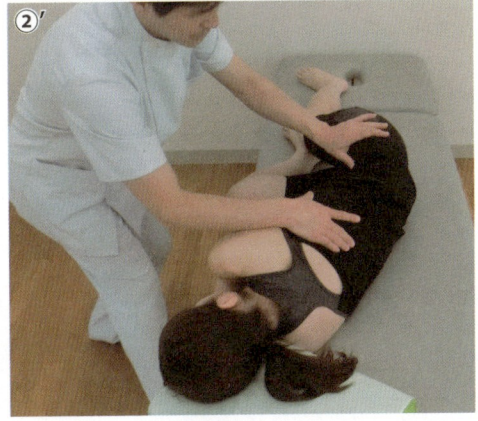

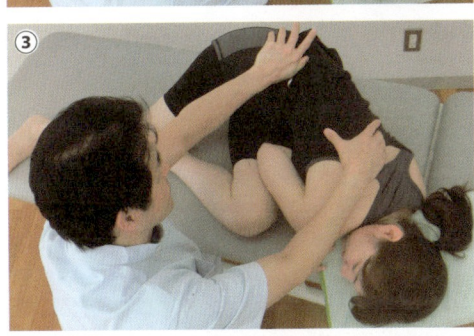

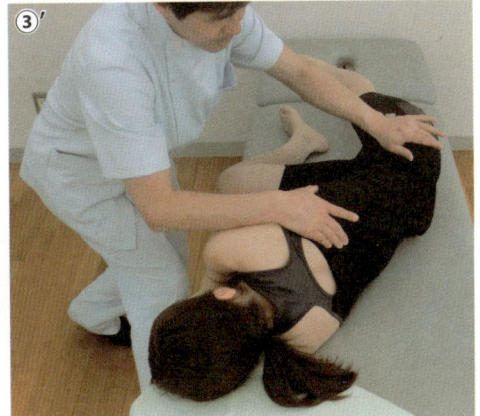

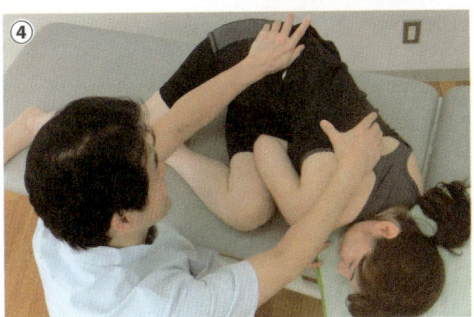

图4-1-6　腰髂肋肌的错误拉伸操作

如果患者的左右下肢以同等程度屈曲，患者的骨盆将会严重后倾、向右旋转，导致骨盆难以拉伸。
因此，患者要使右下肢（上侧）轻度屈曲，再进行拉伸。

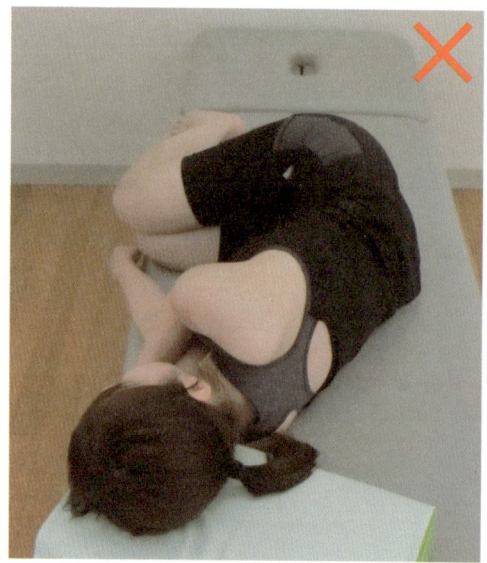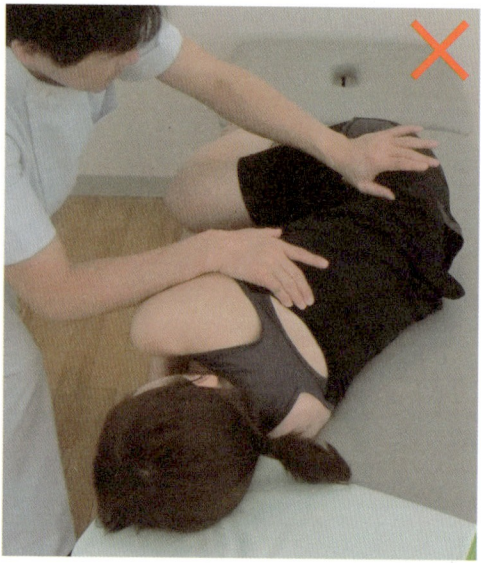

最长肌 longissimus

胸最长肌 longissimus thoracis

起点	骶骨、髂嵴（与髂肋肌穿过同一腱膜）、腰椎棘突、下位胸椎棘突	**支配神经**	第1颈神经~第5腰神经后外侧枝
止点	第2~12肋骨、腰椎横突、胸椎横突		

颈最长肌 longissimus cervicis

起点	第1~6胸椎横突	**支配神经**	第1颈神经~第5腰神经后外侧枝
止点	第2~5颈椎横突		

头最长肌 longissimus capitis

起点	第1~3胸椎横突，第4~7颈椎横突	**支配神经**	第1颈神经~第5腰神经后外侧枝
止点	颞骨乳突		

■技术要点（针对胸最长肌）

肌肉走向 与功能	■ 经过脊柱侧方	▶ 可使躯干向同侧侧屈
	■ 经过脊柱（屈曲-伸展轴）后方	▶ 可使躯干伸展
	■ 经过胸椎的旋转轴同侧，向后方牵拉	▶ 可使躯干向同侧旋转
固定方法 要点	■ 将患者的胸廓侧固定于床上	
拉伸操作 要点	■ 患者的骨盆下抑（躯干侧屈）、后倾（躯干屈曲）对于拉伸操作来说很重要，另外不要盲目对患者进行旋转操作	

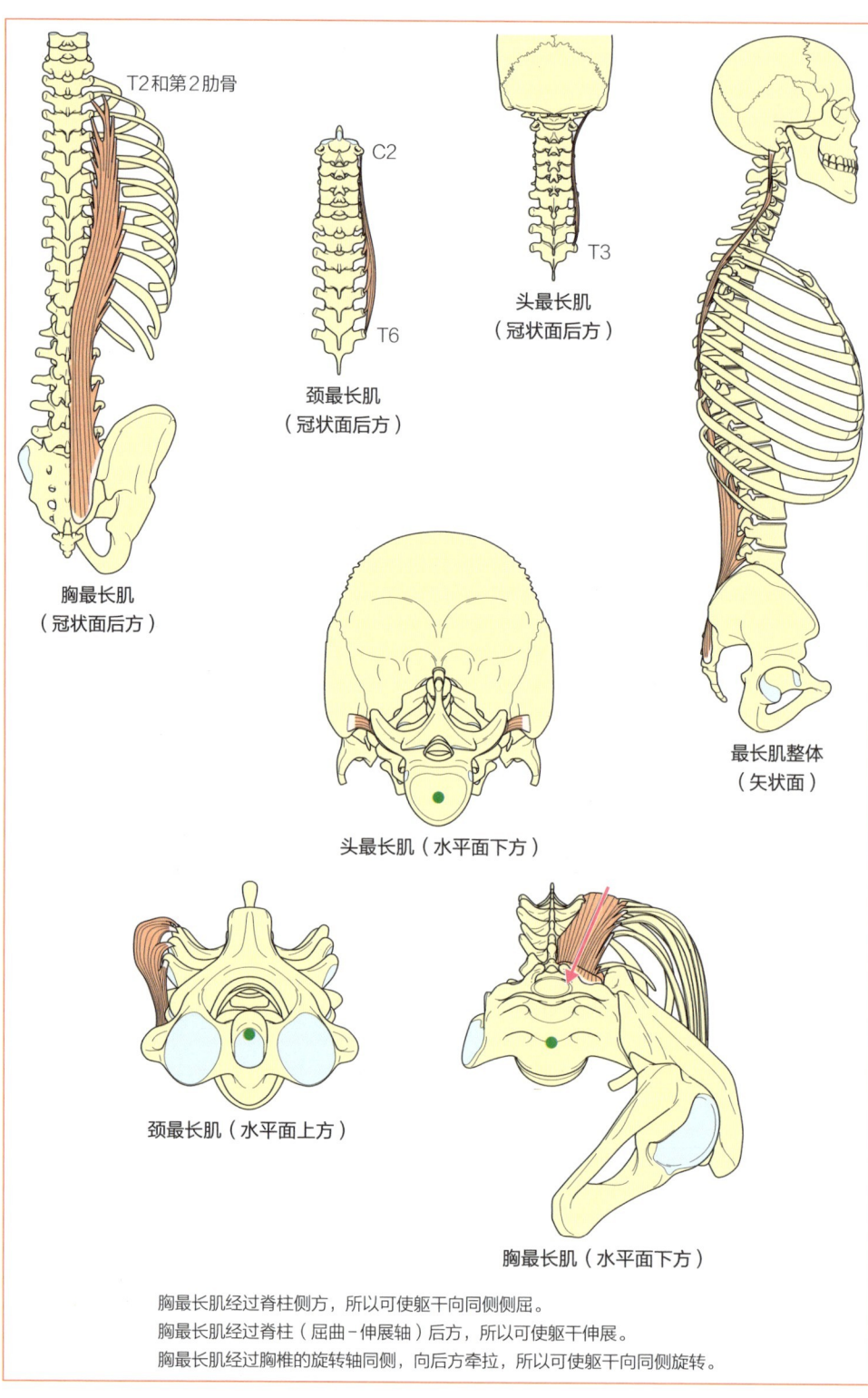

T2和第2肋骨

C2

T6

T3

头最长肌
（冠状面后方）

颈最长肌
（冠状面后方）

胸最长肌
（冠状面后方）

最长肌整体
（矢状面）

头最长肌（水平面下方）

颈最长肌（水平面上方）

胸最长肌（水平面下方）

胸最长肌经过脊柱侧方，所以可使躯干向同侧侧屈。
胸最长肌经过脊柱（屈曲－伸展轴）后方，所以可使躯干伸展。
胸最长肌经过胸椎的旋转轴同侧，向后方牵拉，所以可使躯干向同侧旋转。

图4-2-1　胸最长肌的拉伸——全身图

患者仰卧，用双手抓住右侧床沿，抬起双膝。首先，物理治疗师用右手紧贴患者的右肋骨中央背面，使患者的躯干向左旋转并固定。

然后，物理治疗师用左手使患者的右骨盆后倾、向右旋转，以进行拉伸。

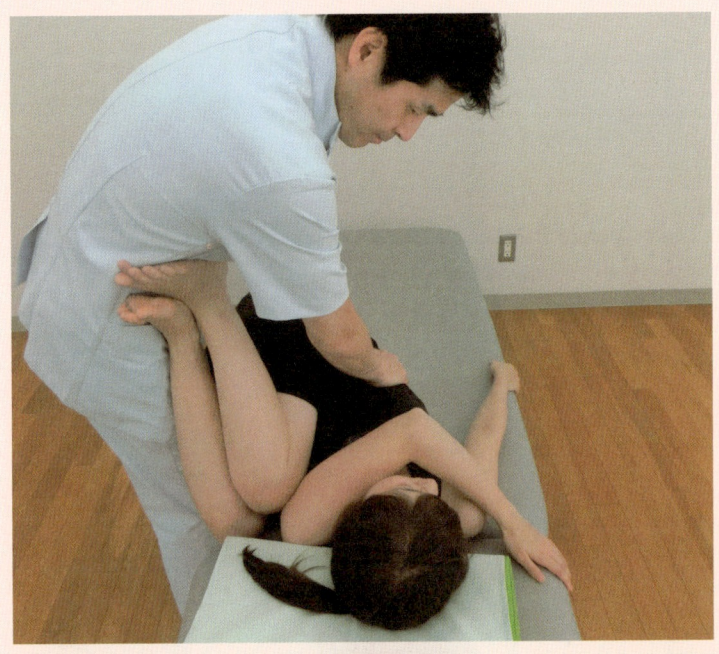

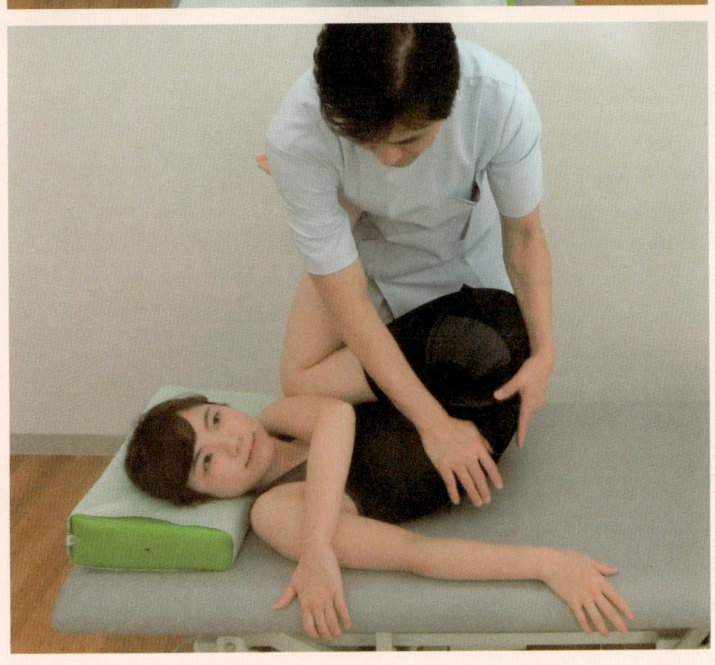

图4-2-2　胸最长肌的开始肢位与固定方法

患者仰卧，用双手抓住右侧床沿，借助躯干的重量使躯干固定在床上。

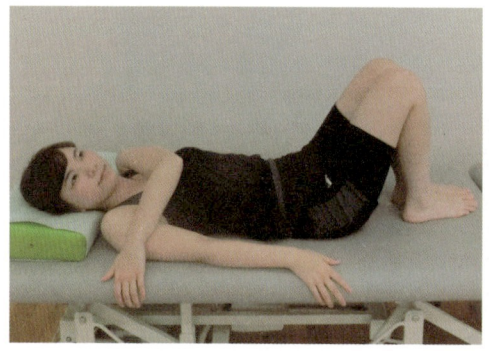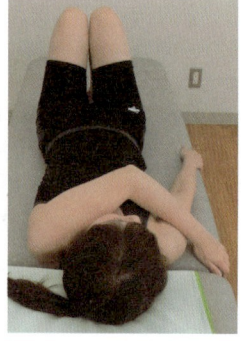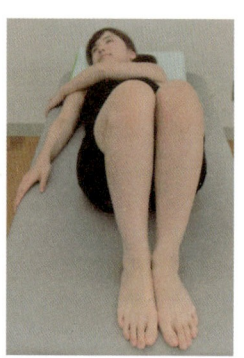

图4-2-3　胸最长肌的拉伸操作（1）

①物理治疗师从左侧合并患者的双足，用右手支撑患者的双膝，用左手支撑患者的双足。

②物理治疗师使患者的双膝向患者头部方向倾斜，使髋关节屈曲，同时将患者的双足夹在自己的右腋下到侧腹部的位置，使患者的骨盆后倾。

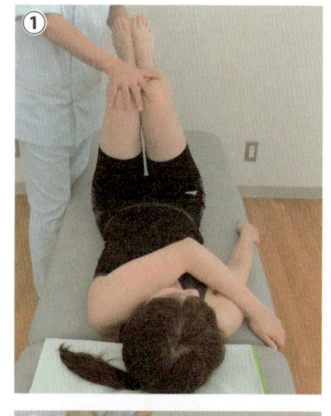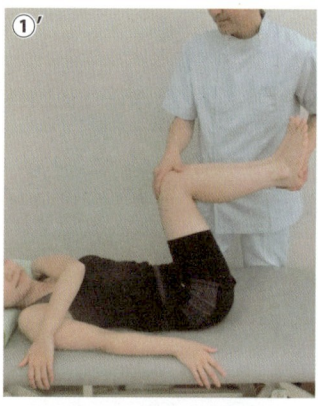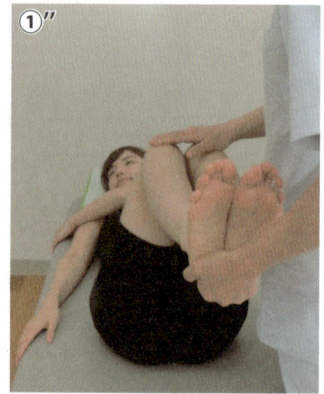

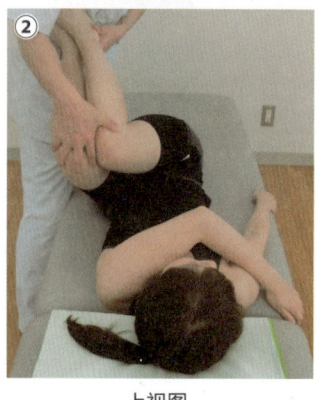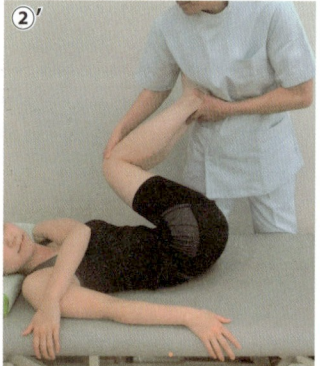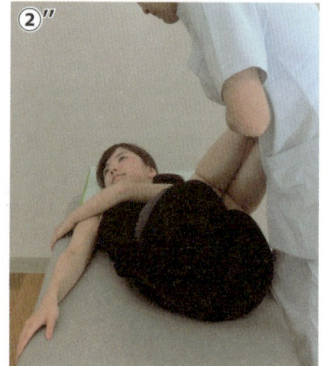

上视图　　　　　　　　　　　右视图　　　　　　　　　　　下视图

图4-2-4　胸最长肌的拉伸操作（2）

③物理治疗师使患者的下肢向着远离头部重心的方向移动。此时，物理治疗师要注意使患者的骨盆
　后倾，同时注意不要使患者的双髋关节过度屈曲。

④物理治疗师的左手紧贴患者的骨盆，使骨盆充分后倾（躯干屈曲），同时使患者的双膝向患者的左
　侧肩部周围移动。

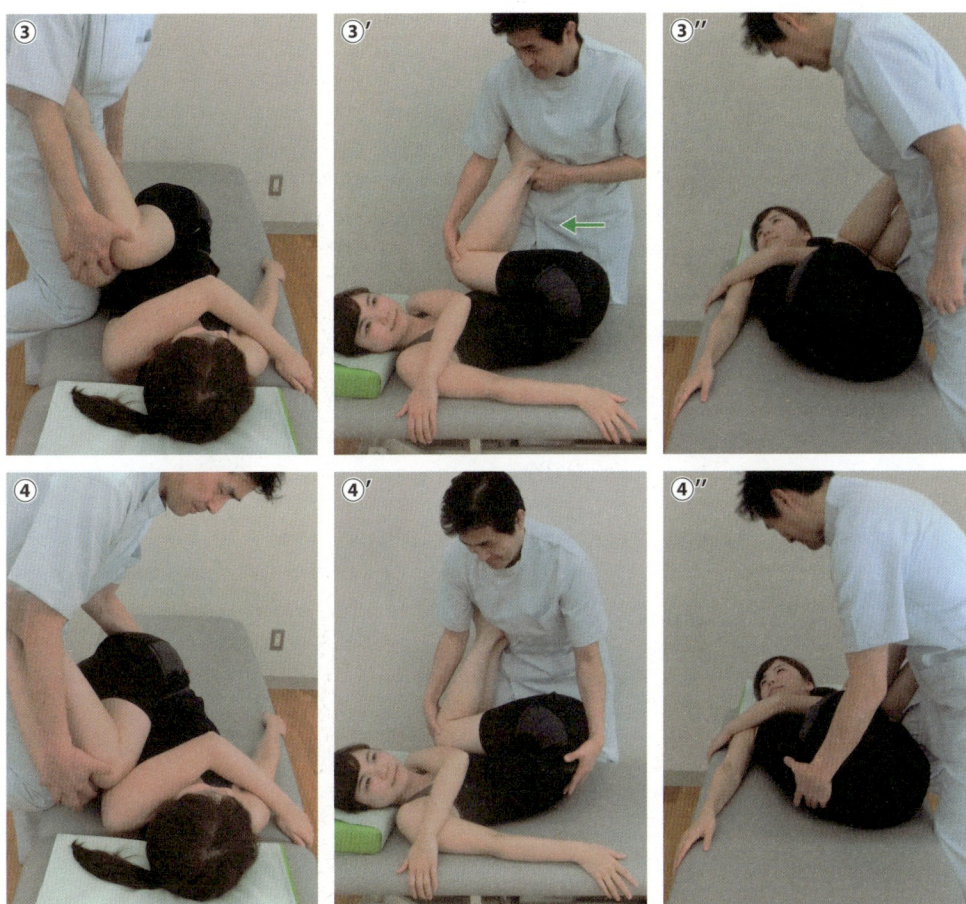

| 上视图 | 右视图 | 下视图 |

图4-2-5 胸最长肌的拉伸操作（3）

⑤物理治疗师用支撑患者双膝的右手紧贴患者的右胸廓下部。

⑥物理治疗师应一边观察患者的反应以免给患者的右肋骨造成负担，一边用右手按压患者的右胸廓，使患者的躯干屈曲（脊柱整体后弯），尽可能使患者的骨盆后倾。

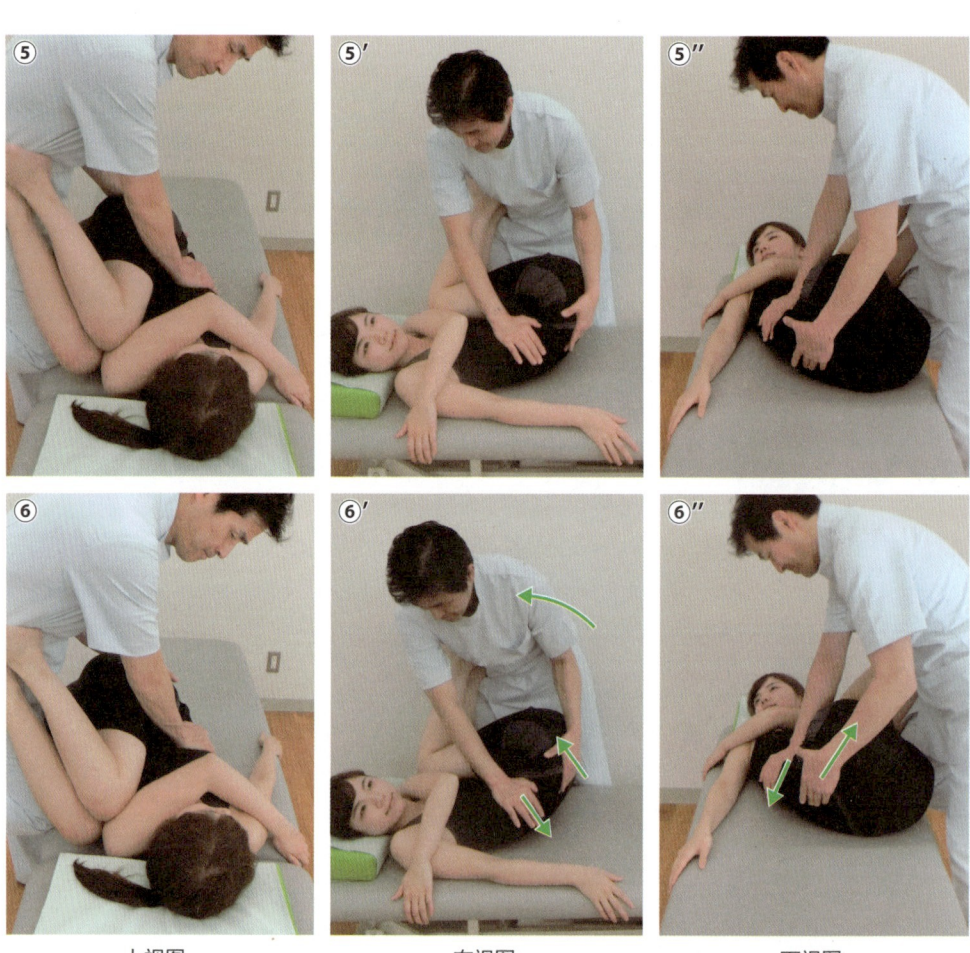

上视图　　　　　　右视图　　　　　　下视图

夹肌 splenius

头夹肌 splenius capitis

起点	第4颈椎~第3胸椎棘突	支配神经	第1~6颈神经后外侧支
止点	上项线外侧、颞骨乳突		

颈夹肌 splenius cervicis

起点	第3~6胸椎棘突	支配神经	第1~6颈神经后外侧支
止点	第1~2颈椎横突		

■技术要点（针对头夹肌）

肌肉走向与功能	■ 经过头颈部侧方	▶ 可使头颈部向同侧侧屈
	■ 经过头颈部（屈曲－伸展轴）后方	▶ 可使头颈部伸展
	■ 经过胸椎的旋转轴同侧，向后方牵拉	▶ 可使头颈部向同侧旋转

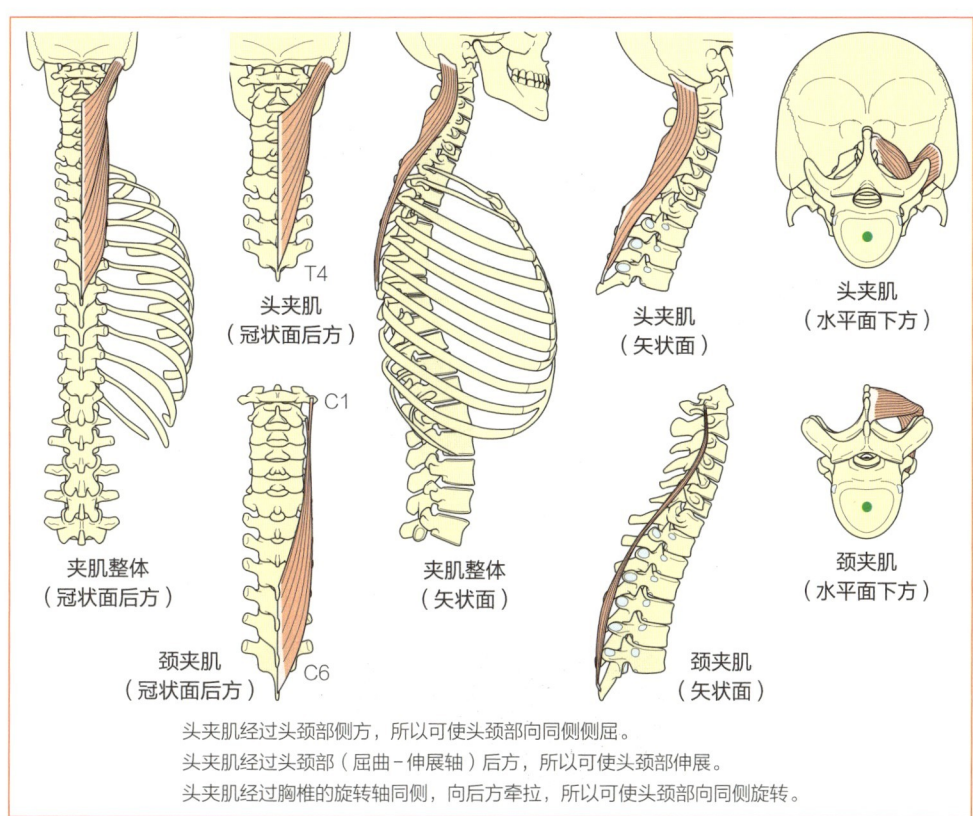

T4
头夹肌
（冠状面后方）

头夹肌
（矢状面）

头夹肌
（水平面下方）

夹肌整体
（冠状面后方）

C1

C6

夹肌整体
（矢状面）

颈夹肌
（冠状面后方）

颈夹肌
（矢状面）

颈夹肌
（水平面下方）

头夹肌经过头颈部侧方，所以可使头颈部向同侧侧屈。
头夹肌经过头颈部（屈曲－伸展轴）后方，所以可使头颈部伸展。
头夹肌经过胸椎的旋转轴同侧，向后方牵拉，所以可使头颈部向同侧旋转。

<table>
<tr><td rowspan="3">固定方法 要点</td><td>■ 向对侧侧屈患者的颈部，使胸椎也向对侧侧屈</td><td>► 可在防止胸椎向对侧侧屈的方向固定</td></tr>
<tr><td>■ 屈曲患者的颈部，使胸椎屈曲</td><td>► 可在防止胸椎屈曲的方向固定</td></tr>
<tr><td>■ 向对侧旋转患者的颈部，使胸椎也向对侧旋转</td><td>► 可在防止胸椎向对侧旋转的方向固定</td></tr>
<tr><td>拉伸操作 要点</td><td colspan="2">■ 通过向对侧侧屈、屈曲、向对侧旋转患者的颈部和头部来进行拉伸</td></tr>
</table>

图4-3-1　头夹肌的拉伸——全身图

患者向右（拉伸侧）侧卧。物理治疗师将患者的头部侧放在自己的大腿上，用右手紧贴患者的颞骨乳突的后方，用左手鱼际到食指的掌骨掌侧附近紧贴患者的下位颈椎到上位胸椎的棘突右侧，将其固定。

物理治疗师用右手使患者的头颈部向左旋转，使患者的枕部右侧贴于自己的大腿，然后使其屈曲、向左侧屈，以进行拉伸。

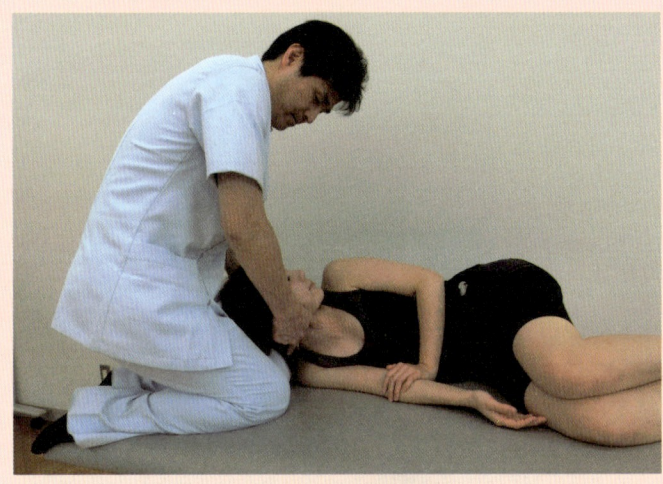

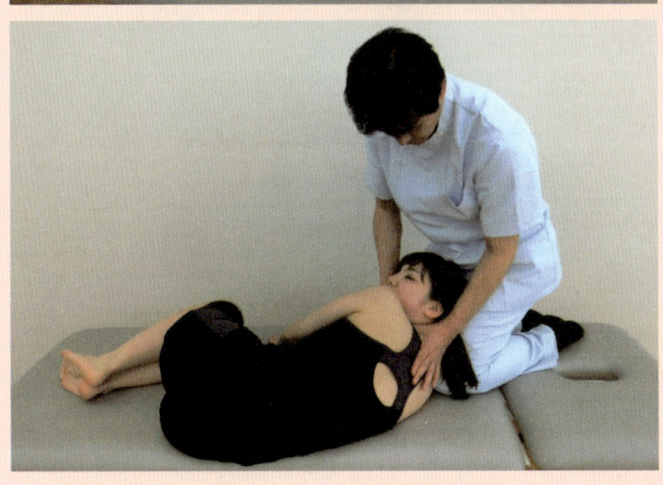

图4-3-2　头夹肌的固定

物理治疗师跪坐在患者头部上方的床上，使患者向右侧卧。物理治疗师将患者的头部右侧靠在自己的大腿上，使患者的双下肢屈曲，同时使患者的背部整体屈曲（①）。

物理治疗师用左手鱼际紧贴患者的下位颈椎棘突右侧，用食指的掌骨掌侧紧贴患者的上位胸椎棘突右侧，按照箭头所示的方向进行固定（②）。

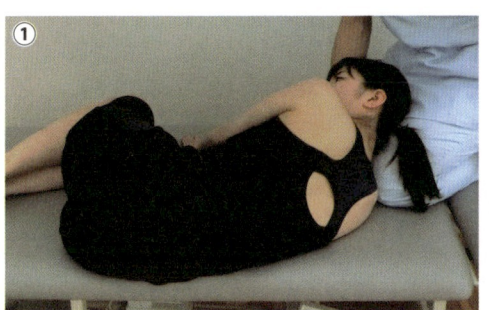
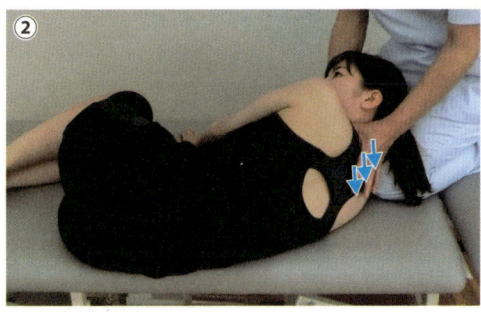

图4-3-3　头夹肌的拉伸操作（1）

物理治疗师用右手（主要是中指和无名指）紧贴患者的右颞骨乳突后方，用鱼际支撑患者下方至右侧的下颚部（①）。

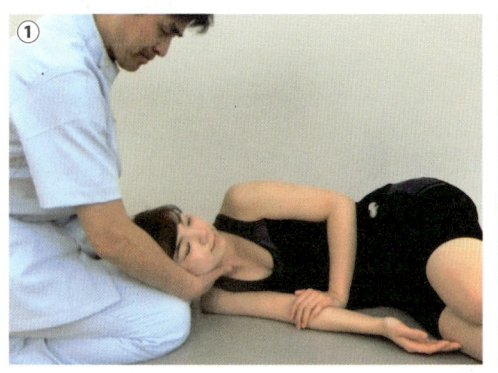
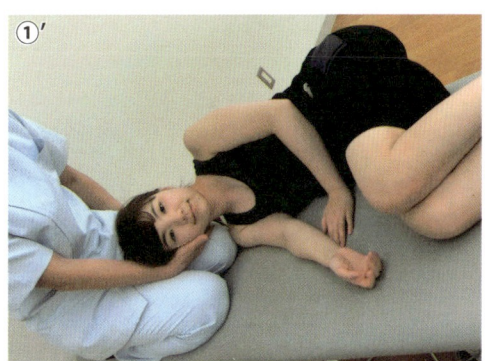

图4-3-4　头夹肌的详细拉伸操作：手指姿势

物理治疗师用右手中指MP关节紧贴患者的右颞骨乳突后方，将中指指腹贴于患者的颞骨乳突后方到下项线部位，用其他手指支撑头部右侧到头部后侧部位。

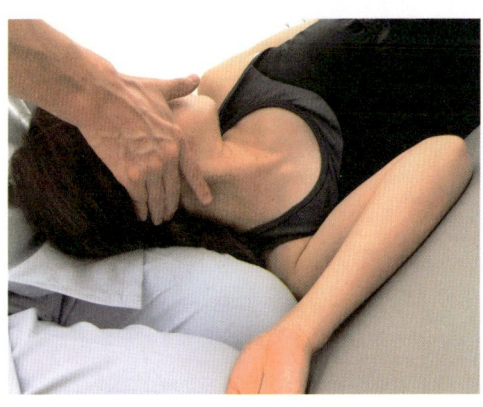

图4-3-5　头夹肌的拉伸操作（2）

物理治疗师先用左手固定患者的下位颈椎到上位胸椎棘突部位（②），然后用右手使患者的头颈部向左旋转，同时使患者的枕部右侧靠在自己的大腿上（③）。

最后，物理治疗师的膝关节逐渐上抬（④′-a），使患者的头颈部屈曲、向左侧屈曲。此时，如果稍微牵拉患者的颈部，更易拉伸头夹肌（④′-b）。

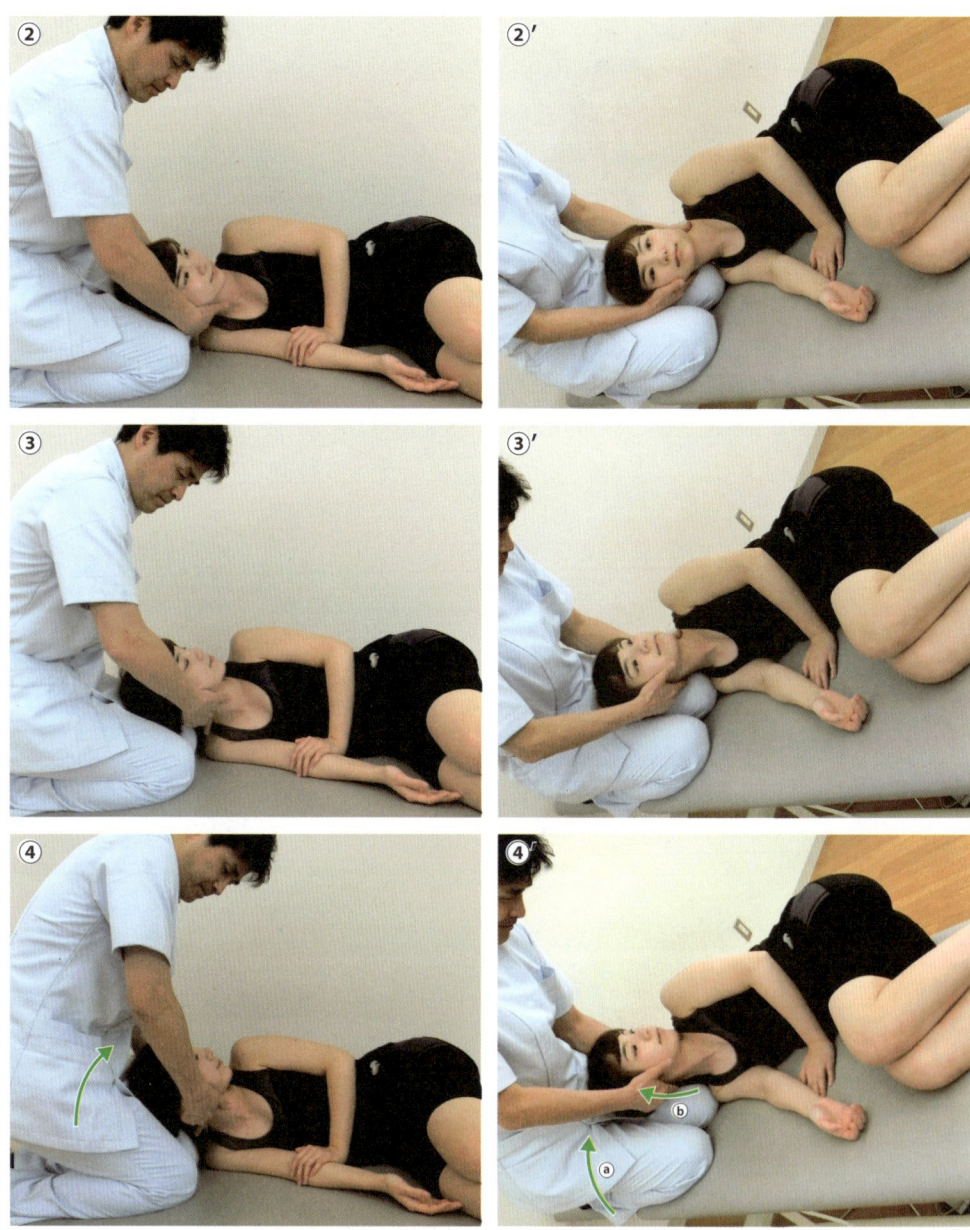

图4-3-6　头夹肌的其他拉伸操作：坐立时进行操作

如果患者难以侧卧，则其可在坐立时进行拉伸操作。

物理治疗师先用右手固定患者的第4颈椎~第3胸椎棘突处（头夹肌的起点）（①），接着用左手中指和无名指的指腹紧贴患者的颞骨乳突后方根部，用小鱼际紧贴患者头部右侧（②）。然后，物理治疗师用左手使患者尽可能地向左旋转、屈曲、向左侧屈。

然后，物理治疗师将前胸紧贴于患者左侧头部，用手、躯干夹住患者的头部，支撑患者头部的重量，使其固定（③）。最后，物理治疗师下沉身体（④），使患者的头颈部向左旋转、屈曲、向左侧屈，以进行拉伸。

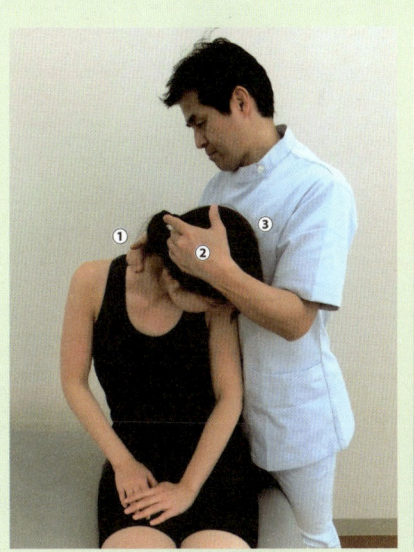
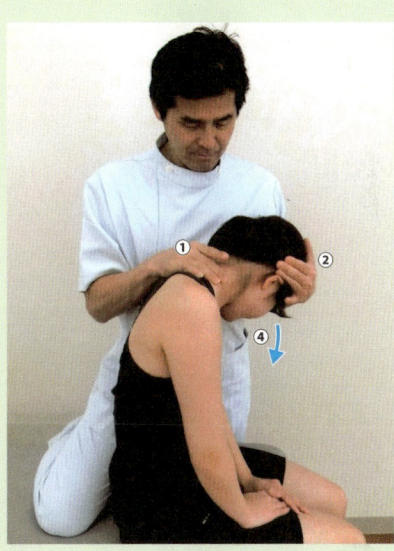

图4-3-7　头夹肌的错误拉伸操作：过度拉伸颈部

如果在拉伸过程中，物理治疗师的左手和躯干不固定患者的头部，头部的重量也会拉伸头夹肌，导致患者的颈部承受过大的负担，所以要尽量避免这样的操作。

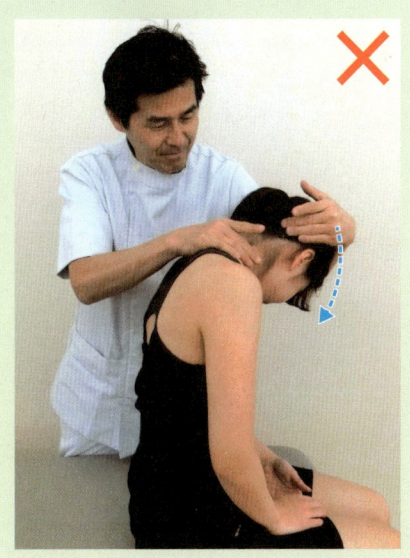

半棘肌　semispinalis

头半棘肌　semispinalis capitis

起点	第3颈椎～第6胸椎横突	支配神经	脊神经后支
止点	枕骨上项线和下项线之间		

颈半棘肌　semispinalis cervicis

起点	第1~6胸椎横突	支配神经	脊神经后支
止点	第2~7颈椎棘突		

胸半棘肌　semispinalis thoracis

起点	第6~12胸椎横突	支配神经	脊神经后支
止点	第6颈椎～第4胸椎棘突		

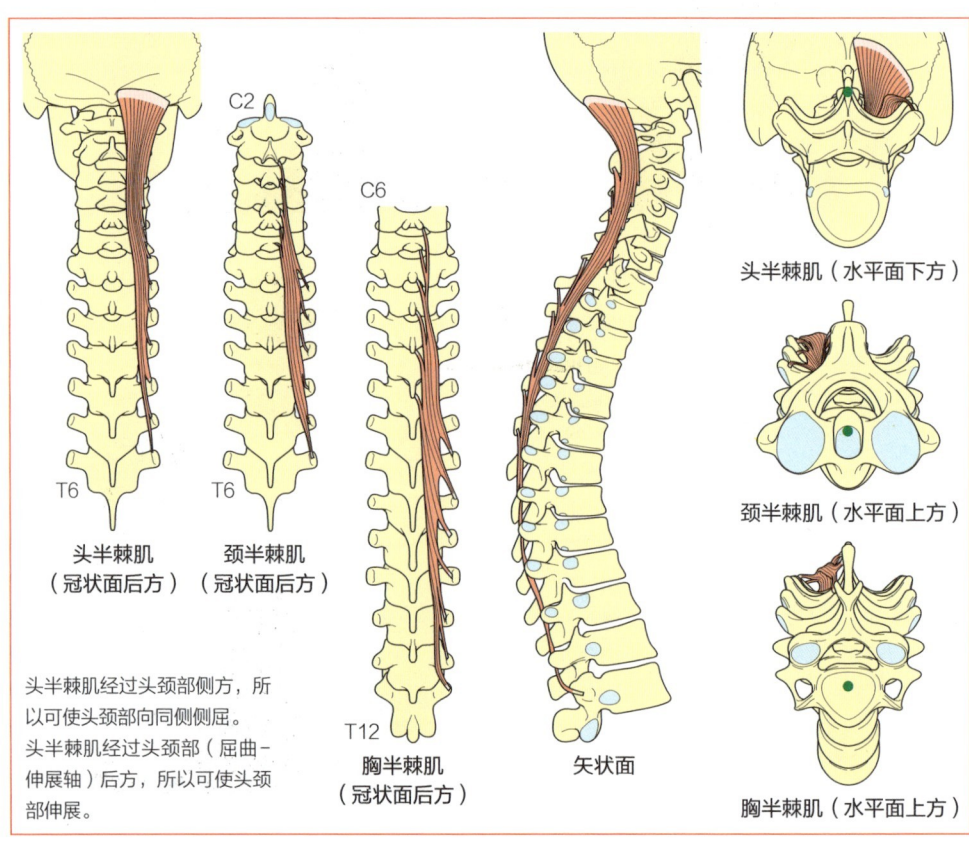

头半棘肌
（冠状面后方）

颈半棘肌
（冠状面后方）

胸半棘肌
（冠状面后方）

矢状面

头半棘肌（水平面下方）

颈半棘肌（水平面上方）

胸半棘肌（水平面上方）

头半棘肌经过头颈部侧方，所以可使头颈部向同侧侧屈。
头半棘肌经过头颈部（屈曲-伸展轴）后方，所以可使头颈部伸展。

■技术要点（针对头半棘肌）

<table>
<tr><td rowspan="3">肌肉走向
与功能</td><td>■ 经过头颈部侧方</td><td>▶ 可使头颈部向同侧侧屈</td></tr>
<tr><td>■ 经过头颈部（屈曲－伸展轴）后方</td><td>▶ 可使头颈部伸展</td></tr>
<tr><td>■ 几乎不具备使头颈部旋转的作用</td><td></td></tr>
<tr><td rowspan="2">固定方法
要点</td><td>■ 向对侧侧屈患者的颈部，使胸椎也向对侧侧屈</td><td>▶ 可使胸椎固定向同侧侧屈</td></tr>
<tr><td>■ 屈曲患者的颈部，使胸椎屈曲</td><td>▶ 可使胸椎固定伸展</td></tr>
<tr><td>拉伸操作
作用要点</td><td colspan="2">■ 通过向对侧侧屈、屈曲患者的颈部和头部来进行拉伸</td></tr>
</table>

图4-4-1　头半棘肌的拉伸——全身图

患者仰卧。物理治疗师跪坐在患者头部上方的床上，将患者的枕部右侧靠在自己的大腿上。

物理治疗师用右手拇指紧贴患者的锁骨（图中借助了患者的左手），将其他手指（特别是中指和无名指）轻放于患者的背部，以固定患者的锁骨，防止其上抬。

物理治疗师用左手使患者的头颈部向左侧屈，最后使其屈曲，以进行拉伸。

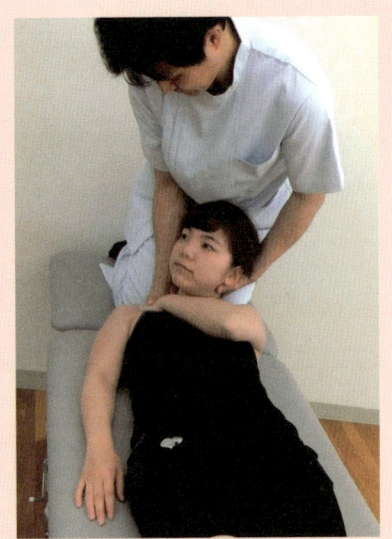

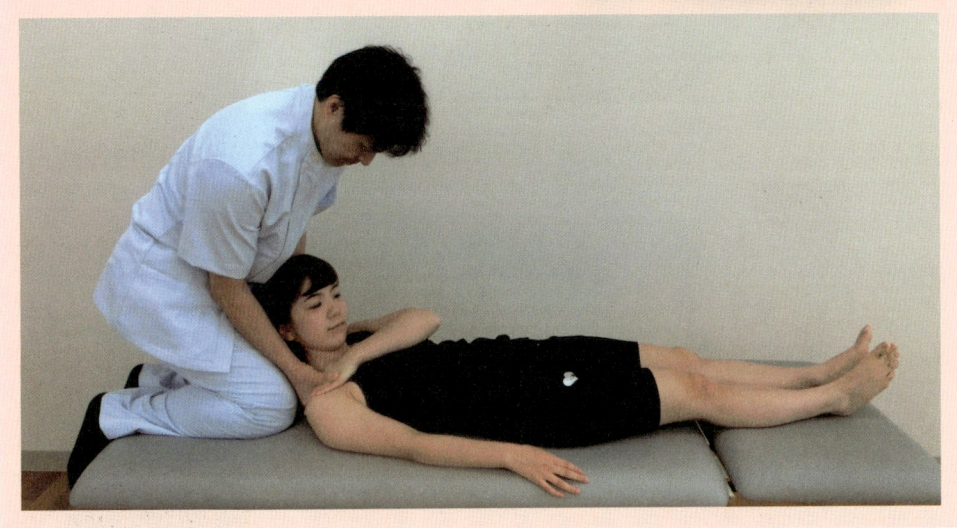

图4-4-2　头半棘肌的固定操作

物理治疗师跪坐在患者头部上方的床上，使患者仰卧，将患者的头后部靠在自己的大腿上。此时，物理治疗师使患者的头颈部稍微屈曲（a）。物理治疗师将右手拇指贴于患者锁骨处。如果患者感到疼痛，患者可将左手放在物理治疗师的拇指与自己的锁骨之间。物理治疗师将其他手指（特别是中指和无名指）轻放在患者的背部（棘突右侧）作为支点（c），以固定患者的锁骨，防止其上抬（b）。这种固定方法并不能够完全防止胸椎屈曲，但能够使患者的颈椎到上方胸椎部位同时屈曲，而非颈椎单独屈曲。

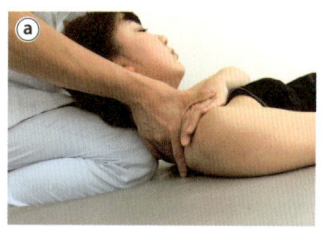 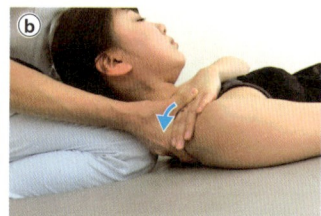 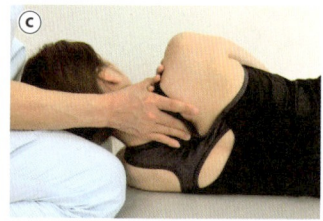

图4-4-3　头半棘肌的拉伸操作（1）

物理治疗师将左手拇指放在患者的左颞骨乳突下方周围，其他手指放在右枕部的下项线周围（肌肉的止点）；将右手放在患者的头部右侧，双手握住患者的头部（①）。以放在患者的左颞骨乳突下方周围的左手拇指为支点，其他手指向头部方向牵拉患者右枕部的下项线，以使其向左侧屈（②）。

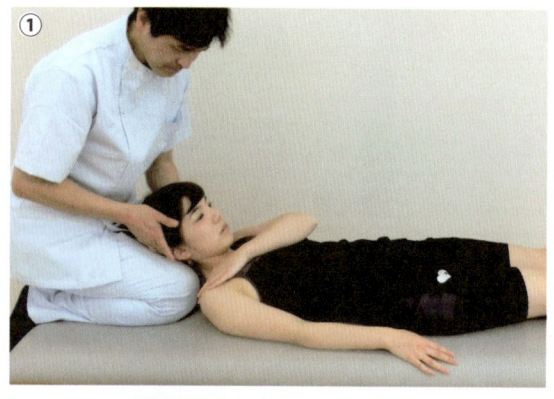 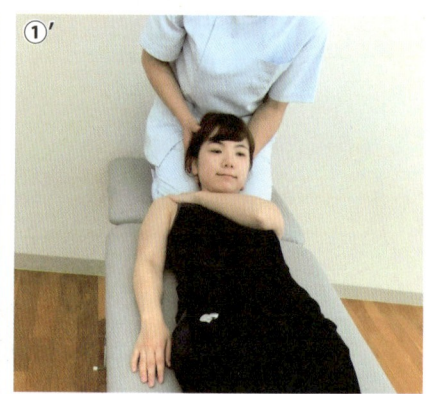

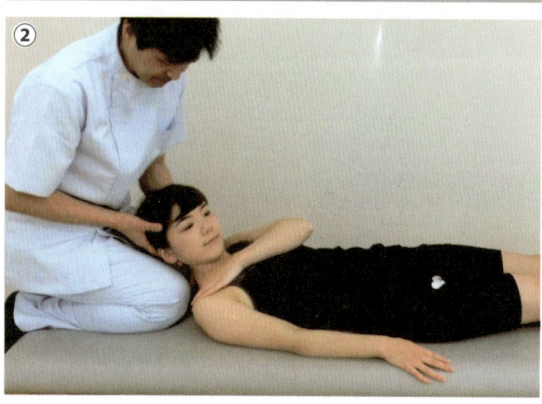 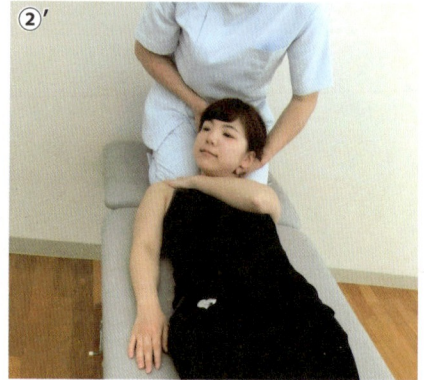

图4-4-4　头半棘肌的拉伸操作（2）

物理治疗师将原本放在患者头部右侧的右手放在患者的右肩上，用拇指固定锁骨以防止其上抬（③）。物理治疗师在不进行头颈部旋转操作的同时，逐渐上抬膝关节，使患者保持左侧屈的同时进行屈曲操作，以进行拉伸（④）。

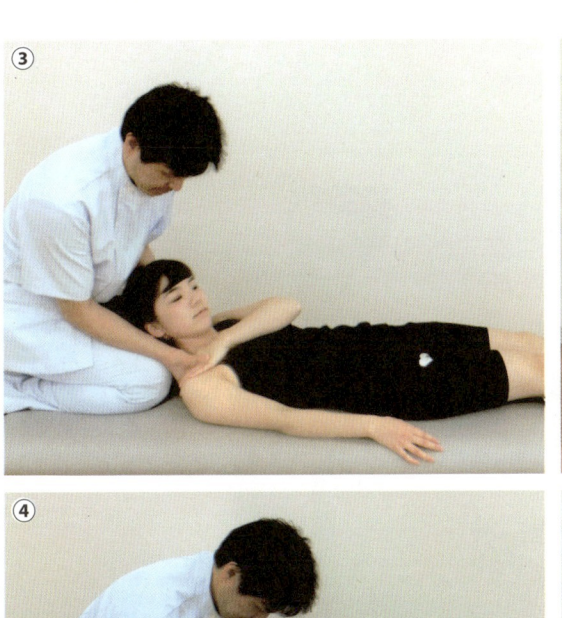
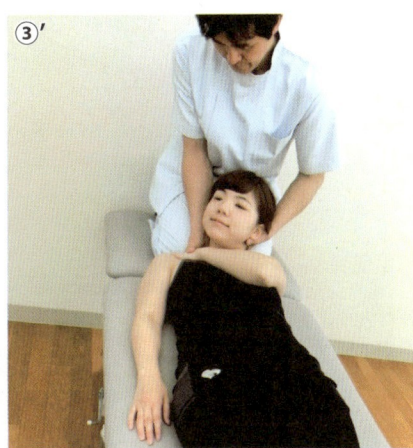
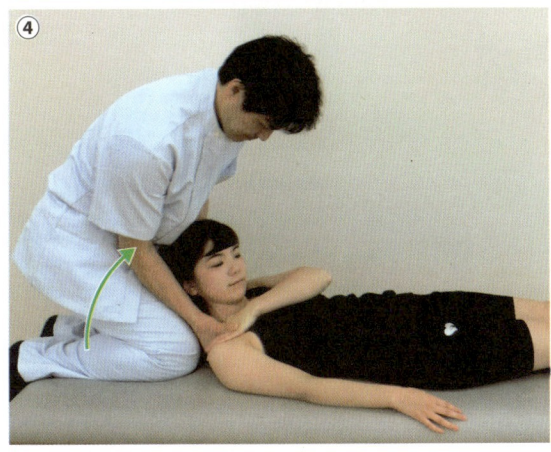
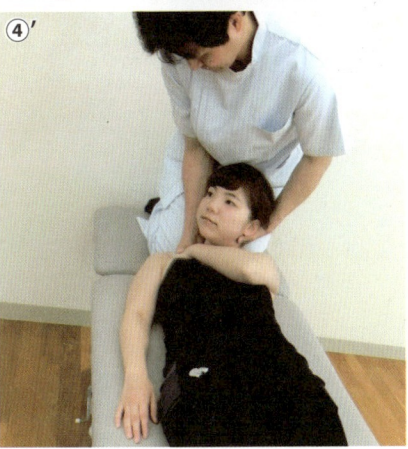

图4-4-5　头半棘肌的其他拉伸操作：坐立时进行操作

如果患者难以侧卧，则其可在坐立时进行拉伸操作。

物理治疗师用右手固定患者的躯干以防止其向左倾斜（a），用右前臂固定患者的下部胸椎及以下部位以防止其过度屈曲（b）。这时，患者保持颈部到上部胸椎部位同时屈曲。物理治疗师使患者的头颈部向左轻度屈曲，在稍微牵拉头颈部的同时使其屈曲，以进行拉伸（c）。物理治疗师以左手拇指为患者的头部向左侧屈的支点来支撑患者的头部（d），防止头部的重量过度拉伸颈部。

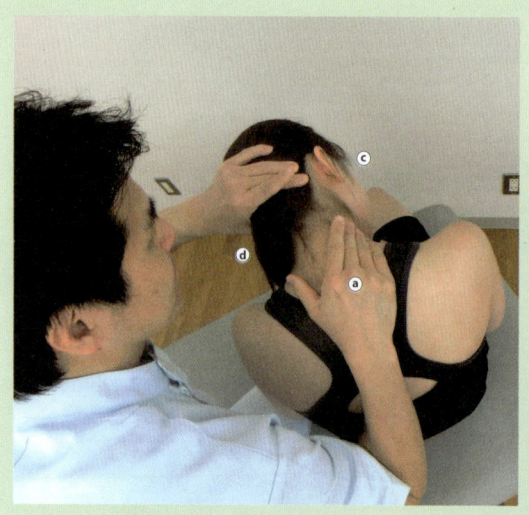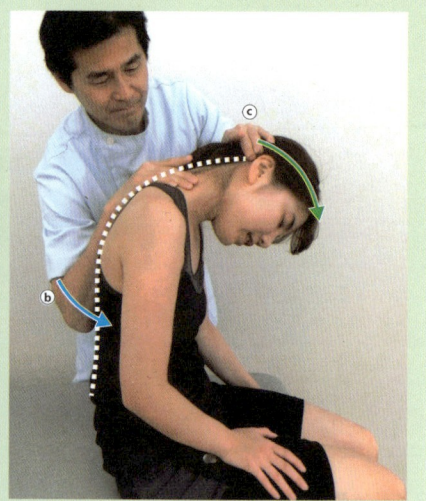

图4-4-6　头半棘肌的错误拉伸操作：过度拉伸颈部

如果物理治疗师不在牢牢固定患者的下部胸椎时向下按压患者的头部使其屈曲，会导致患者的颈部过度拉伸。如图4-4-5的c所示，物理治疗师应该稍微牵拉患者的头颈部，同时使其屈曲，以进行拉伸。

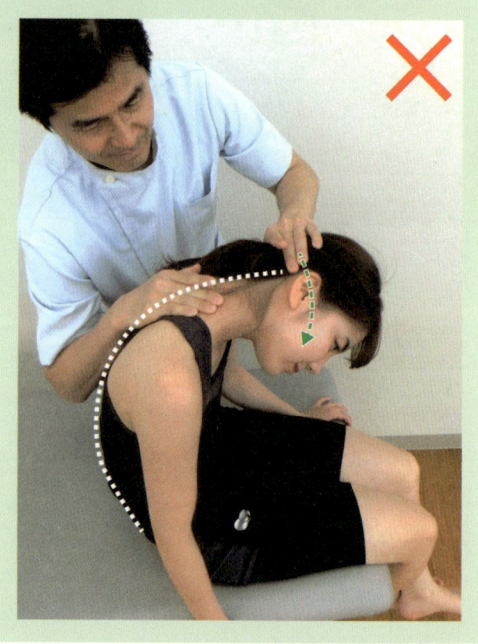

腰部多裂肌（浅层、中间层、深层） multifidus of the lumbar

	起点	止点
浅层	髂后上棘（PSIS）周围	第1腰椎棘突
	上部背侧骶髂韧带	第2腰椎棘突
	下部背侧骶髂韧带	第3腰椎棘突
	骶骨下部背面外侧	第4腰椎棘突
	骶正中嵴两侧	第5腰椎棘突
中间层和深层	两个下位乳突和椎间关节	各个棘突

支配神经	脊神经后内侧支

■技术要点

肌肉走向与功能	■ 经过腰部侧方	▶ 可使腰部向同侧侧屈
	■ 经过腰部（屈曲－伸展轴）后方	▶ 可使腰部伸展
	■ 经过腰部内旋－外旋轴后方，向外侧牵拉	▶ 可使腰部向对侧旋转（但是，腰椎椎间关节的腰部多裂肌很难使腰部旋转）

固定方法要点	■ 棘突向同侧移动，向下抑方向牵拉	▶ 可使棘突固定向对侧旋转和上抬

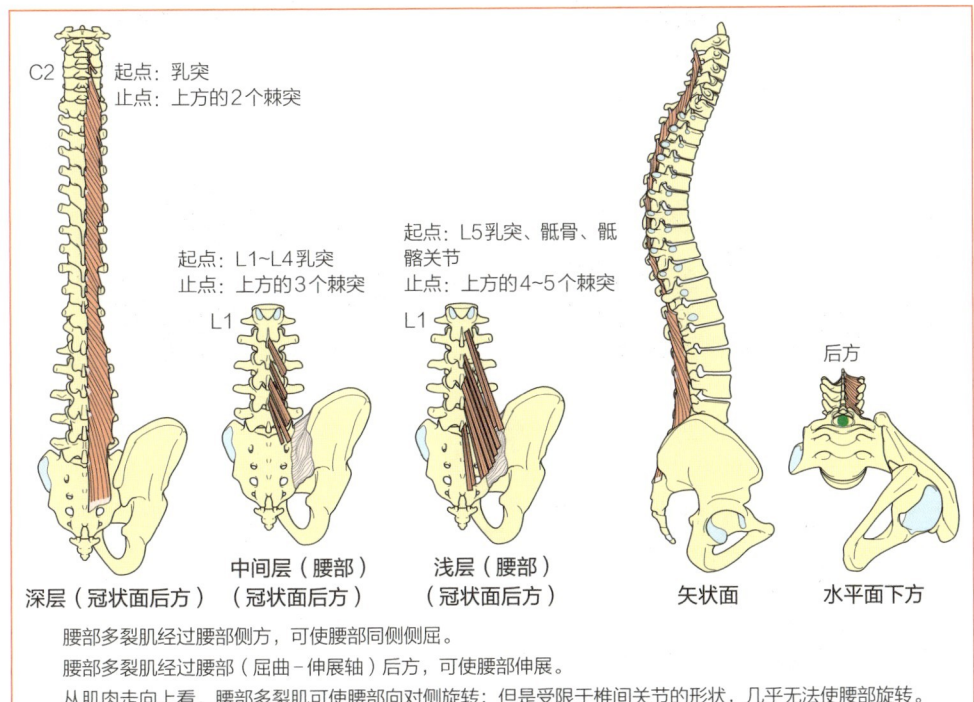

C2
起点：乳突
止点：上方的2个棘突

起点：L1~L4乳突
止点：上方的3个棘突
L1

起点：L5乳突、骶骨、骶髂关节
止点：上方的4~5个棘突
L1

后方

深层（冠状面后方）　中间层（腰部）（冠状面后方）　浅层（腰部）（冠状面后方）　矢状面　水平面下方

腰部多裂肌经过腰部侧方，可使腰部同侧侧屈。
腰部多裂肌经过腰部（屈曲－伸展轴）后方，可使腰部伸展。
从肌肉走向上看，腰部多裂肌可使腰部向对侧旋转；但是受限于椎间关节的形状，几乎无法使腰部旋转。

拉伸 操作	作 要 点	■ 向对侧侧屈、屈曲患者的腰部来进行拉伸
		■ 不要过度关注关节运动，要注意使腰部多裂肌远离其起点和止点
其他	要 点	■ 本节分为浅层和深层进行讲解，但更详细一点可分为浅层、中间层和深层（请参考上一 页图片）

图4-5-1　腰部多裂肌（浅层）的拉伸——全身图

患者向左侧卧。

首先，物理治疗师用右手拇指的指腹固定患者棘突（浅层腰部多裂肌的止点）的右下方。

然后，物理治疗师将左手中指掌侧放在患者的肌肉起点处，使中指指尖沿着肌肉的走向放置。

物理治疗师使右手拇指和中指指尖逐渐远离，以进行拉伸。

具体来说，物理治疗师要使患者的右骨盆下移、后倾、略微向对侧旋转。

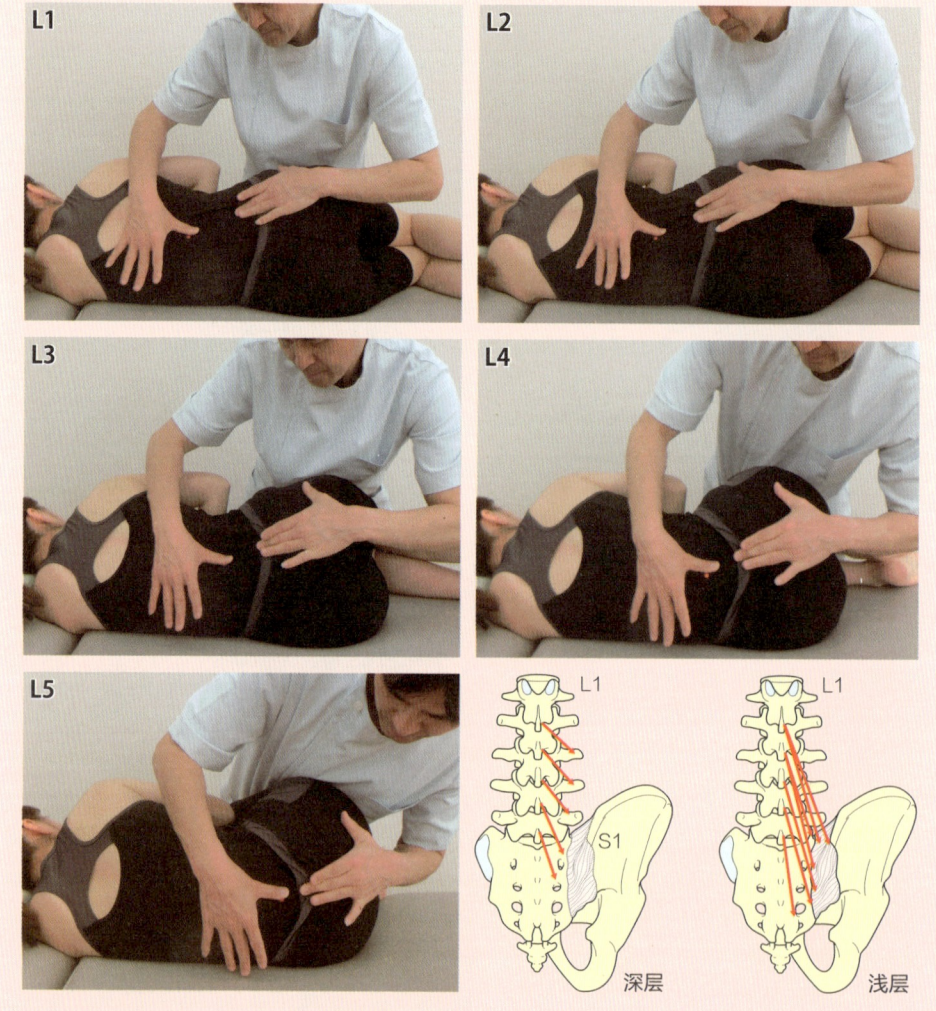

图4-5-2 腰部多裂肌（浅层）的开始肢位和起止点示意图

患者向左侧卧，使髋关节屈曲，进而引起腰椎屈曲。

在进行止于第1腰椎的腰部多裂肌拉伸时，髋关节处于伸展位附近。随着拉伸的进行，髋关节的屈曲角度也在不断变化，当多裂肌的拉伸止于第5腰椎时，髋关节深度屈曲，使上下腰椎长轴（上下椎骨的椎间关节面）保持一致。

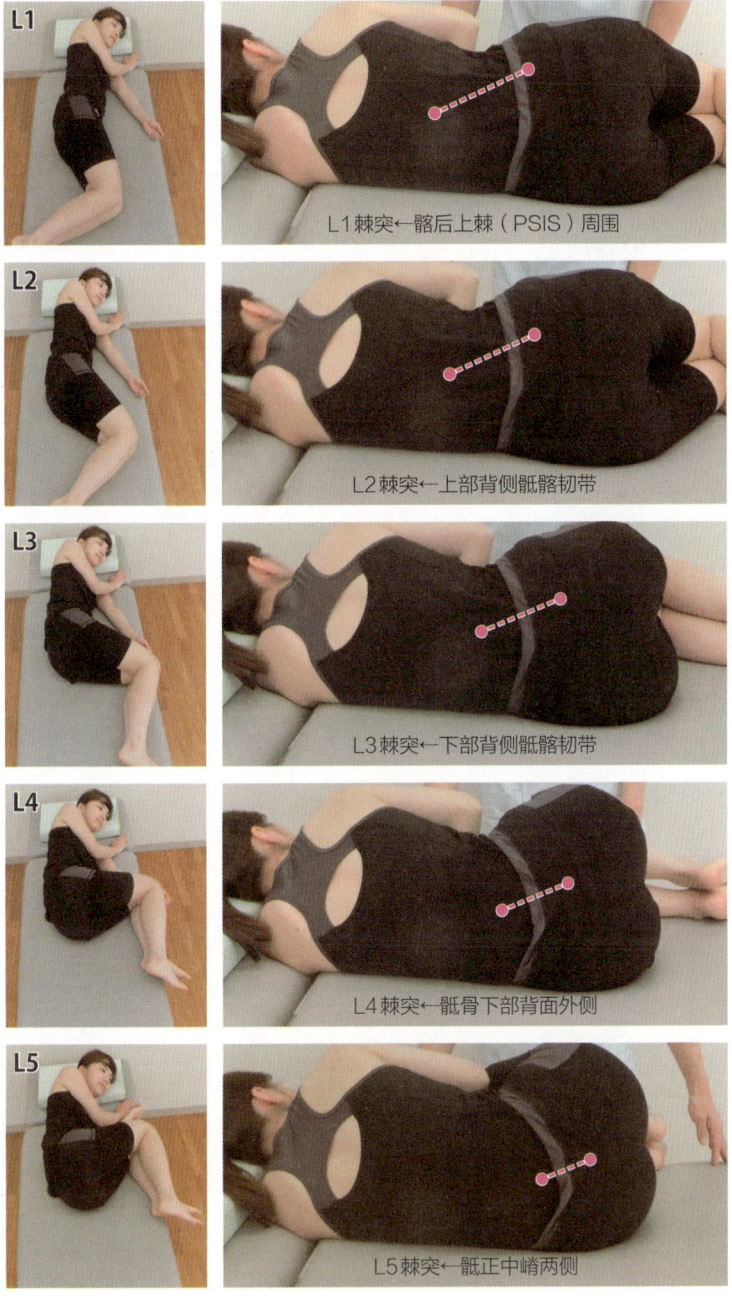

L1

L1棘突←髂后上棘（PSIS）周围

L2

L2棘突←上部背侧骶髂韧带

L3

L3棘突←下部背侧骶髂韧带

L4

L4棘突←骶骨下部背面外侧

L5

L5棘突←骶正中嵴两侧

图4-5-3　腰部多裂肌（浅层）的拉伸操作顺序

首先，物理治疗师用右手拇指的指腹固定肌肉止点的棘突处的右下方（①）。然后，物理治疗师将左手中指掌侧放在肌肉起点处，使中指指尖沿着肌肉的走向放置（②）。物理治疗师使右手拇指和中指指尖逐渐远离，以进行拉伸（③）。

在L1~L5的操作中，多裂肌要逐渐变为水平状态，使患者的右骨盆下抑、后倾、略微向对侧旋转。物理治疗师无须过度在意患者的右骨盆下抑，无须为了使其复位而旋转（请参照图4-5-4）。

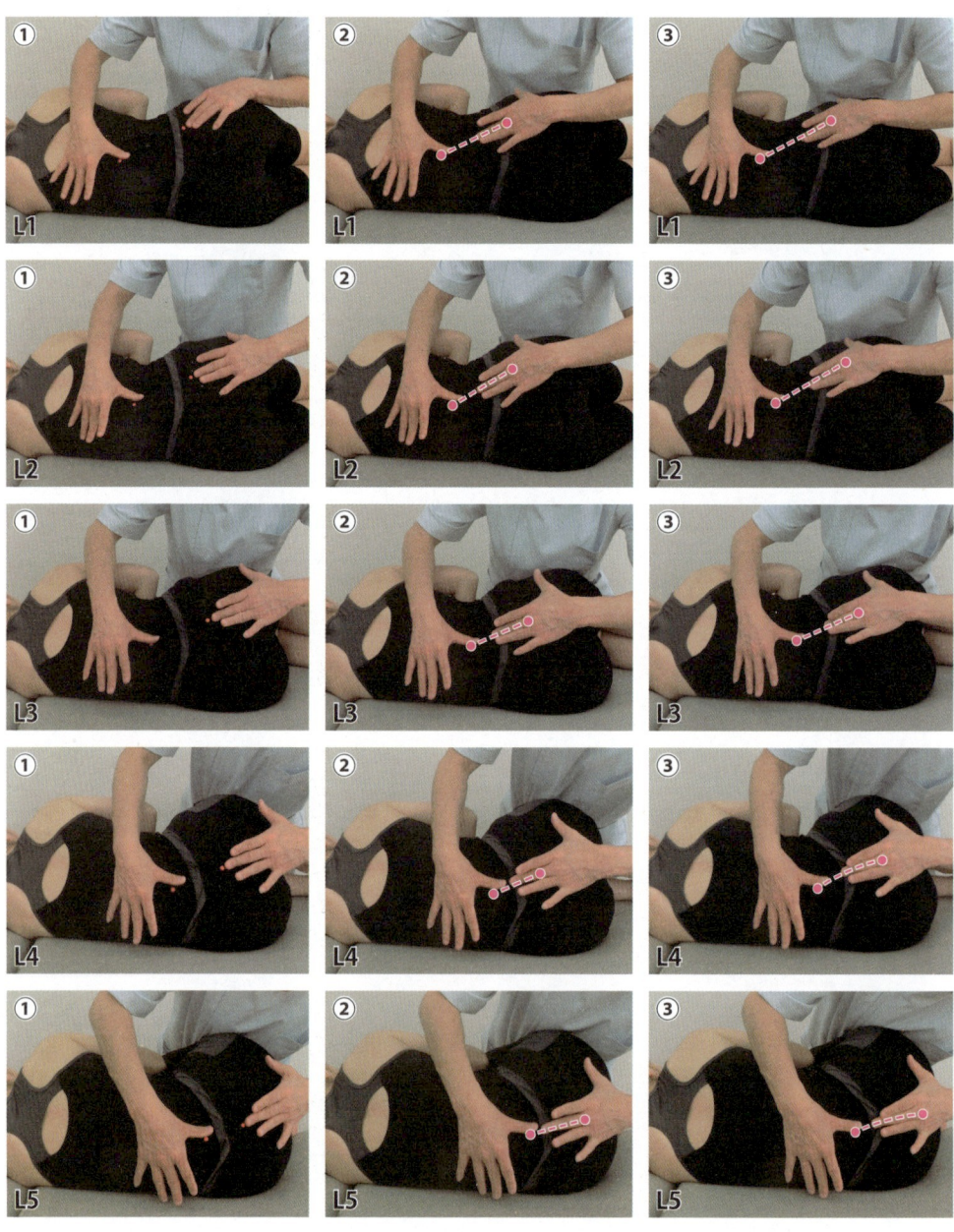

图4-5-4　腰部多裂肌（浅层）的拉伸操作：注意事项

物理治疗师将患者多裂肌的起点和止点向三维方向拉伸，使患者的骨盆轻度侧屈（骨盆下抑）、轻度屈曲、向对侧轻度旋转（上段多裂肌）。

注意不要使骨盆只在冠状面上回旋（下段多裂肌）。

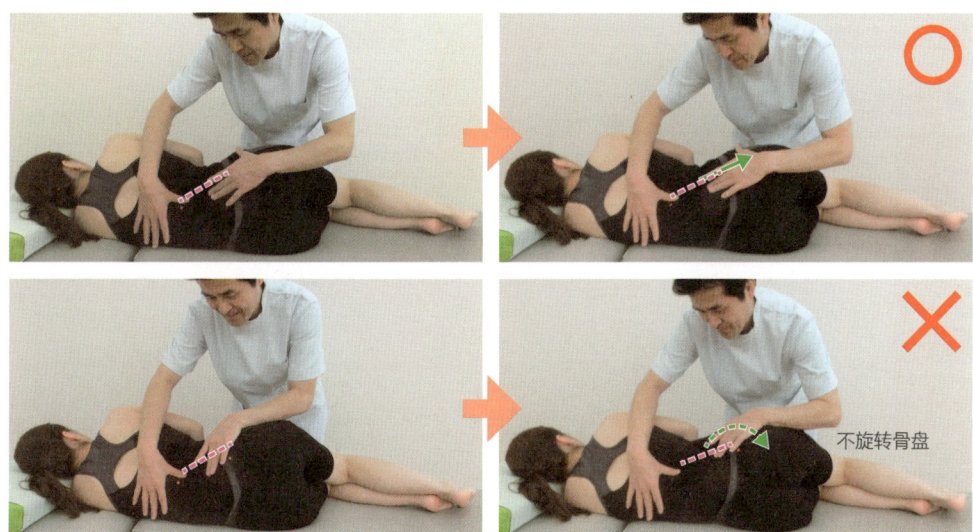

不旋转骨盘

图4-5-5　腰部多裂肌（深层）的拉伸操作顺序

物理治疗师将右手中指放在患者的上棘突处，右手食指放在患者的棘突之间（①）；将左手中指指尖放在患者的下棘突处，右手食指与左手中指放在患者下棘突的两侧（②），左手食指放在患者棘突下面1/3处（棘突的最右侧），此外侧为椎间关节的大致位置（③）。

物理治疗师用右手拇指固定患者上棘突的右下方（④）后，将左手中指移到患者椎间关节（步骤③中已确认）的外侧（下部腰椎的上关节突和乳突处）（⑤）。物理治疗师用右手拇指指尖和左手中指指尖向三维方向直线原理拉伸（⑥）。

物理治疗师使患者轻度屈曲、轻度左侧屈、向对侧轻度旋转下部腰椎。习惯后，患者能感觉到椎间关节的轻微移动。

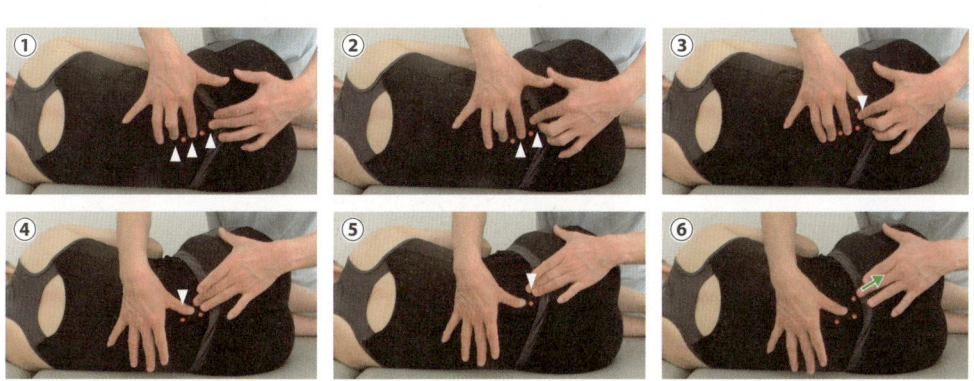

腰方肌 quadratus lumborum

起点	第2~5腰椎的横突和髂嵴	支配神经	肋下神经、腰神经丛
止点	第12肋骨和腰椎的横突	神经节	第12肋间神经

■技术要点

肌肉走向与功能	■ 经过腰部侧方	▶ 可使腰部向同侧侧屈、骨盆上抬
	■ 经过腰部（屈曲-伸展轴）后方	▶ 可使腰部伸展、骨盆前倾
	■ 经过腰部内旋-外旋轴后方，向外侧牵拉	▶ 可使腰部向对侧旋转、骨盆向同侧旋转
固定方法要点	■ 患者骨盆向同侧上抬、后倾、向同侧旋转	▶ 可固定骨盆于下抑、前倾、向对侧旋转
拉伸操作要点	■ 从前方推下肋骨	
	■ 通过向对侧侧屈、屈曲、向对侧旋转腰椎来进行拉伸	

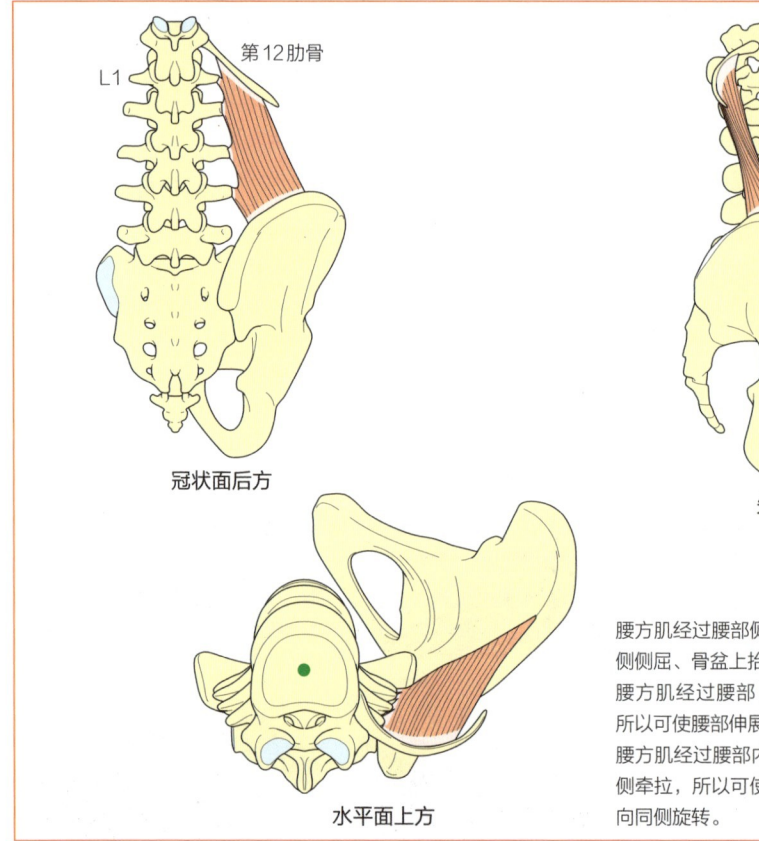

第12肋骨

L1

冠状面后方

水平面上方

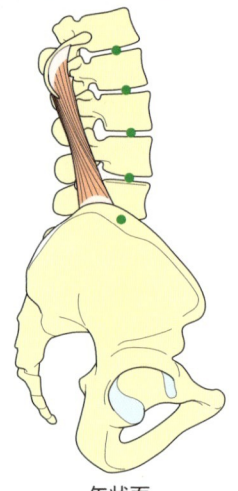

矢状面

腰方肌经过腰部侧方，所以可使腰部向同侧侧屈、骨盆上抬。
腰方肌经过腰部（屈曲-伸展轴）后方，所以可使腰部伸展、骨盆前倾。
腰方肌经过腰部内旋-外旋轴后方，向外侧牵拉，所以可使腰部向对侧旋转、骨盆向同侧旋转。

图4-6-1　腰方肌的拉伸——全身图

患者仰卧，90度屈曲右髋关节和右膝关节，向左旋转骨盆，保持上身仰卧，向左扭转躯干下部。物理治疗师用左前臂固定患者的右骨盆使其向左旋转，防止患者的骨盆向右旋转。患者轻轻地用腹部吸气，使躯干固定。物理治疗师用右手按压患者的右肋骨下部，使躯干向右旋转，以进行拉伸。

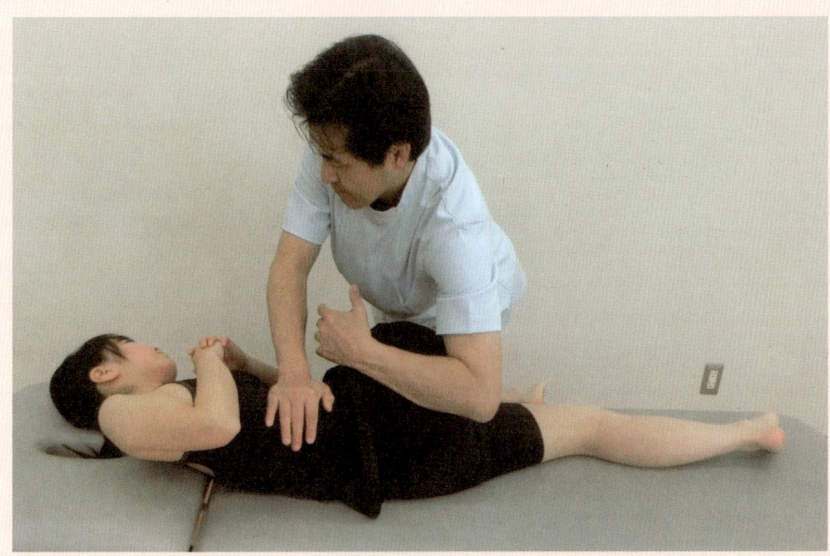

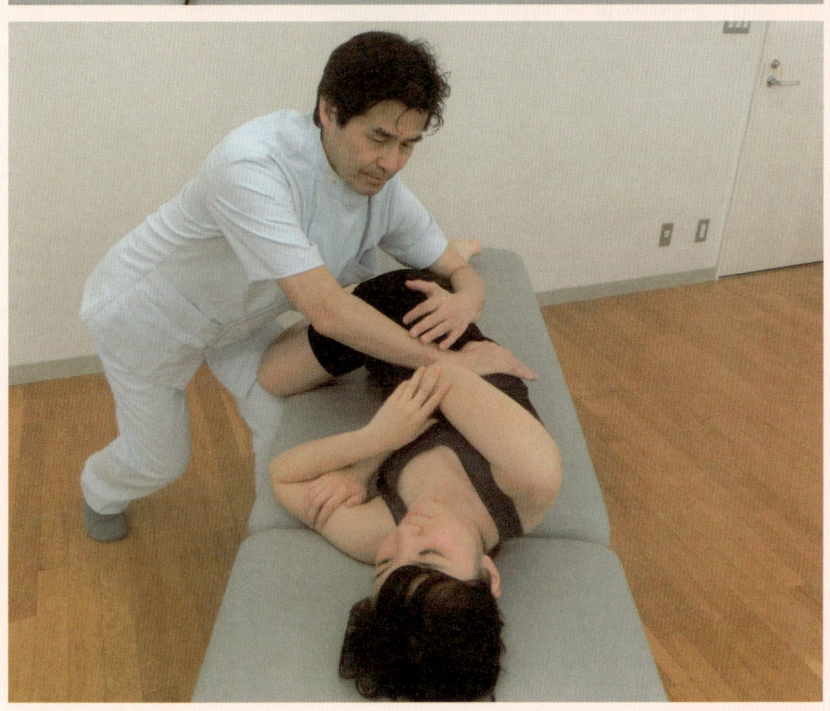

图4-6-2 腰方肌的固定准备

患者仰卧。物理治疗师使患者的右髋关节和右膝关节屈曲并向左旋转，使患者的躯干下部向左扭转。由此，患者的骨盆向左旋转，而躯干上部向右旋转。

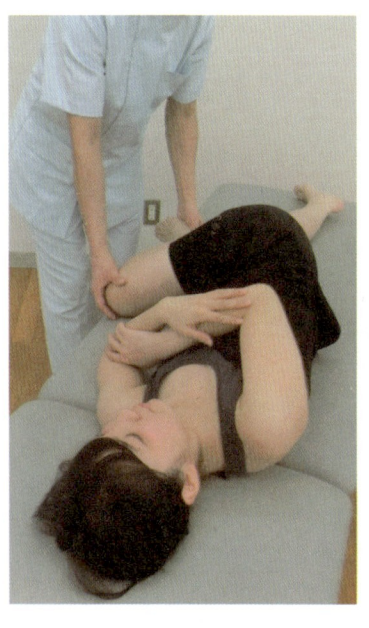
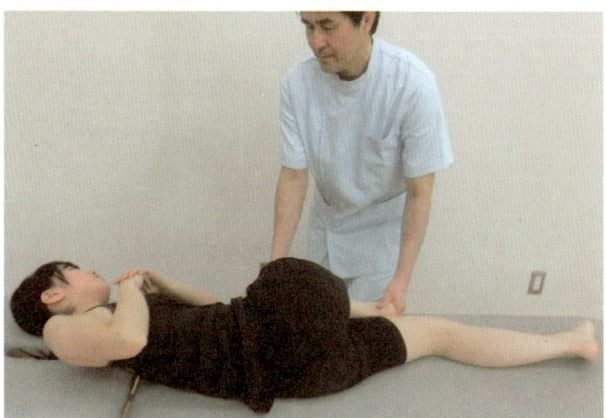

图4-6-3 腰方肌的固定操作

如果右髋关节屈曲，臀大肌等髋关节伸展肌会使患者的骨盆后倾。因此，物理治疗师应用左前臂到手掌部位将患者的骨盆固定，使其前倾，防止骨盆过度后倾。

物理治疗师用大腿和固定骨盆的左前臂夹住患者屈曲的右下肢，将其牢牢固定。

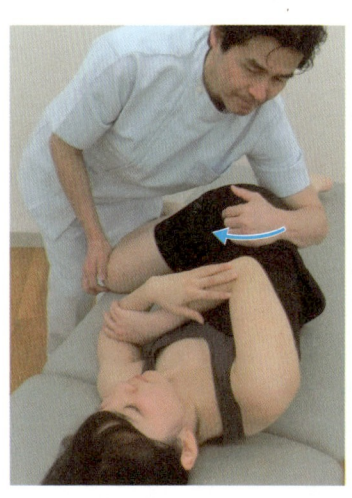
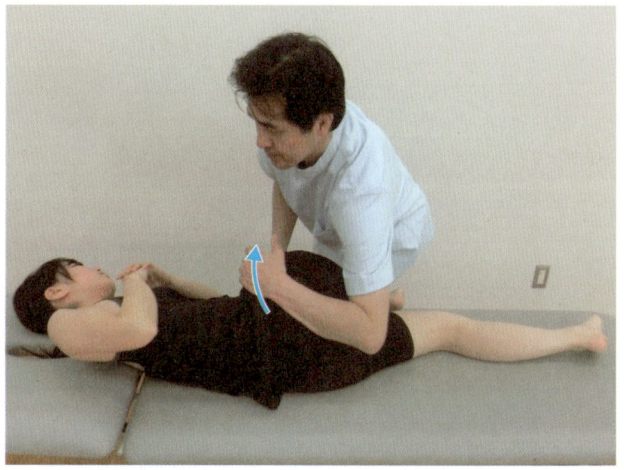

图4-6-4　腰方肌的拉伸操作

物理治疗师将患者的骨盆固定为向左旋转、前倾的状态，用右手手掌从前方紧贴患者的右胸廓下部。
患者轻轻吸气，使胸廓下部固定，避免损伤肋软骨。

①物理治疗师在牢牢固定患者骨盆的同时，用紧贴于患者右胸廓下部的右手手掌按压患者的右胸廓
　下部，使躯干向右旋转。

②物理治疗师保持最终拉伸姿势，如果患者保持放松并轻轻呼气，则能够进一步拉伸腰方肌。患者
　通过反复"轻轻吸气，然后放松并呼气"来进行拉伸。

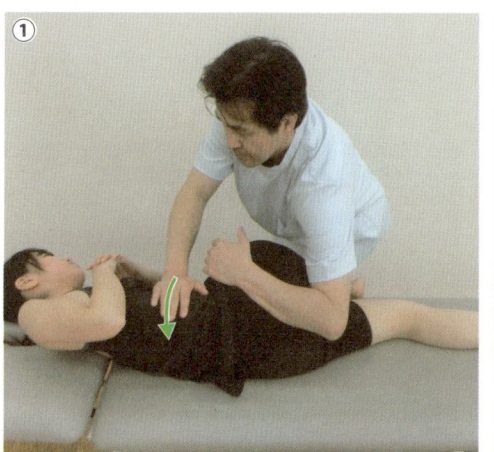

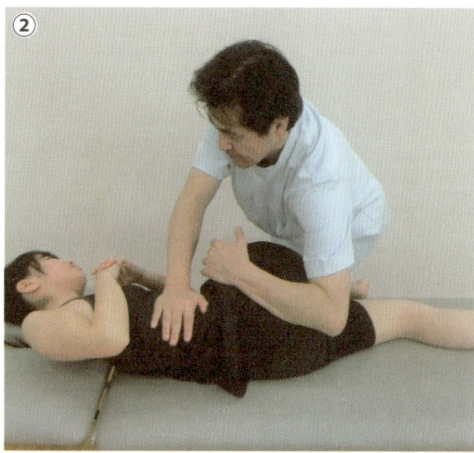

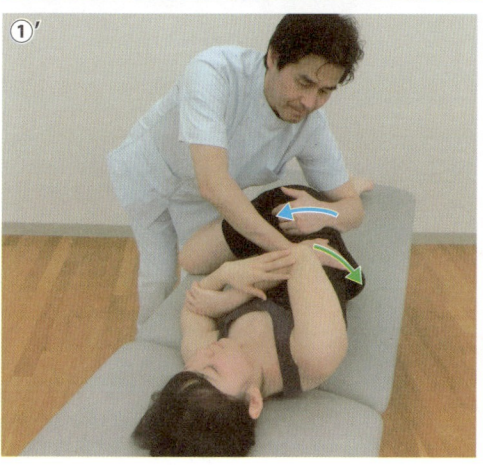

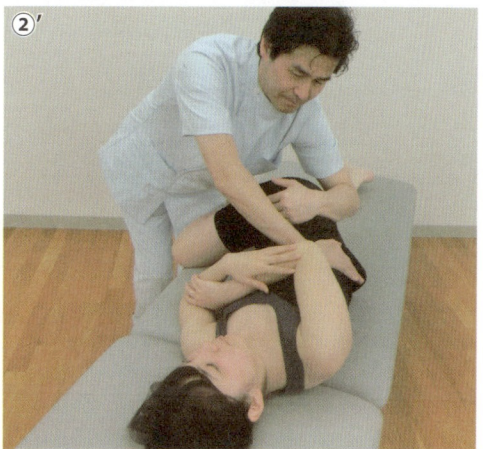

腹直肌　rectus abdominis

起点	耻骨联合、耻骨结节	支配神经	肋间神经
止点	第 5~7 肋软骨前面、胸骨剑突	神经节	T7~T12

■技术要点

肌肉走向与功能	■ 经过躯干侧方	▶ 可使躯干向同侧侧屈
	■ 经过躯干前方	▶ 可使躯干屈曲、骨盆后倾
	■ 不具备旋转作用	

固定方法要点	■ 患者的胸廓下抑	▶ 可使下部肋软骨固定上抬

拉伸操作要点	■ 通过徒手向下伸展来拉伸肌腹部	

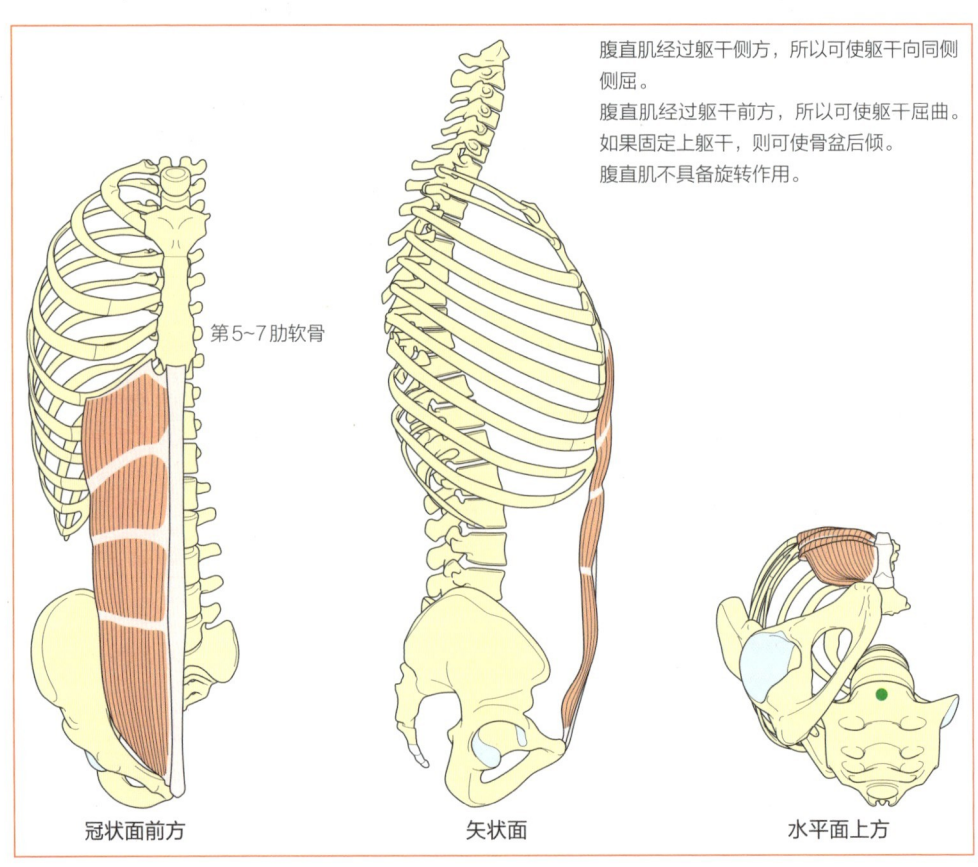

腹直肌经过躯干侧方，所以可使躯干向同侧侧屈。
腹直肌经过躯干前方，所以可使躯干屈曲。
如果固定上躯干，则可使骨盆后倾。
腹直肌不具备旋转作用。

第 5~7 肋软骨

冠状面前方　　　　　　　　矢状面　　　　　　　　水平面上方

图 4-7-1　腹直肌的拉伸——全身图

患者仰卧。首先，物理治疗师触诊患者的胸骨剑突处以及右肋软骨下边缘。接着，物理治疗师用左手拇指按压触诊确认好的患者的右肋软骨下方，防止肋骨下抑；将右手中指和无名指的指腹放于此位置下方，向尾侧进行拉伸。在下方图片中，物理治疗师触诊并固定患者的第7肋软骨周围，以间接固定腹直肌。由于腹直肌的起点为第5肋软骨，物理治疗师也可以固定第5肋软骨以间接固定腹直肌。

另外，腹直肌为多腹肌（6块腹肌），最好分别拉伸中间腱之间的肌腹。

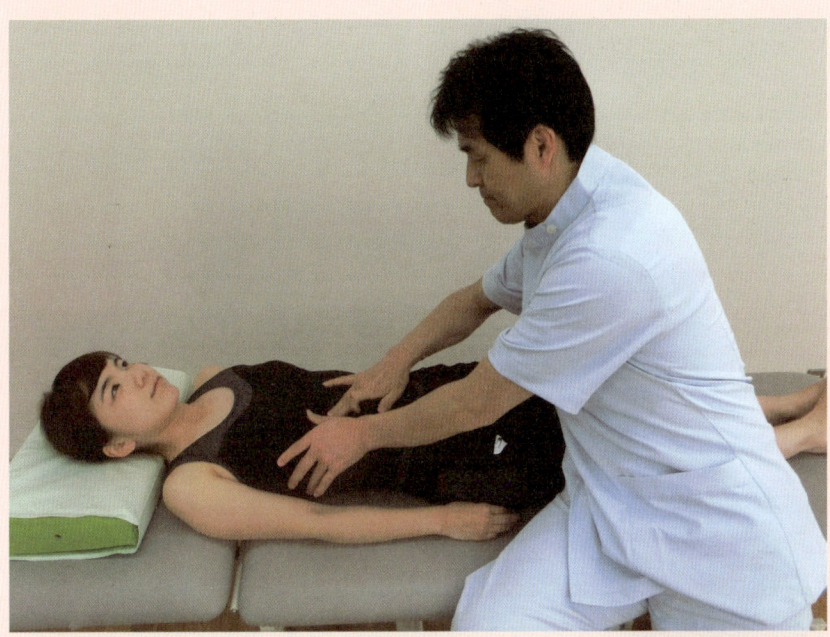

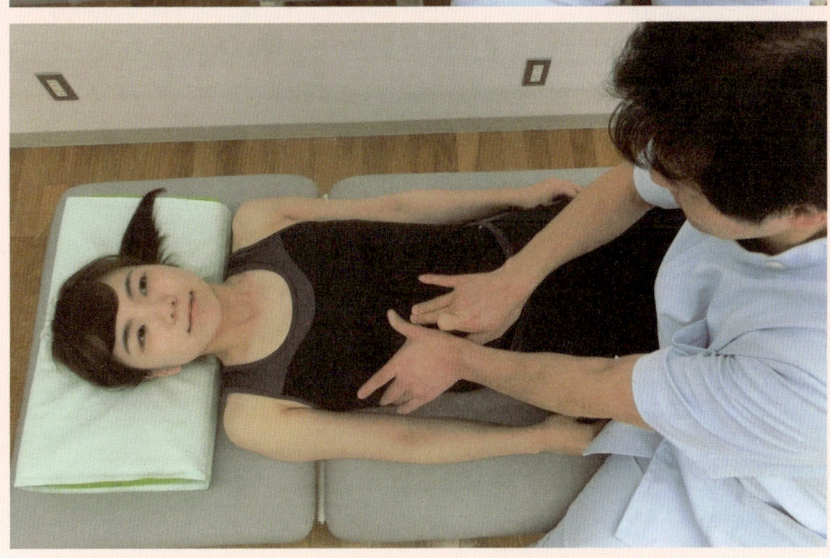

图4-7-2 腹直肌的固定操作

患者仰卧。物理治疗师触诊患者胸骨剑突处以及右肋软骨下边缘（①），用左手拇指指腹从下方按压患者的右肋软骨下方（②）。此时，为了防止在后续的拉伸操作过程中患者的肋骨下抑，物理治疗师要用手指使患者的肋软骨稍稍向腹侧上抬。

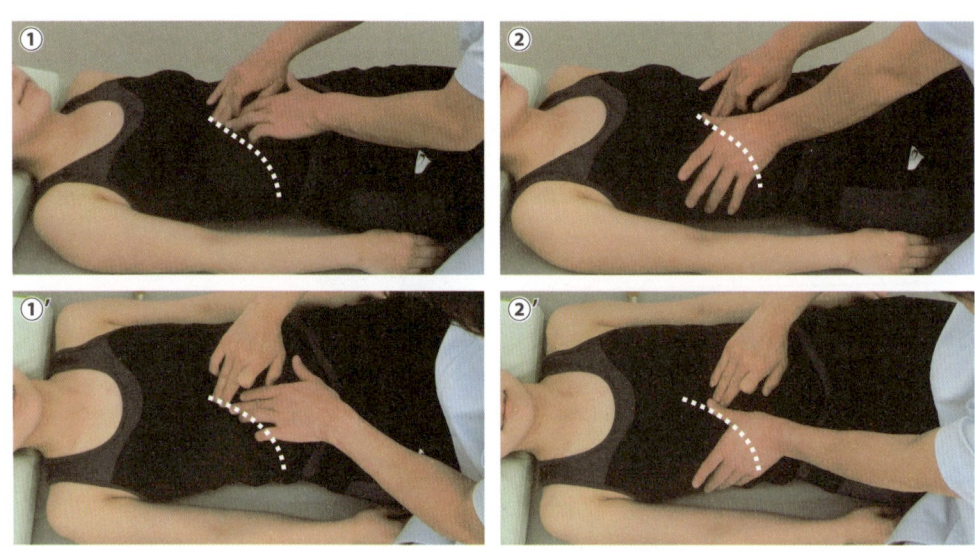

图4-7-3 腹直肌的拉伸操作顺序

物理治疗师将右手指节末端的指腹部紧贴左手拇指下方放置（③），抓住腹直肌，向起点侧（骨盆侧）牵拉，以进行拉伸（④）。此时，如果向深层进一步拉伸，骨盆就不会向上方滑动。

由于腹直肌为多腹肌，所以物理治疗师要分别对肌腹进行拉伸。在拉伸过程中，要固定肌腹上端的中间腱。

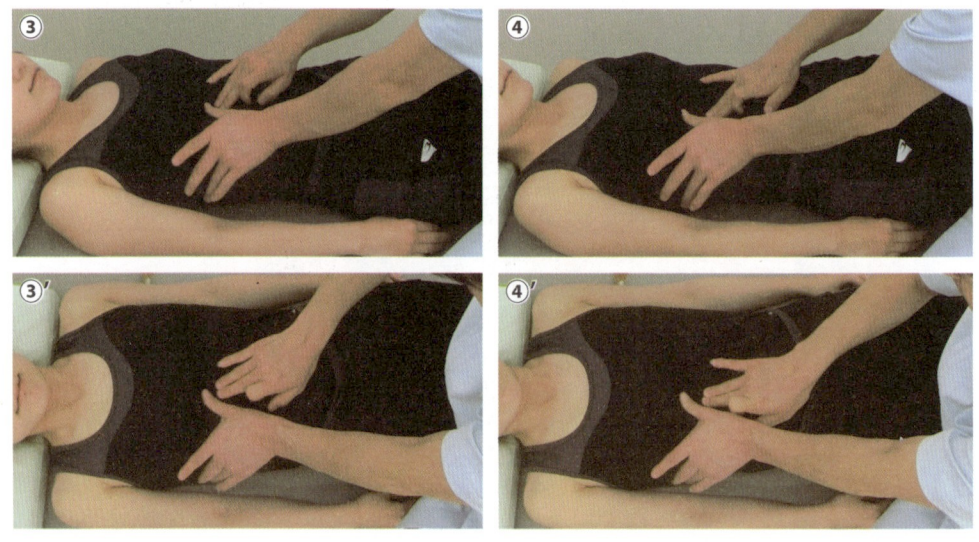

图4-7-4 腹直肌的拉伸操作（其他操作方法）

患者俯卧，以上肢支撑上身使其抬起，以此适度拉伸腹直肌。物理治疗师用双手握住患者的骨盆外侧，使其前倾，以拉伸腹直肌。

物理治疗师注意要循序渐进地进行拉伸操作，以防止患者感到腰部疼痛。

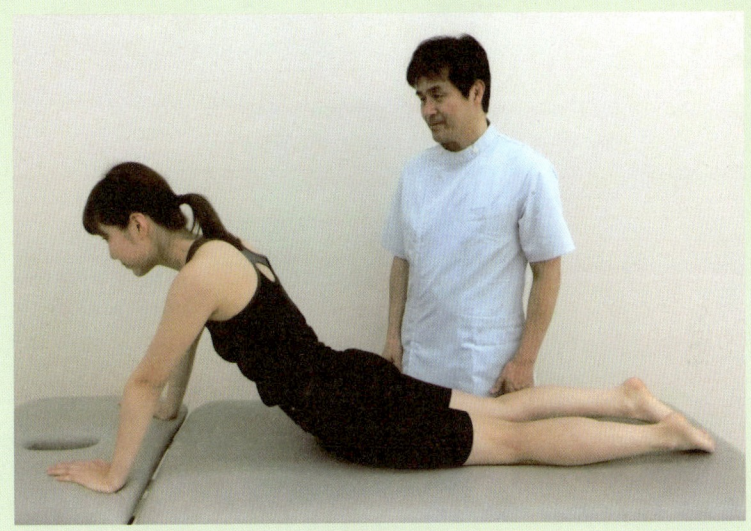

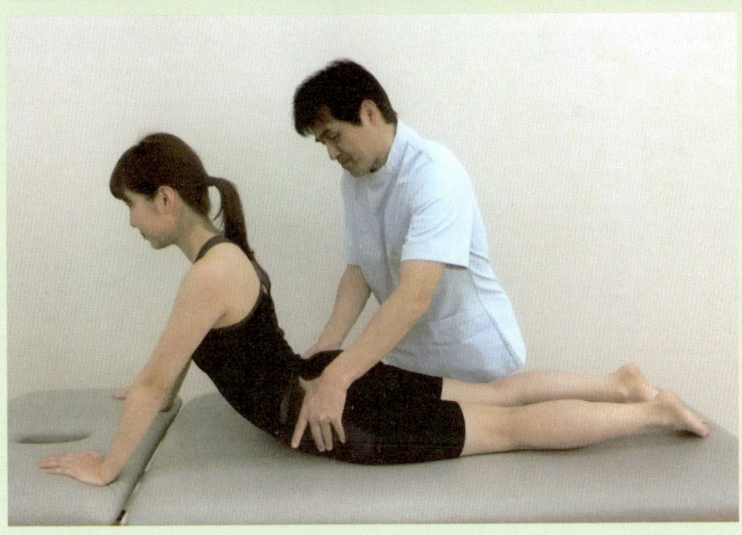

腹外斜肌 obliquus externus abdominis

起点	第5~12肋骨外面		支配神经	肋间神经
止点	后部肌束止于髂嵴外唇，其他肌束移行为腱膜止于白线		神经节	T5~T12

■技术要点

肌肉走向与功能	■ 经过躯干侧方	▶ 可使躯干向同侧侧屈
	■ 经过躯干前方	▶ 可使躯干屈曲
	■ 经过躯干外侧，向前方牵拉	▶ 可使躯干向对侧旋转

固定方法要点	■ 患者的胸廓下抑、向内侧移动	▶ 可使下部肋软骨固定上抬、朝外

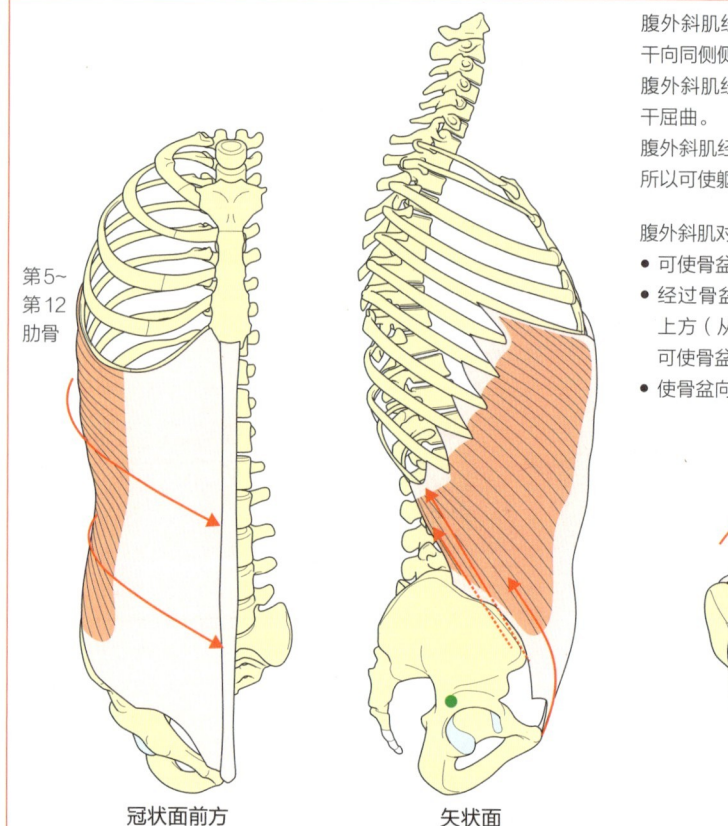

腹外斜肌经过躯干侧方，所以可使躯干向同侧侧屈。

腹外斜肌经过躯干前方，所以可使躯干屈曲。

腹外斜肌经过躯干外侧，向前方牵拉，所以可使躯干向对侧旋转。

腹外斜肌对起点侧骨盆产生的影响：
- 可使骨盆向同侧上抬；
- 经过骨盆前倾、后倾轴的前方，向上方（从上方向后方）牵拉，所以可使骨盆后倾；
- 使骨盆向同侧旋转。

第5~第12肋骨

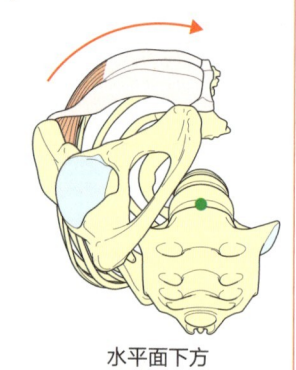

冠状面前方   矢状面   水平面下方

拉伸操作	作要点	■ 通过向同侧下抑骨盆、伸展躯干、向对侧旋转骨盆来进行拉伸

其他	要点	■ 利用胸式呼吸（吸气）

图4-8-1　腹外斜肌的拉伸——全身图

患者仰卧，屈曲双髋关节和膝关节，立起双膝。双膝倒向左侧（需拉伸肌肉所在侧的对侧），使骨盆向左旋转。

物理治疗师用左手固定患者的右肋软骨下边缘和右肋骨下部，用右手小鱼际紧贴患者的右髂嵴，使患者的骨盆前倾、下抑、向对侧旋转，以进行拉伸。

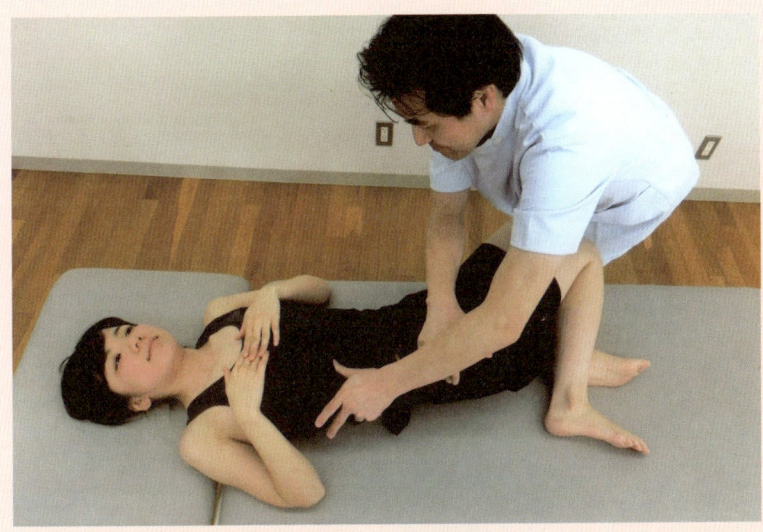

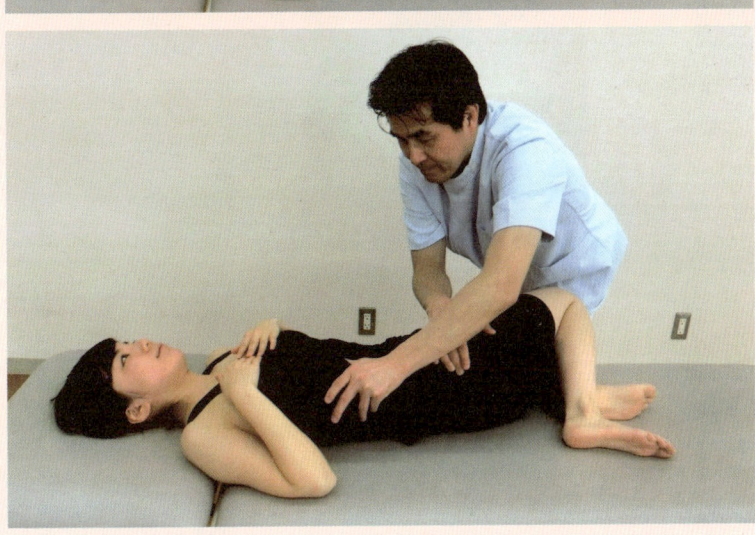

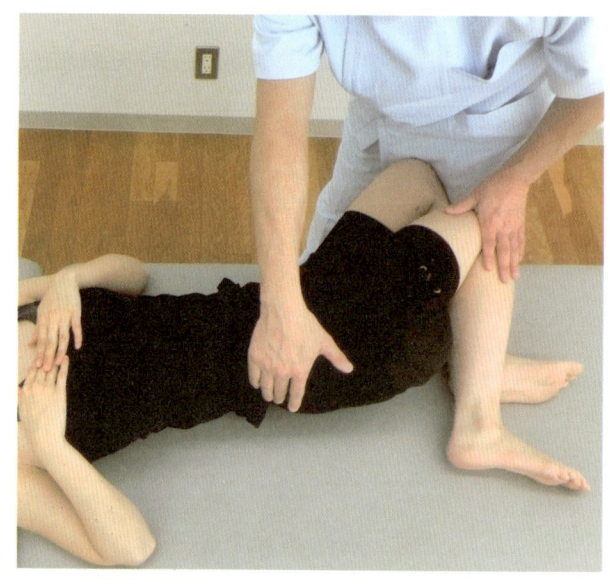

图4-8-2　腹外斜肌的拉伸准备

患者仰卧，屈曲双髋关节和双膝关节，立起双膝。双膝倒向左侧（所拉伸肌肉所在侧的对侧），使骨盆向左旋转，准备拉伸。如果骨盆过度旋转，则很难进行后续的固定操作，所以物理治疗师要用左大腿支撑患者倒下的双膝，防止患者的骨盆过度旋转。

图4-8-3　腹外斜肌的固定操作

物理治疗师将左手放在患者的右肋软骨下边缘和右肋骨下部，向上方、外侧推动，进行固定。为了使物理治疗师的左手能够更有效地进行固定，患者最好在物理治疗师进行固定的同时进行胸式吸气。吸气能够使下部肋骨扩张，使肋软骨上抬，从而使物理治疗师的左手拇指更有效地进行固定。物理治疗师固定患者的肋软骨，使其保持上抬，防止其下抑，同时用其他手指向上外侧方向固定外侧肋骨。

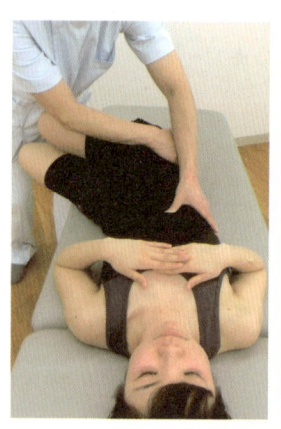 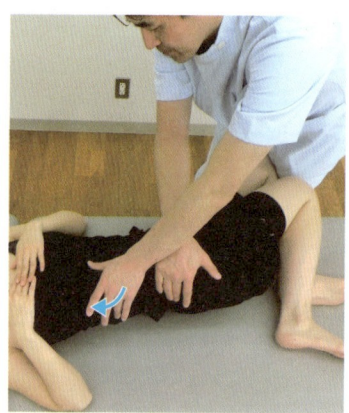 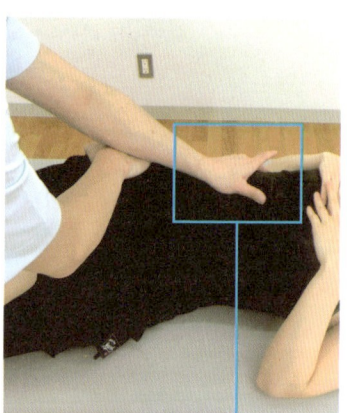

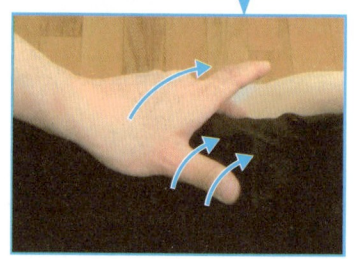

图4-8-4 腹外斜肌的拉伸操作

物理治疗师将右手小鱼际紧贴于患者的右髂嵴（①），对患者的髂嵴施力，使患者的骨盆前倾、下抑、向对侧旋转，以拉伸腹外斜肌（②）。

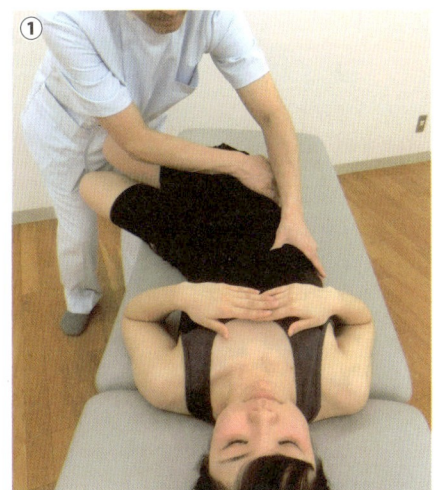
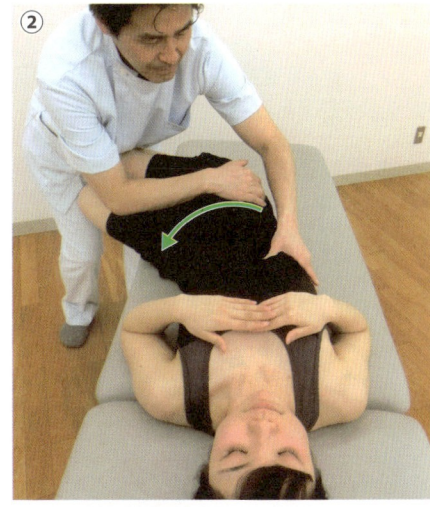

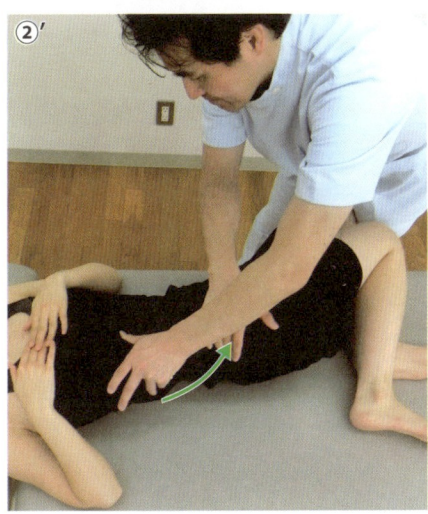
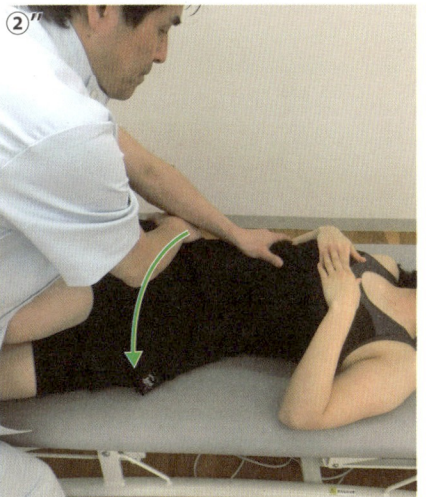

腹内斜肌 **obliquus internus abdominis**

起点	胸腰筋膜、腹股沟韧带、髂嵴	支配神经	肋间神经
止点	后部肌束止于第10~12肋骨，其他肌束移行为腱膜止于白线	神经节	T10~L1

■技术要点

肌肉走向 与功能	■ 经过躯干侧方	▶ 可使躯干向同侧侧屈
	■ 经过躯干前方	▶ 可使躯干屈曲
	■ 经过躯干外侧，向前方牵拉	▶ 可使躯干向同侧旋转
固定方法要点	■ 患者的胸廓下抑、向内侧移动	▶ 可使下部肋软骨固定上抬、朝外

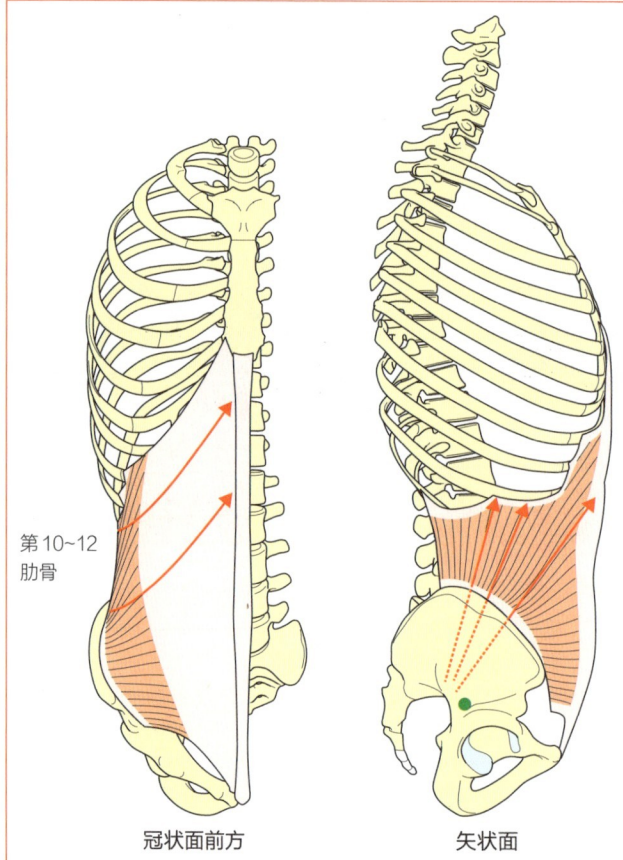

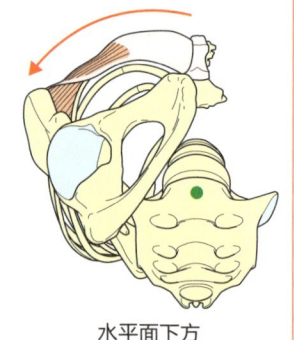

腹内斜肌经过躯干侧方，所以可使躯干向同侧侧屈。

腹内斜肌经过躯干前方，所以可使躯干屈曲。

腹内斜肌经过躯干外侧，向前方牵拉，所以可使躯干向同侧旋转。

腹内斜肌对起点侧骨盆的作用：
- 使骨盆向同侧上抬；
- 经过骨盆前倾后倾轴（矢状面的绿色圆点）的后方，向上方（从上方向前方）牵拉，所以可使骨盆略微前倾；
- 使骨盆向对侧旋转。

第10~12肋骨

冠状面前方   矢状面   水平面下方

拉伸操作	要点	■ 通过向同侧下抑、伸展、向同侧旋转骨盆来进行拉伸

其他	要点	■ 利用胸式呼吸（吸气）

图4-9-1 腹内斜肌的拉伸——全身图

患者向左侧卧，深度屈曲左髋关节和左膝关节，尽可能地伸展右髋关节和右膝关节。上身向左侧（对侧）旋转，双手牢牢抓住床沿，保持身体不动。

物理治疗师固定患者的右肋骨下部，对患者的右髂嵴施力，使患者的骨盆下抑、向同侧旋转、轻度后倾，以拉伸腹内斜肌。

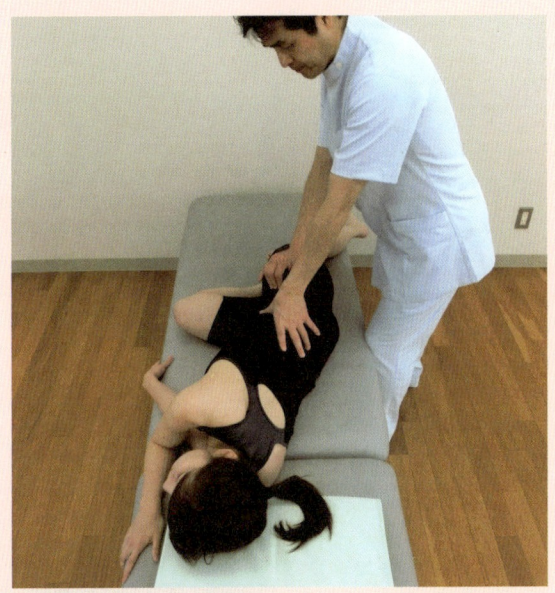

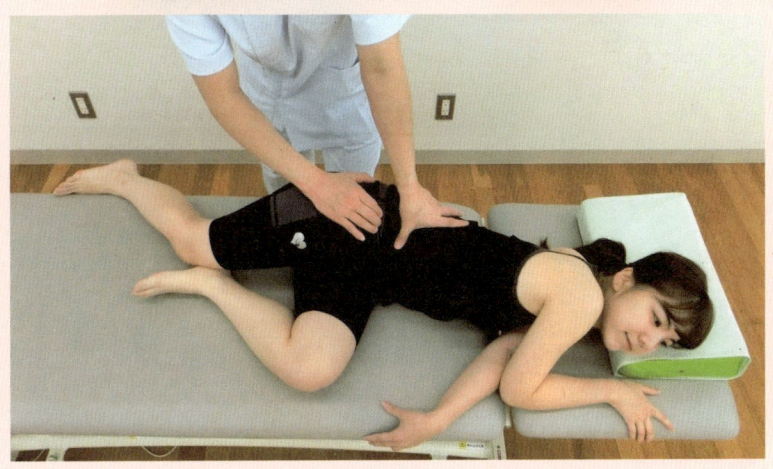

图4-9-2　腹内斜肌的固定操作

患者侧卧，深度屈曲左髋关节和左膝关节（①），尽可能地伸展右髋关节和右膝关节（②）。上身向左侧（对侧）旋转，双手牢牢抓住床沿（③），保持身体不动。

物理治疗师用左手固定患者的右肋骨下部（④），将左手拇指放在患者的第10肋骨下边缘（⑤），左手中指放在患者第11肋骨和第12肋骨的下边缘（⑥），向上方、外侧推动并将其固定。

此时，患者最好进行胸式吸气。吸气能够使下部肋骨和肋软骨上抬，使物理治疗师的左手能更有效地进行固定。物理治疗师固定患者的肋骨和肋软骨，使其保持上抬，防止其下抑。

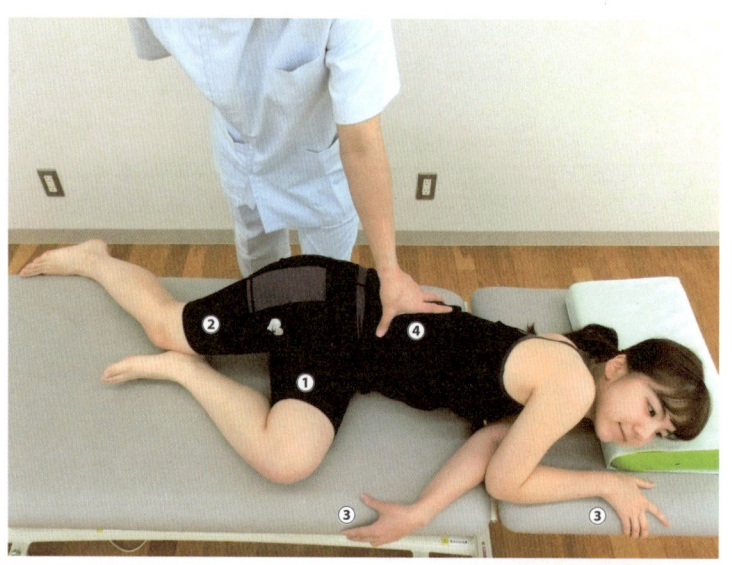

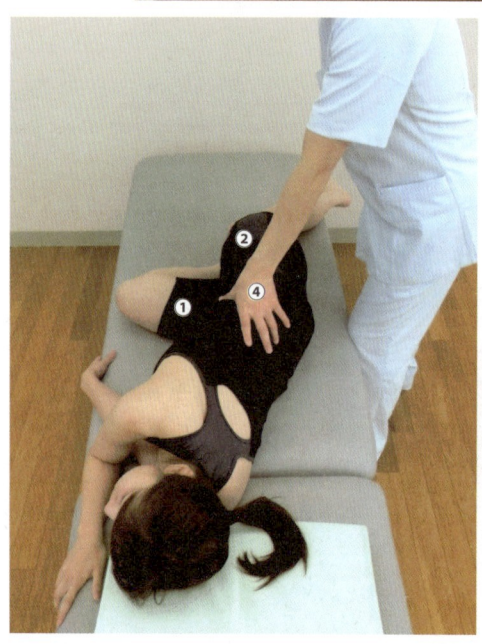

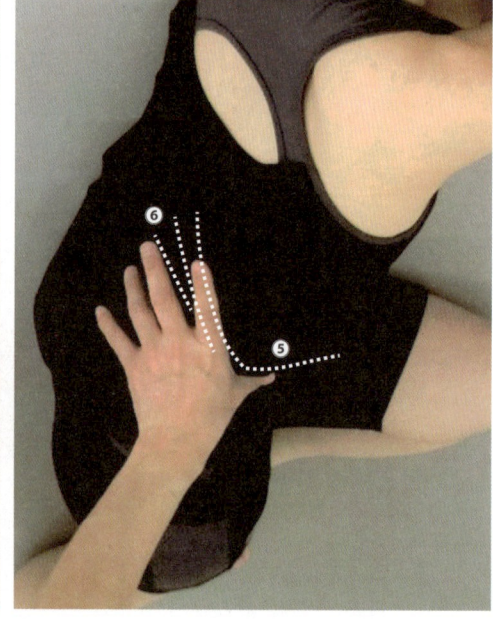

图4-9-3　腹内斜肌的拉伸操作

物理治疗师用右手握住患者的右髂嵴（①），对患者的髂嵴施力，使患者的右骨盆下抑、向同侧旋转、轻度后倾，以拉伸腹内斜肌（②）。

如果物理治疗师握住骨盆的右手DIP关节屈曲，指尖会嵌入骨盆前方（腹部），使患者感到疼痛，所以在拉伸过程中，物理治疗师只需活动MP关节和PIP关节即可（按━➤所示进行操作）。

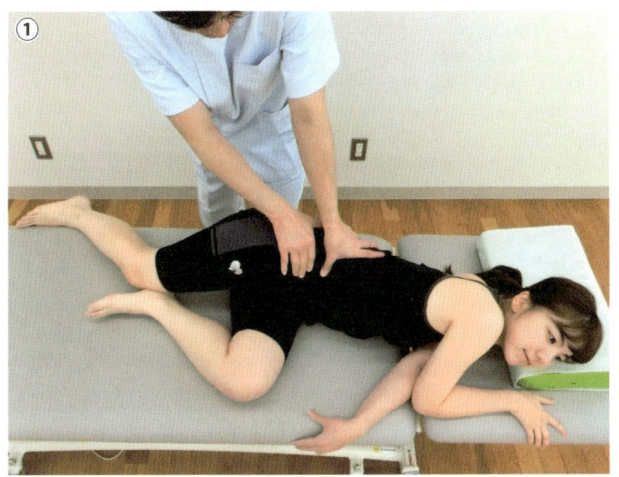

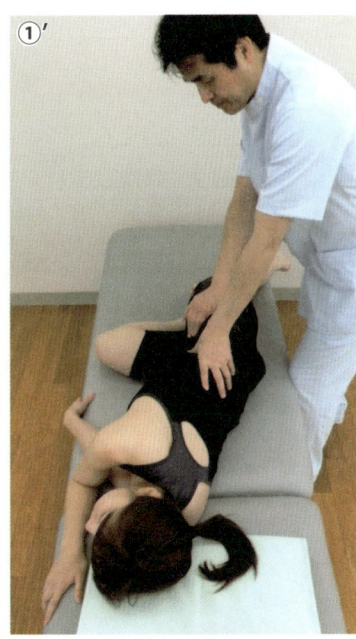

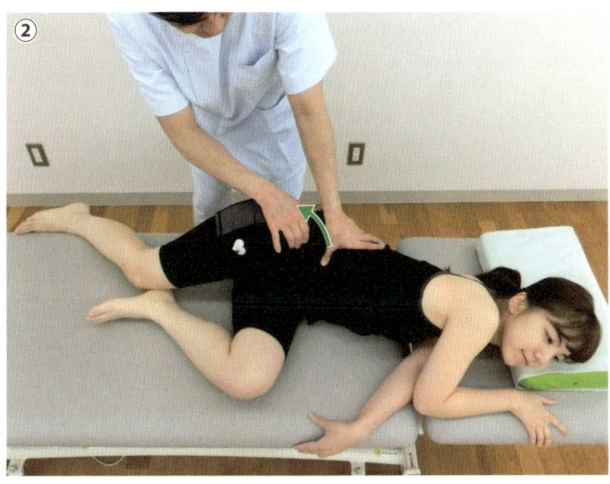

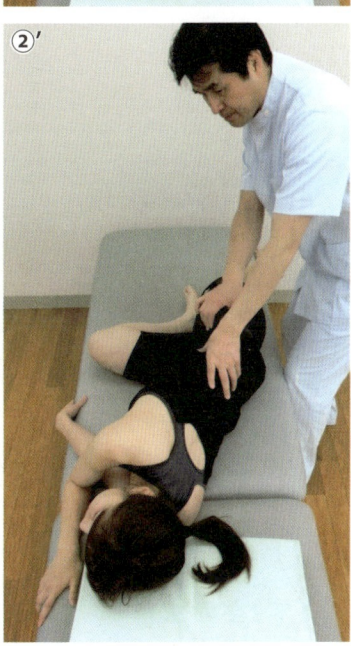

胸锁乳突肌 sternocleidomastoid

起点	（锁骨部）锁骨的胸骨端 （胸骨部）胸骨柄前面	支配神经	副神经、颈神经
止点	颞骨乳突，枕骨上项线外侧部	神经节	C2、C3

■技术要点

肌肉走向 与功能	■ 经过颈部侧方	▶ 可使颈部向同侧侧屈
	■ 经过上位颈椎后方	▶ 可使头部伸展
	■ 经过下位颈椎前方	▶ 可使颈部屈曲
	■ 经过头部外侧，向前方牵拉	▶ 可使头部和颈部向对侧旋转

固定方法 要点	■ 以用双手进行拉伸操作为前提	
	■ 在拉伸操作过程中，躯干向对侧侧屈	▶ 考虑不会产生代偿动作的拉伸操作
	■ 胸骨和同侧锁骨上端上抬	▶ 保持同侧上肢下垂

拉伸操作 要点	■ 保持头部屈曲，同时使颈部整体伸展
	■ 通过向对侧侧屈、向同侧旋转患者的头颈部来进行拉伸

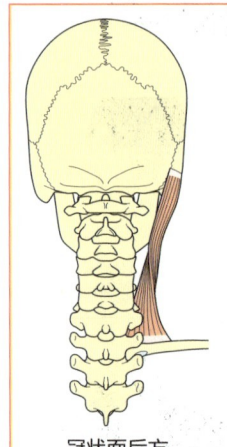

冠状面后方

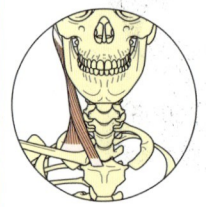

冠状面前方

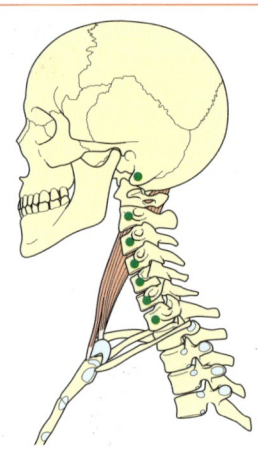

矢状面外侧

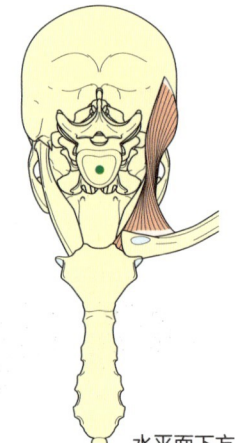

水平面下方

胸锁乳突肌经过头颈部侧方，所以可使头颈部向同侧侧屈。

胸锁乳突肌经过上位颈椎的后方，所以可使头部伸展。

胸锁乳突肌经过下位颈椎的前方，所以可使颈部屈曲。

胸锁乳突肌经过头部外侧，向前方牵拉，所以可使头部和颈部向对侧旋转。

图4-10-1　胸锁乳突肌的拉伸——全身图

患者仰卧，将颈部以上伸出床外，上肢放于身体两侧。

物理治疗师使患者的头部屈曲（颈部尽量不要屈曲），向同侧旋转，向对侧侧屈，以拉伸胸锁乳突肌。患者的颈部侧屈时，物理治疗师用左手拇指和食指抑制患者的颈部整体向左偏移，使患者的颈部整体屈曲。

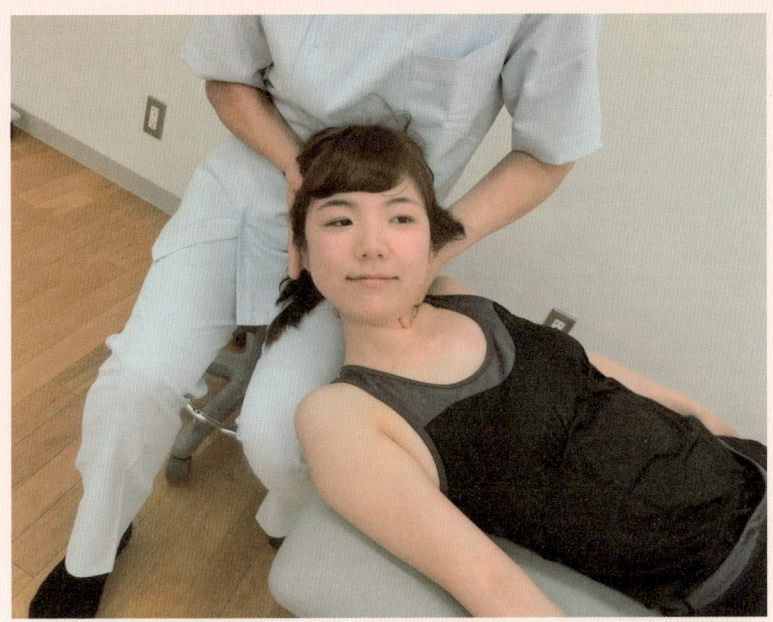

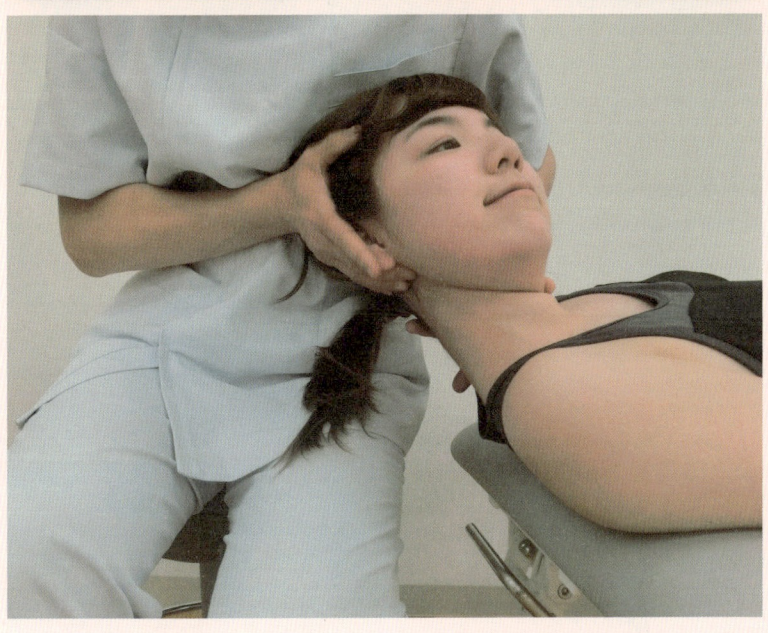

图4-10-2　胸锁乳突肌的固定方法

患者仰卧，将颈部以上部位伸出床外，上肢放在身体两侧（a）。由于物理治疗师的双手同时握住患者的头部，所以其很难对肌肉起点进行直接固定操作。因此，物理治疗师要使患者将上肢放在身体两侧（锁骨下抑），以进行固定。

物理治疗师用双手托住患者的头部，防止头部下落，使患者安心；将右手中指指尖放在患者的乳突处，托住患者的头部右侧到枕部，左手托住患者枕部下方到上颈椎部位。物理治疗师一定要注意不要用左手拇指按压患者的左颈动脉和气管。

在之后的拉伸操作中，物理治疗师在用左手防止患者的颈部向左偏移的同时也能够防止患者的躯干向对侧侧屈导致产生代偿动作（b）。

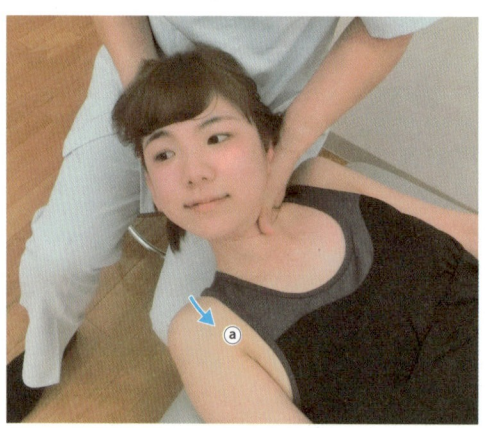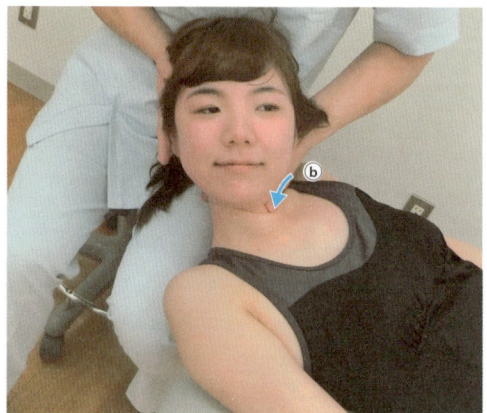

图4-10-3　胸锁乳突肌的拉伸操作顺序（1）

一般来说，只需要使患者的锁骨的胸骨头以及胸骨柄前面（肌肉的起点）逐渐远离患者的乳突处和枕骨上后线外侧（肌肉的止点）。

从矢状面来看，处在开始肢位（①）时，患者的胸锁乳突肌（红线）在颈部中向左下方斜向运动。物理治疗师用右手使患者的头部轻度屈曲（②），而不使患者的颈部屈曲。此时，患者轻度屈曲的头部的胸锁乳突肌会受到轻度拉伸，但由于下颈椎也会轻度屈曲而使肌肉舒张，所以两种力量会相互抵消。要注意，这里虽然对图②~④所示的操作分开进行说明，但是所有的操作几乎都是快速并连续进行的。

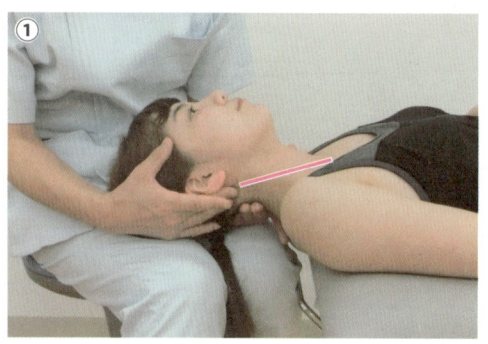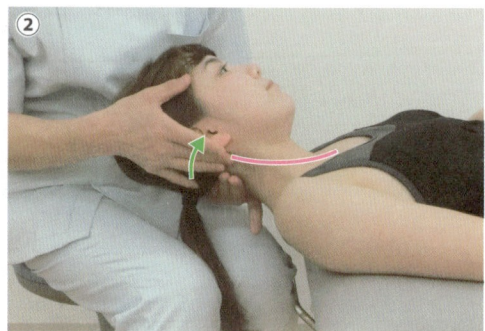

图4-10-4 胸锁乳突肌的拉伸操作顺序（2）

物理治疗师用双手使患者的头颈部向左侧屈（③），用左手拇指抑制患者的颈部向左偏移，防止患者的躯干向左侧屈、右肩上抬。

物理治疗师用右手使患者的颈部向右旋转（④）。拉伸操作到此结束。物理治疗师右手的操作和左手抑制患者颈部向左偏移的操作能够使患者的下颈椎保持伸展。

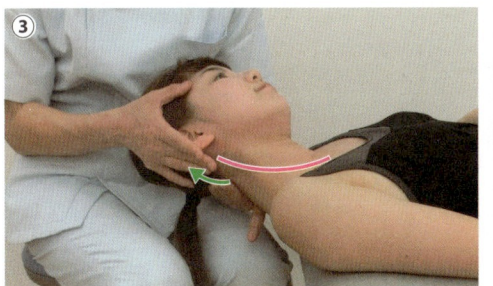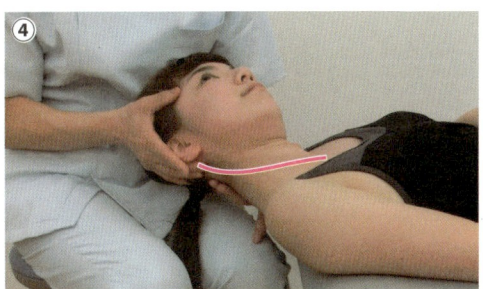

图4-10-5 胸锁乳突肌的详细拉伸操作

物理治疗师用右手对患者的乳突处施力，使颈部屈曲、颈椎下部伸展、头颈部向对侧侧屈、向同侧旋转，使患者的肌肉起点远离肌肉止点。拉伸操作完成时，物理治疗师要把右手放回从下方支撑头部的位置（a）。

这个过程中最重要的是物理治疗师左手的操作方法（b）。物理治疗师一定要使患者的颈椎整体呈弓形侧屈。

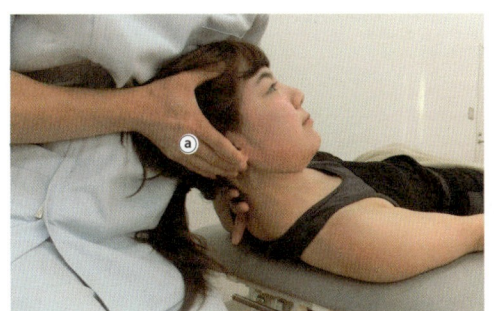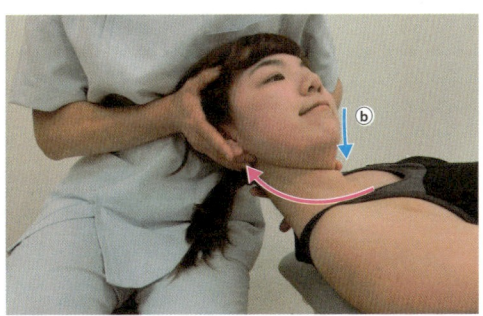

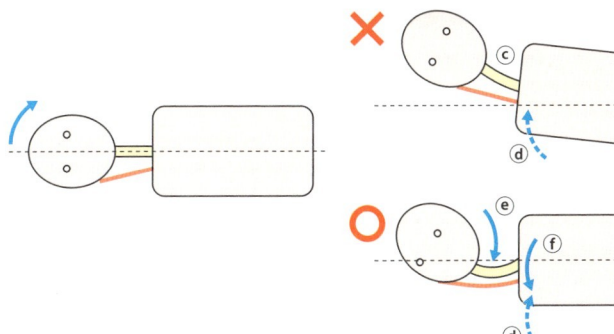

在侧屈时，患者的颈椎自身呈弓形并轻微侧屈（c），颈椎间接使躯干向左倾斜（d），从而导致胸锁乳突肌无法得到充分拉伸。

物理治疗师用左手使患者的颈椎呈弓形（e），可防止躯干向左倾斜（f），从而充分拉伸胸锁乳突肌。

前斜角肌 scalenus anterior

起点	第3~6颈椎横突前结节	支配神经	颈神经
止点	第1肋骨的前斜角肌结节	神经节	C5~C7

中斜角肌 scalenus medius

起点	第2~7颈椎横突后结节	支配神经	颈神经
止点	第1肋骨的锁骨下动脉沟的后方	神经节	C2~C8

后斜角肌 scalenus posterior

起点	第5~7颈椎横突后结节	支配神经	颈/臂丛神经分支（C3~C6）
止点	第2肋骨外侧面	神经节	C7、C8

■技术要点

肌肉走向与功能	■ 斜角肌经过颈部侧方	▶ 可使颈部向同侧侧屈
	■ 前斜角肌经过颈椎屈曲－伸展轴的前方	▶ 可使颈部屈曲
	■ 中斜角肌和后斜角肌经过颈椎屈曲－伸展轴的稍后方	▶ 可使颈部略微伸展
	■ 斜角肌几乎不具备旋转作用	
固定方法要点	■ 防止位于起点的肋骨上抬	
	■ 注意不要压迫臂丛神经和锁骨下动脉	
拉伸操作要点	■ 分别握住肌肉的起点进行操作	
	■ 通过向对侧侧屈布满斜角肌的颈部伸展前斜角肌来进行拉伸	

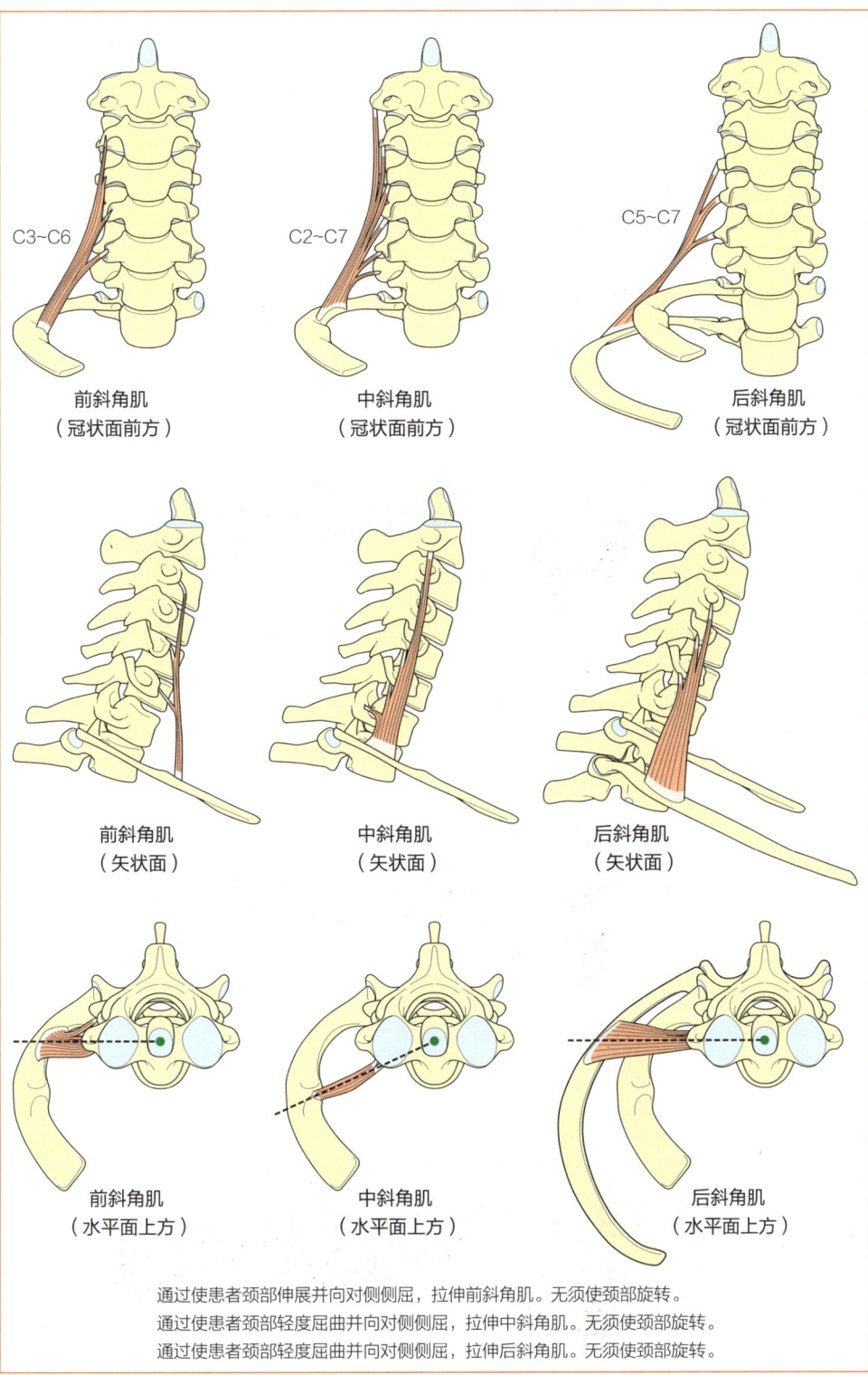

C3~C6

前斜角肌
（冠状面前方）

C2~C7

中斜角肌
（冠状面前方）

C5~C7

后斜角肌
（冠状面前方）

前斜角肌
（矢状面）

中斜角肌
（矢状面）

后斜角肌
（矢状面）

前斜角肌
（水平面上方）

中斜角肌
（水平面上方）

后斜角肌
（水平面上方）

通过使患者颈部伸展并向对侧侧屈，拉伸前斜角肌。无须使颈部旋转。
通过使患者颈部轻度屈曲并向对侧侧屈，拉伸中斜角肌。无须使颈部旋转。
通过使患者颈部轻度屈曲并向对侧侧屈，拉伸后斜角肌。无须使颈部旋转。

图4-11-1　斜角肌的拉伸——全身图

患者仰卧，将颈部以上部位伸出床外。物理治疗师用左前臂到手部托住患者的头部和颈部，用左手中指和食指周围握住患者颈椎的肌肉起点。

物理治疗师用右手固定患者肌肉止点处的第1肋骨和第2肋骨，防止其上抬。在前斜角肌的拉伸中，颈部处于伸展状态；在中斜角肌和后斜角肌的拉伸中，颈部轻度屈曲，向左侧（对侧）侧屈。

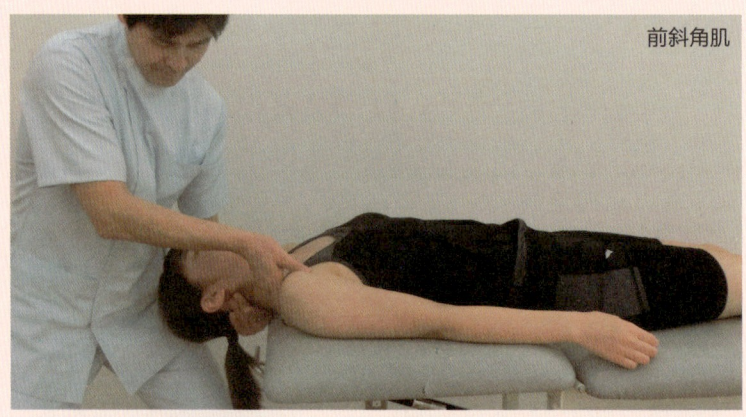

前斜角肌

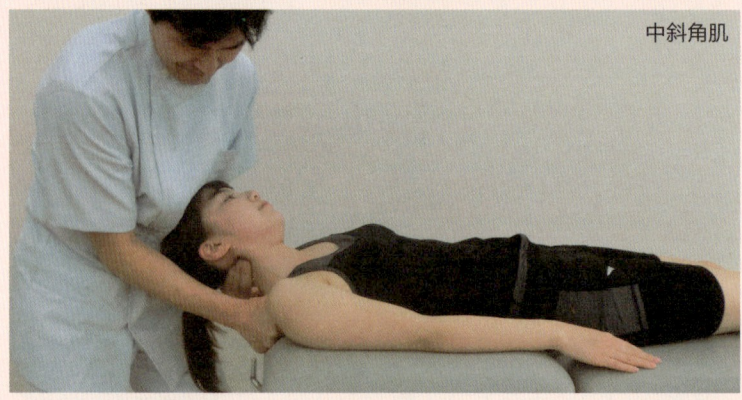

中斜角肌

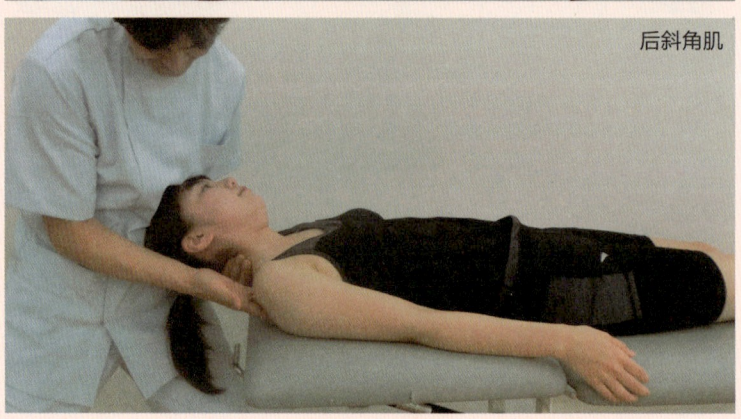

后斜角肌

图4-11-2　斜角肌的固定

在拉伸前斜角肌和中斜角肌的过程中，物理治疗师用右手固定患者肌肉起点处的第1肋骨；在拉伸后斜角肌的过程中，物理治疗师用右手固定患者的第2肋骨，防止其上抬。但是，物理治疗师除了要掌握固定各肌肉的准确位置，更重要的是，要注意不要压迫患者的臂丛神经和锁骨下动脉。

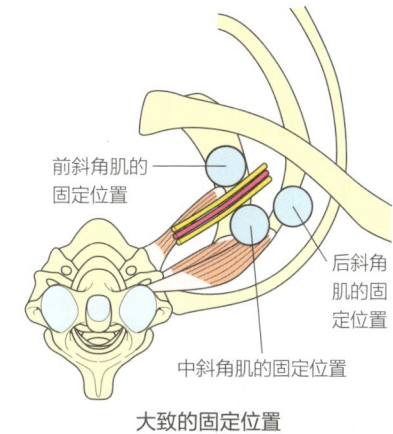

前斜角肌的
固定位置

后斜角肌的固定位置

中斜角肌的固定位置

大致的固定位置

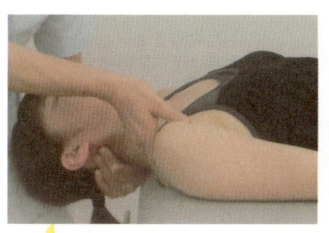 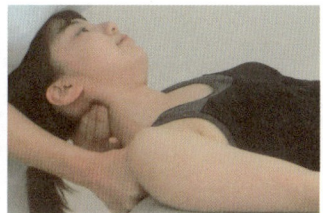 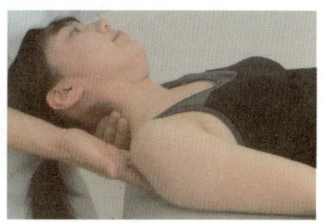

图4-11-3　前斜角肌的拉伸操作顺序

物理治疗师用右手托住患者的枕部，用左手握住患者肌肉起点处的第3~6颈椎部分（①）。患者的颈部轻度伸展（②）。物理治疗师将支撑患者头后部的右手抽离，以固定患者的第1肋骨（③）。
物理治疗师使患者的颈部保持不动，略微牵拉颈部，同时使其向左侧（对侧）侧屈，以拉伸前斜角肌（④）。

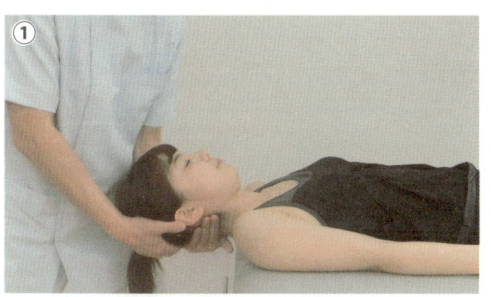 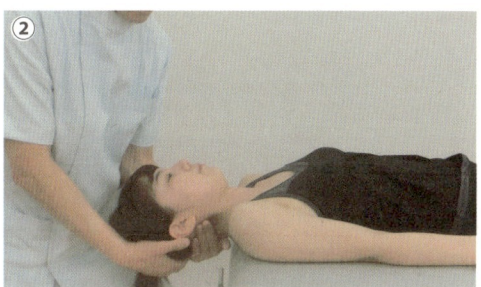
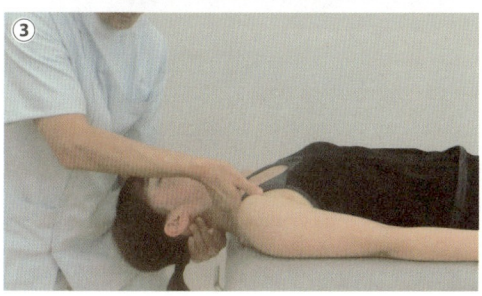 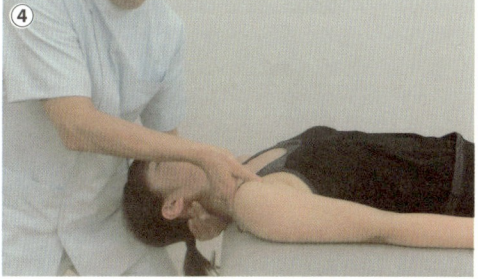

图4-11-4　中斜角肌的拉伸操作顺序

物理治疗师用右手托住患者的头后部，用左手握住患者肌肉止点处的<u>整个颈部（特别是颈部上方）</u>（①）。患者的颈部<u>轻度屈曲</u>（②）。物理治疗师将支撑患者头后部的右手抽离，以固定患者的<u>第1肋骨</u>（③）。

物理治疗师使患者的颈部保持不动，<u>略微牵拉颈部</u>，同时使其向左侧（对侧）侧屈，以拉伸中斜角肌（④）。

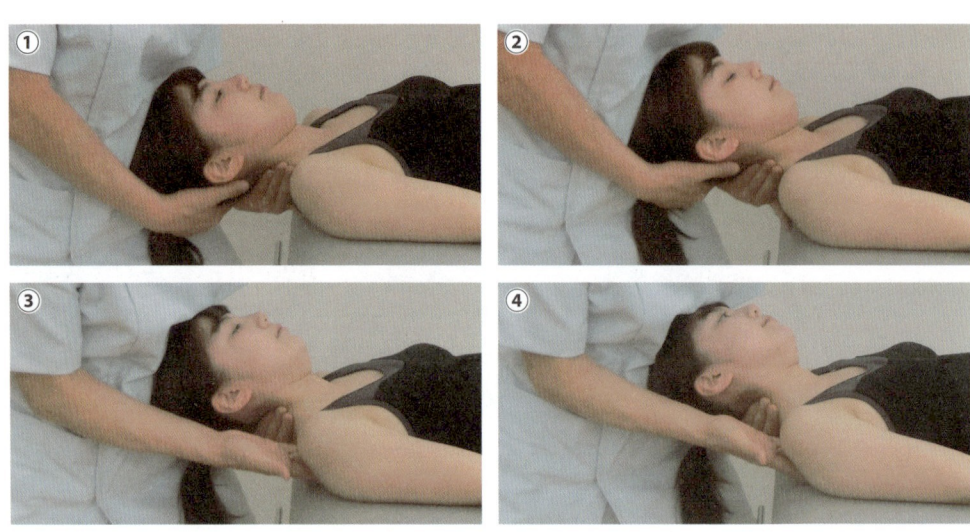

图4-11-5　后斜角肌的拉伸操作顺序

物理治疗师用右手托住患者的枕部，用左手握住患者肌肉起点处的<u>第4~6颈椎（颈椎下方）</u>（①）。患者的颈部<u>轻度屈曲</u>（②）。物理治疗师将支撑患者头后部的右手抽离，以固定患者的<u>第2肋骨</u>（③）。

物理治疗师使患者的颈部保持不动，使其向左侧（对侧）侧屈，以拉伸后斜角肌（④）。

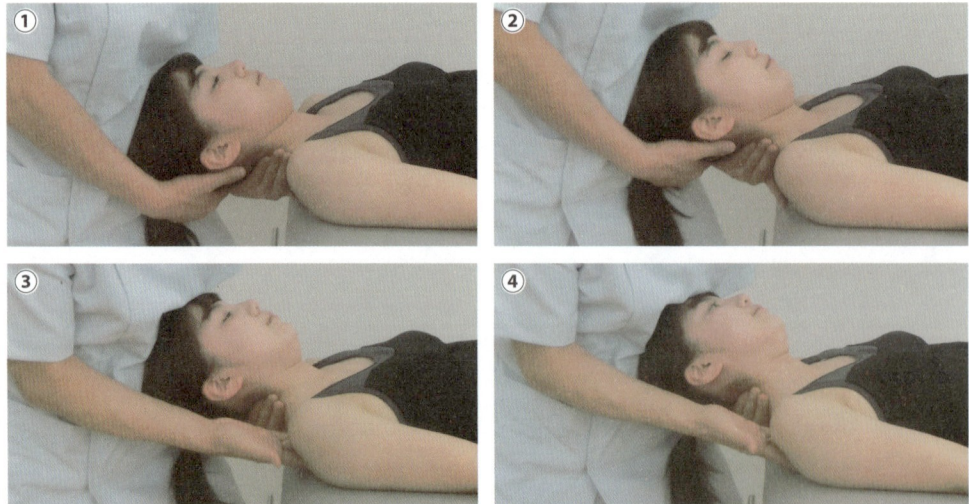

图4-11-6　中斜角肌和后斜角肌拉伸操作的不同

下方为中斜角肌和后斜角肌拉伸操作的对比。

	中斜角肌	后斜角肌
拉伸操作位置	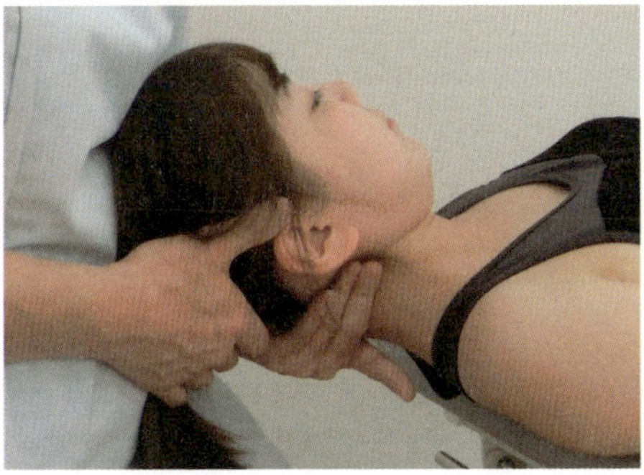 肌肉起点处位于第2颈椎下方，所以物理治疗师应握住患者的颈部稍上方	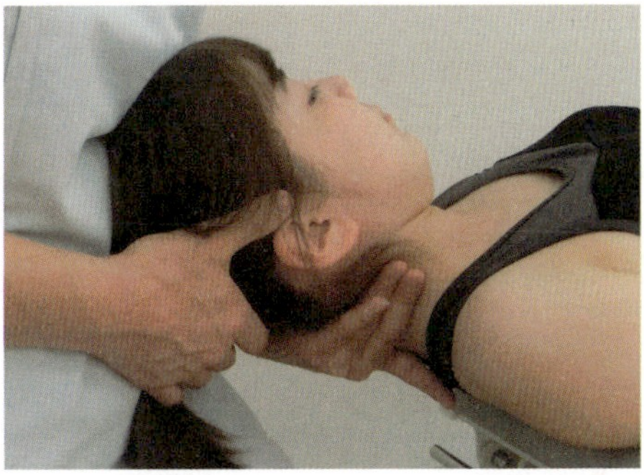 肌肉起点处位于第5颈椎下方，所以物理治疗师应握住患者的颈部中央
固定位置	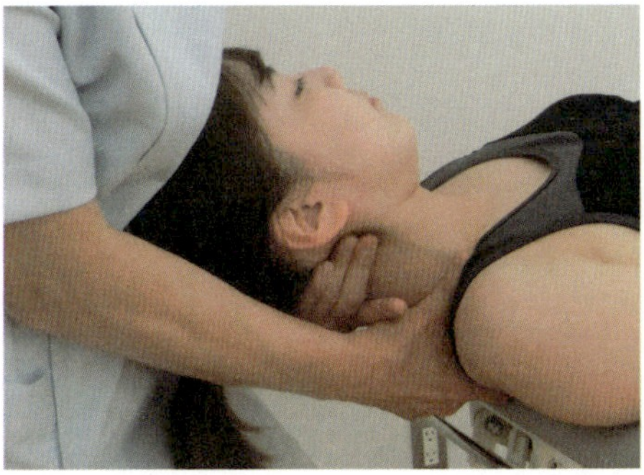 肌肉止点为第1肋骨，所以物理治疗师应用拇指固定第1肋骨	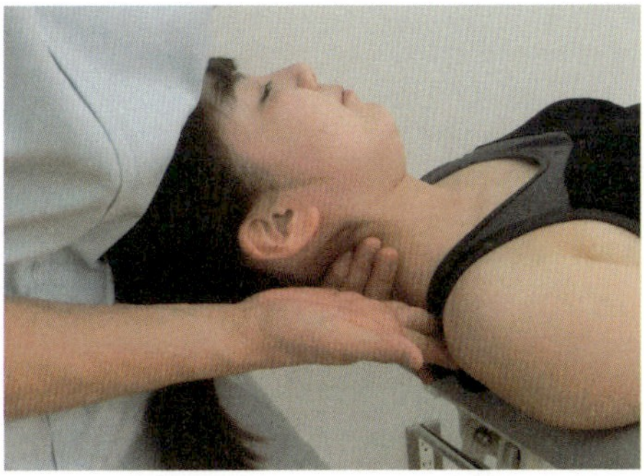 肌肉止点为第2肋骨，所以物理治疗师应用中指固定第2肋骨
拉伸操作	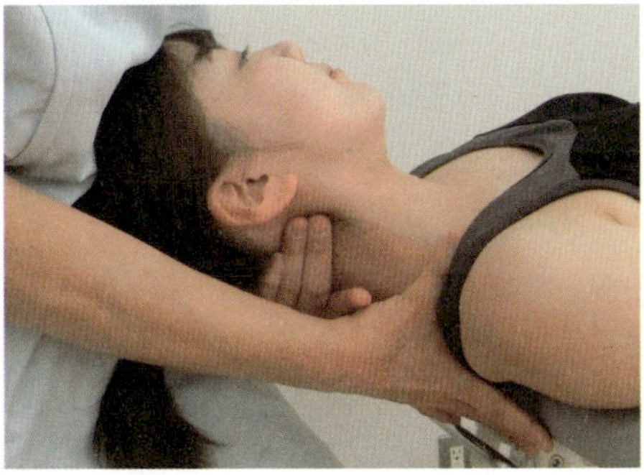 进行拉伸时要向长轴方向牵拉患者的颈部	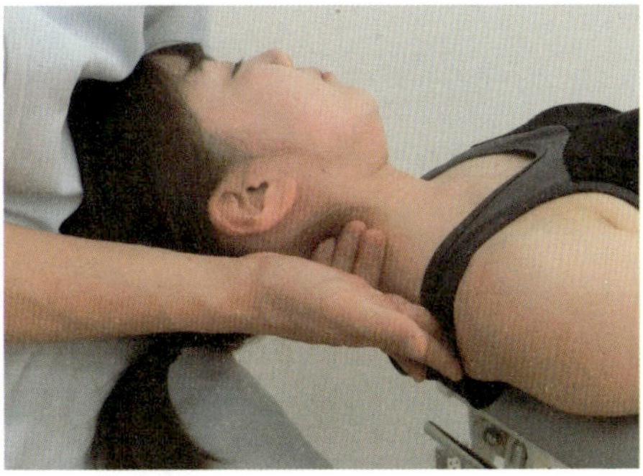 进行拉伸时要注意侧屈患者的颈部

头后小直肌 rectus capitis posterior minor

起点	寰椎后结节	支配神经	第 1 颈神经后支（枕下神经）
止点	枕骨下项线内侧 1/3		

■技术要点

肌肉走向	与功能	■ 经过寰枕关节侧方	▶ 可使头部向同侧侧屈
		■ 经过寰枕关节屈曲－伸展轴后方	▶ 可使头部伸展（后屈）
		■ 经过寰枕关节旋转轴后方，向内侧牵拉	▶ 可使头部向同侧旋转

固定方法	要点	■ 寰椎后侧无棘突，所以很难固定
		■ 压迫枢椎棘突或牢牢固定肌腹部

拉伸操作	作要点	■ 通过向对侧侧屈、屈曲、向对侧旋转患者的头部来进行拉伸

其他要点	■ 头后小直肌是枕下肌群的肌肉之一
	■ 枕下肌群的伸展性较差，导致头部的能动性较差，从而加大颈椎的负担
	■ 由于肌肉体积较小且难以操作，很难单独进行拉伸，因而应反复收缩以使肌肉舒张

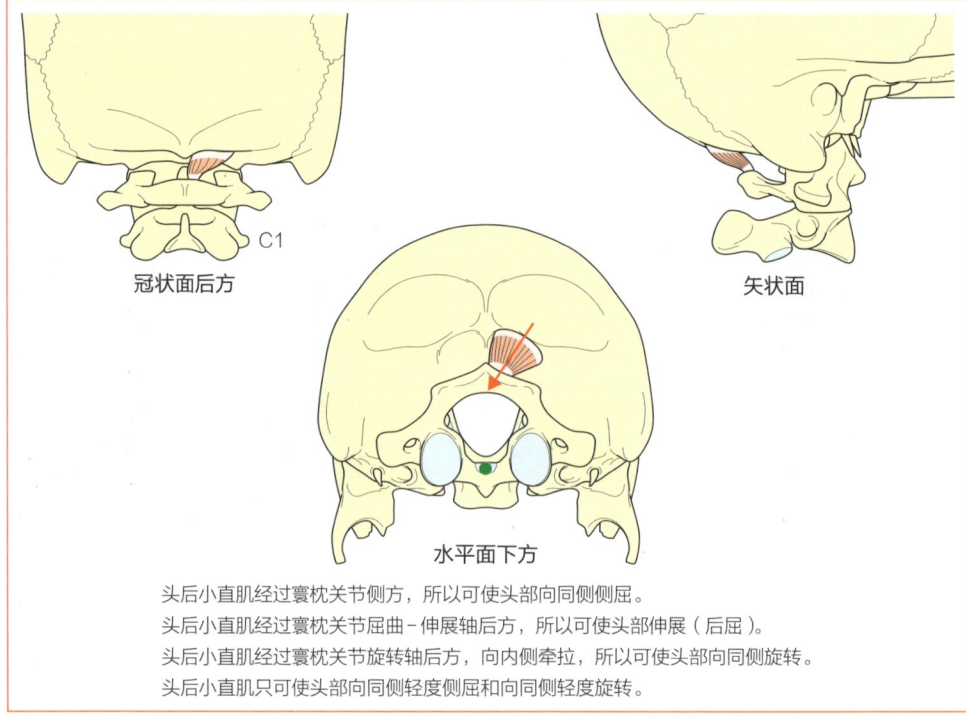

冠状面后方　　　　　　　　　　　　　　　　　　　　矢状面

C1

水平面下方

头后小直肌经过寰枕关节侧方，所以可使头部向同侧侧屈。
头后小直肌经过寰枕关节屈曲－伸展轴后方，所以可使头部伸展（后屈）。
头后小直肌经过寰枕关节旋转轴后方，向内侧牵拉，所以可使头部向同侧旋转。
头后小直肌只可使头部向同侧轻度侧屈和向同侧轻度旋转。

图4-12-1　头后小直肌的拉伸——全身图

物理治疗师用左手手指固定患者的枢椎棘突右上侧或头后小直肌的肌腹部，将右手手指放于右下项线内侧。首先，物理治疗师使左手手指和右手手指不断远离，以进行拉伸。然后，物理治疗师引导患者的头部回到原位，使头后小直肌轻微收缩。

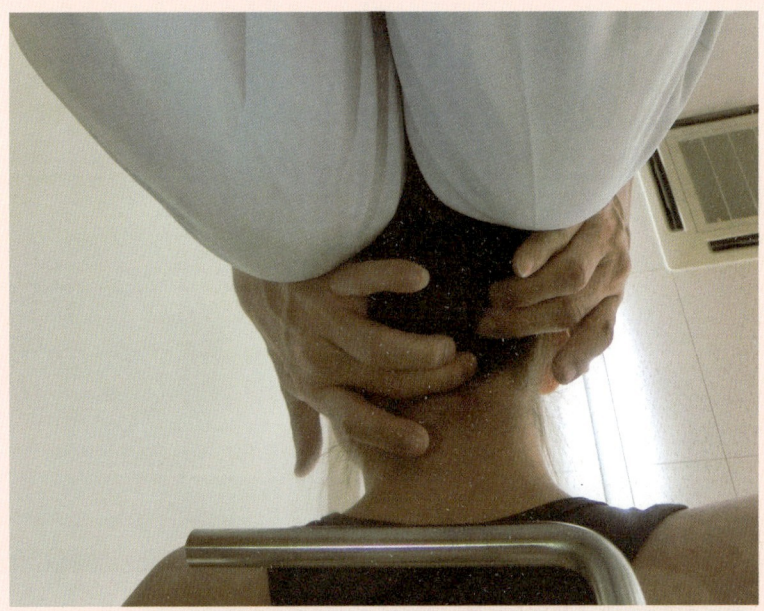

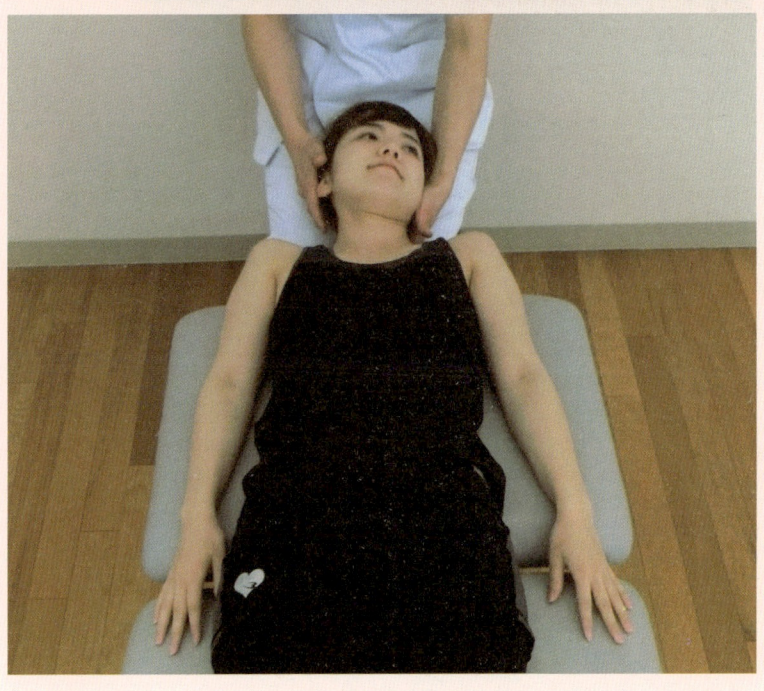

图4-12-2　头后小直肌拉伸操作中的必要标志

图a所示的红色标志从上到下分别为外枕隆起、下项线中央、枢椎棘突。头后小直肌从第2个红色标志的右侧（物理治疗师的左手食指和中指指尖处）的下项线内侧1/3开始，向第3个红色标志的枢椎棘突的稍上方（寰椎后结节）移行。

在拉伸过程中，患者仰卧，物理治疗师以这几个标志为原点进行拉伸。物理治疗师用左手手指按压患者的枢椎棘突右上侧和头后小直肌的肌腹部，将右手手指放在距患者外枕隆起约一指宽的下方右侧（下项线）。图a中物理治疗师的左、右手食指和图b中物理治疗师的左、右手中指都放在肌肉起点和止点周围。

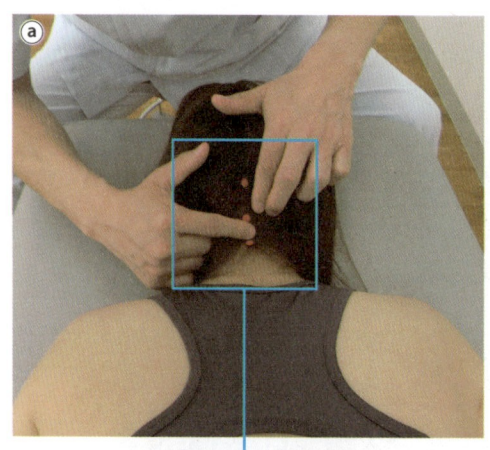
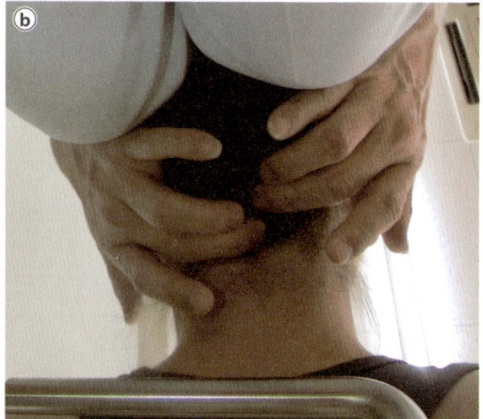
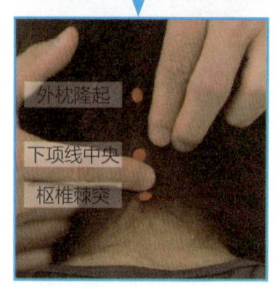

图4-12-3 头后小直肌的拉伸（舒张）操作顺序

患者仰卧，将颈部以上部位伸出床外。物理治疗师坐在患者头侧的椅子上，将患者的枕部放在自己的大腿上。此时，物理治疗师的大腿要与床齐平。

物理治疗师用左手中指从患者枢椎棘突的右上侧向下方固定（①），用右手中指使患者的头部向对侧侧屈、屈曲、向对侧旋转，以进行拉伸（②）。但是，患者的头部向对侧侧屈和向对侧旋转的操作幅度都极小，主要应使头部屈曲，以进行拉伸。

无论哪种拉伸操作，操作幅度都比较小，很难掌握运动方向。因此，如图4-12-2的b所示，物理治疗师应使左手中指和右手逐渐远离，以进行拉伸。然后，物理治疗师使患者的头后小直肌轻微收缩（头部向同侧侧屈、伸展、向同侧旋转），引导患者的头部回到原位，使头后小直肌反复收缩和舒张（③↔②）。

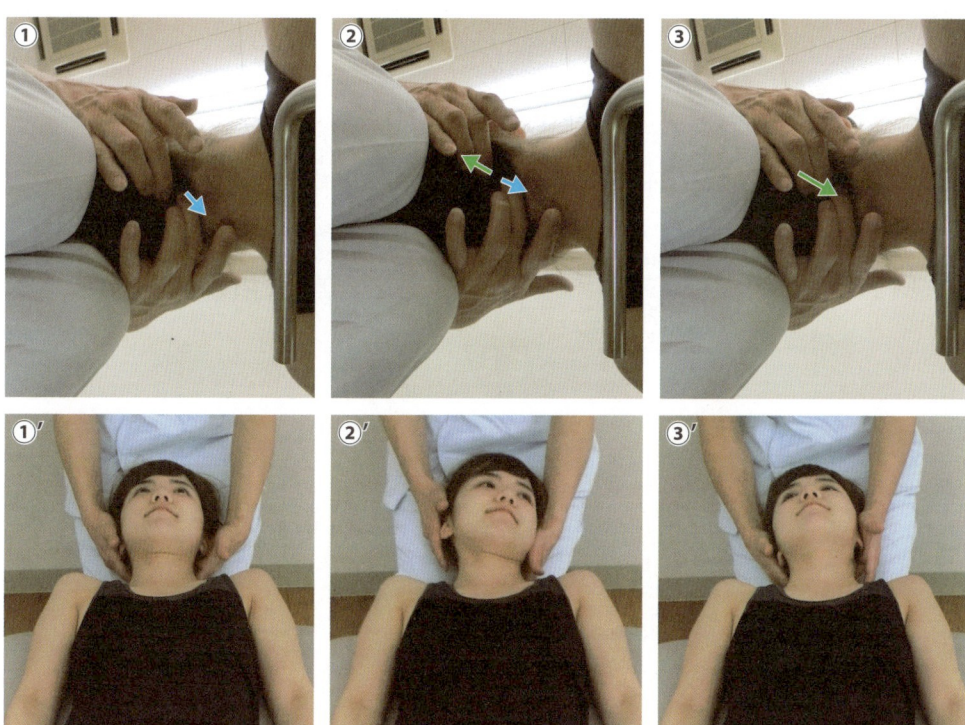

头后大直肌 rectus capitis posterior major

起点	枢椎棘突	支配神经	第 1 颈神经后支（枕下神经）
止点	枕骨下项线中间 1/3		

■技术要点

肌肉走向与功能	■ 经过寰枕关节侧方	▶	可使头部向同侧侧屈
	■ 经过寰枕关节屈曲 - 伸展轴后方	▶	可使头部伸展（后屈）
	■ 经过寰枕关节旋转轴后方，向内侧牵拉	▶	可使头部向同侧旋转
固定方法要点	■ 固定时，不要向同侧牵拉枢椎棘突		
拉伸操作要点	■ 通过向对侧侧屈、屈曲、向对侧旋转患者的头部来进行拉伸		
其他要点	■ 头后大直肌是枕下肌群的肌肉之一		
	■ 枕下肌群的伸展性较差，导致头部的能动性较差，从而会加大颈椎的负担		
	■ 由于肌肉体积较小且难以操作，很难单独进行拉伸，因而应反复收缩以使肌肉舒张		

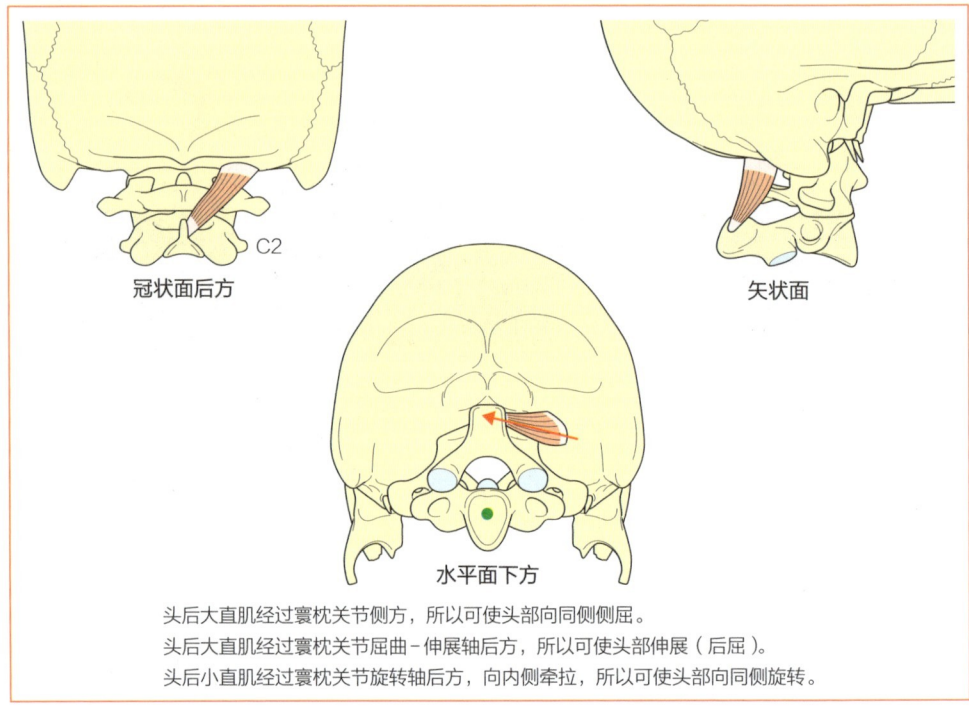

冠状面后方　　　　　　C2　　　　　　　　　　　矢状面

水平面下方

头后大直肌经过寰枕关节侧方，所以可使头部向同侧侧屈。
头后大直肌经过寰枕关节屈曲 - 伸展轴后方，所以可使头部伸展（后屈）。
头后小直肌经过寰枕关节旋转轴后方，向内侧牵拉，所以可使头部向同侧旋转。

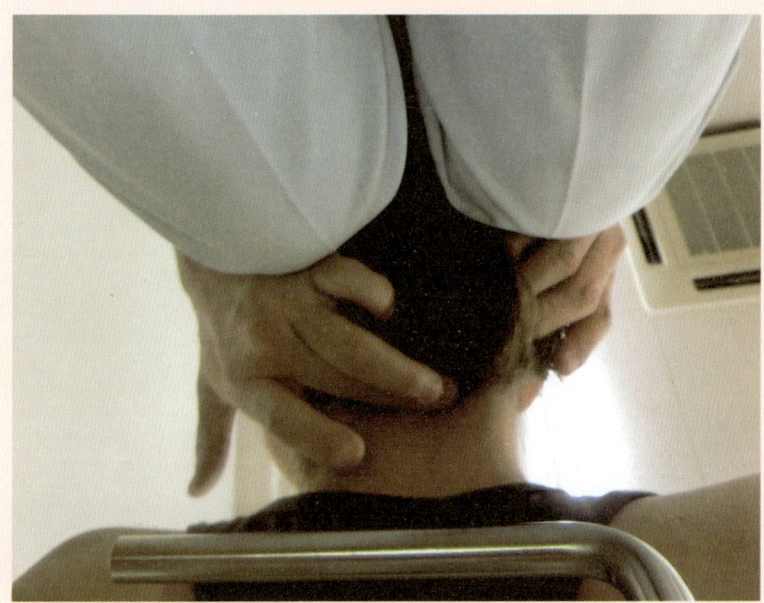

图4-13-1　头后大直肌的拉伸——全身图

物理治疗师用左手手指固定患者的枢椎棘突右侧，将右手手指放于右下项线中间。首先，物理治疗师用右手使患者的头部向对侧侧屈、屈曲、向对侧旋转，以拉伸头后大直肌。然后，引导患者的头部回到原位，使头后大直肌轻微收缩，以进行舒张。

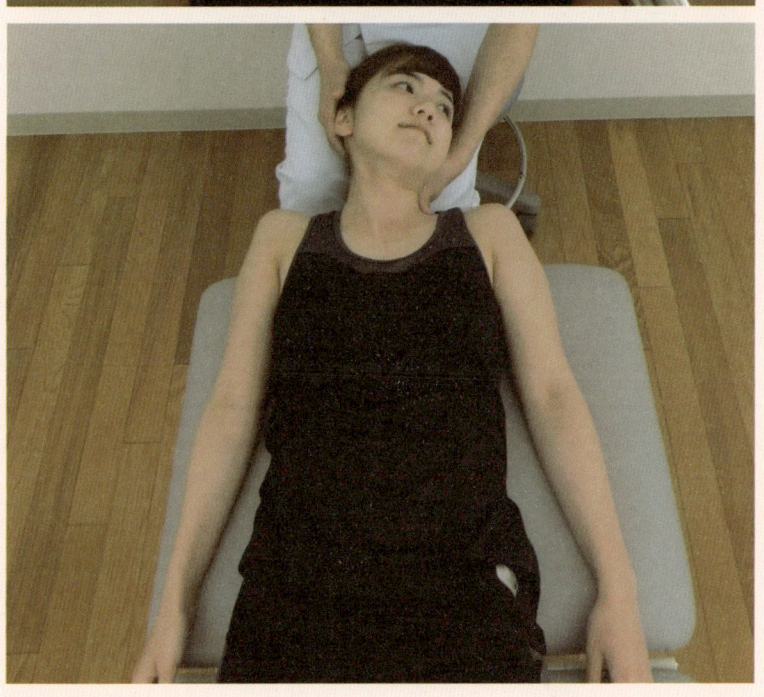

图4-13-2　头后大直肌拉伸操作中的必要标志

图a所示的红色标志从上到下分别为外枕隆起、下项线中央、枢椎棘突。头后大直肌从第3个红色标志右侧（物理治疗师的左手食指和中指指尖处）的下项线中间1/3开始，向第3个红色标志的枢椎棘突移行。

在拉伸过程中，患者仰卧，物理治疗师以这几个标志为原点进行拉伸。物理治疗师用左手中指从右上侧到左下方固定患者的枢椎棘突，将右手中指放在距患者外枕隆起约一指宽的下方的下项线中间1/3处（位于右侧，距中间2~3个手指宽）。图a中物理治疗师的左、右手食指和图b中物理治疗师的左、右手中指都放在肌肉起点和止点周围。

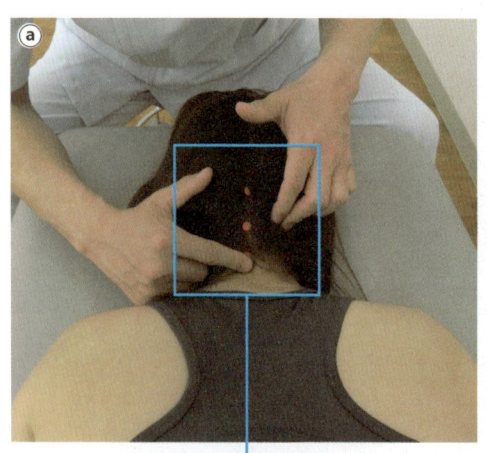
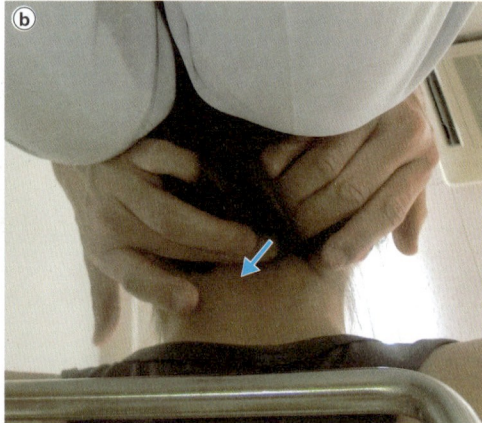
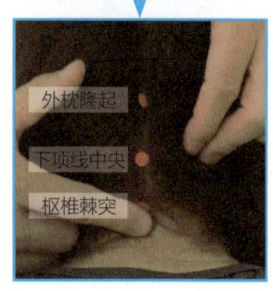

图4-13-3 头后大直肌的拉伸（舒张）操作顺序

患者仰卧，将颈部以上部位伸出床外。物理治疗师坐在患者头侧的椅子上，将患者的枕部放在自己的大腿上（膝关节）。此时，物理治疗师的大腿要与床齐平。

物理治疗师用左手中指从右上方向下方固定患者的枢椎棘突（①），用右手中指使患者的头部向对侧侧屈、屈曲、向对侧旋转，以拉伸头后大直肌（②）。

拉伸操作的幅度比较小，因此很难掌握运动方向。因此，如图4-13-2的b所示，物理治疗师应使左手中指和右手中指逐渐远离，以拉伸头后大直肌。然后，物理治疗师使患者的头后大直肌轻微收缩（头部向同侧侧屈、伸展、向同侧旋转），引导患者的头部回到原位，使头后大直肌反复收缩和舒张（③↔②）。

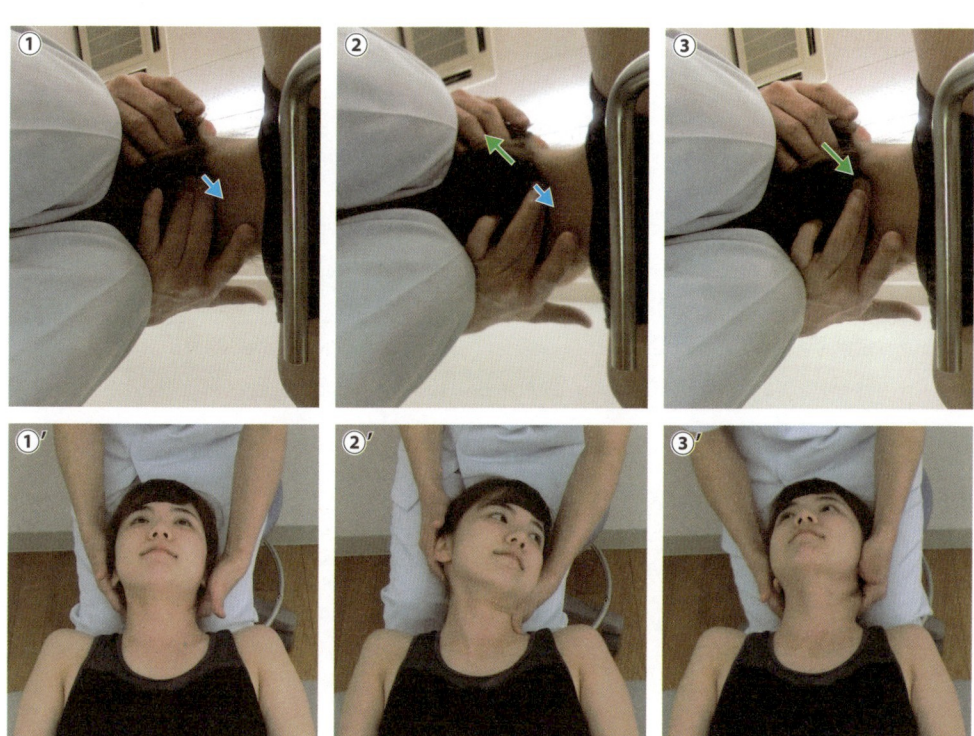

头上斜肌 obliquus capitis superior

起点	寰椎横突	支配神经	第1颈神经后枝（枕下神经）
止点	后头大直肌的止点上端		

■技术要点

肌肉走向与功能	■ 经过寰枕关节侧方	▶ 可使头部向同侧侧屈
	■ 经过寰枕关节屈曲－伸展轴后方	▶ 可使头部伸展（后屈）
	■ 经过寰枕关节旋转轴外侧，向前方牵拉	▶ 可使头部向对侧旋转

固定方法要点	■ 固定时，不要向后方牵拉寰椎横突

拉伸操作要点	■ 通过向对侧侧屈、屈曲、向同侧旋转患者头部来进行拉伸

其他要点	■ 头上斜肌是枕下肌群的肌肉之一
	■ 枕下肌群的伸展性较差，导致头部的能动性较差，从而会加大颈椎的负担
	■ 由于肌肉体积较小且难以操作，很难单独进行拉伸，因而应反复收缩以使肌肉舒张

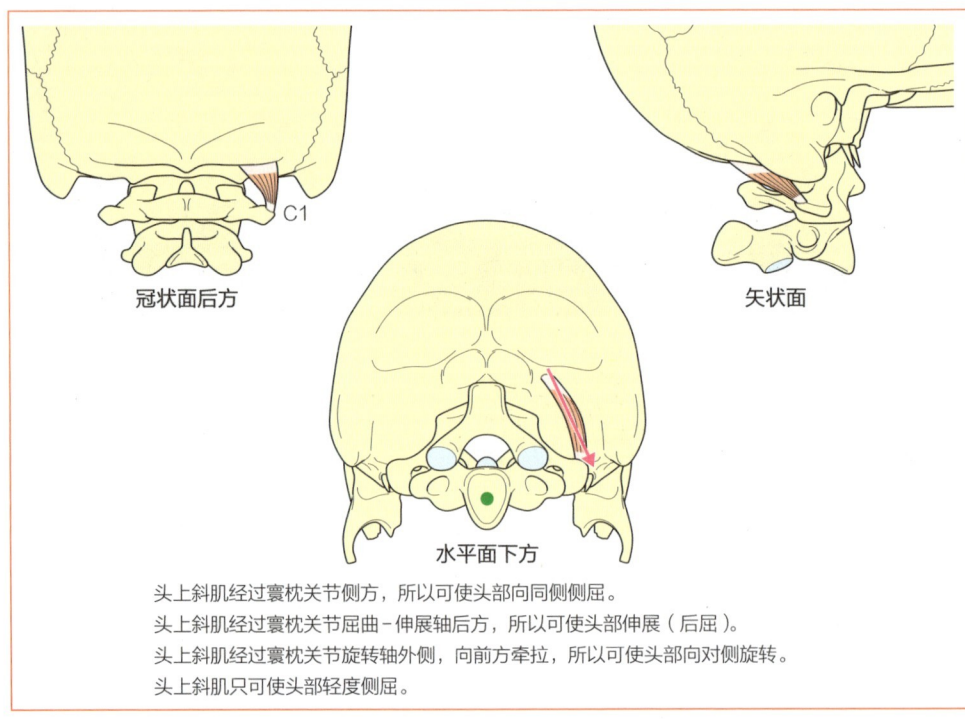

冠状面后方   水平面下方   矢状面

头上斜肌经过寰枕关节侧方，所以可使头部向同侧侧屈。
头上斜肌经过寰枕关节屈曲－伸展轴后方，所以可使头部伸展（后屈）。
头上斜肌经过寰枕关节旋转轴外侧，向前方牵拉，所以可使头部向对侧旋转。
头上斜肌只可使头部轻度侧屈。

图4-14-1 头上斜肌的拉伸——全身图

物理治疗师用左手托住患者的枕部，将左手中指放于患者下项线中间1/3处（头后大直肌的止点处）的上部，用右手食指（或者中指）固定患者乳突前方的寰椎横突。

首先，物理治疗师使患者的头部向对侧侧屈、屈曲、向同侧旋转，以拉伸头上斜肌。然后，物理治疗师引导患者的头部回到原位，使头上斜肌轻微收缩，以进行舒张。

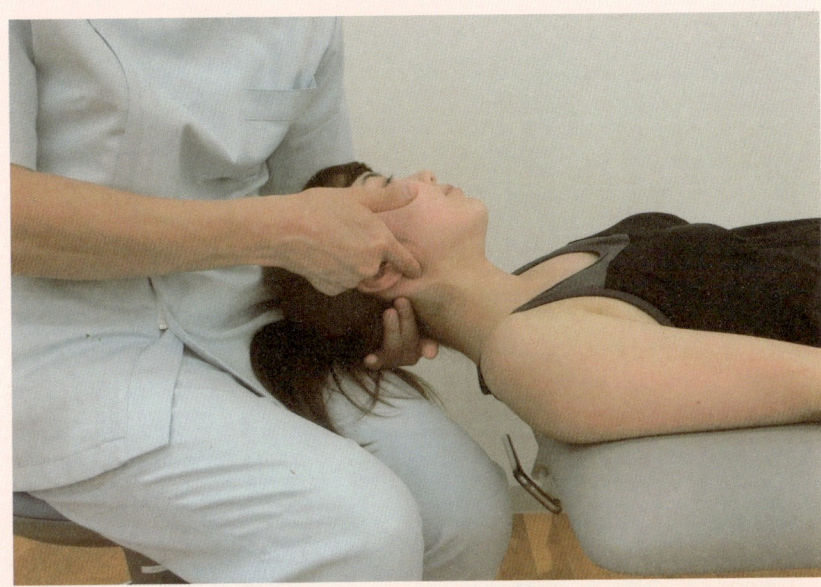

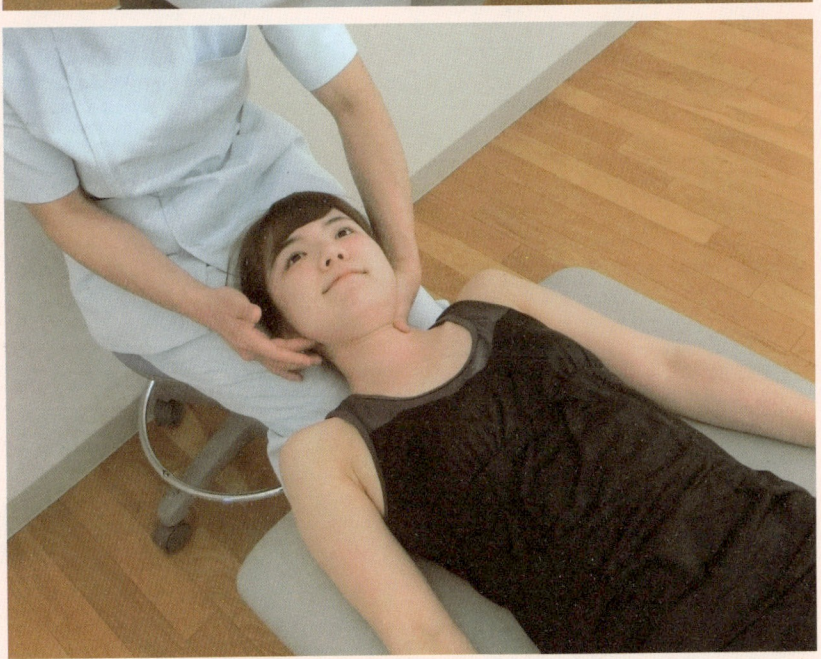

图4-14-2　头上斜肌拉伸操作中的必要标志

头上斜肌起于乳突前方周围的寰椎横突处（a：物理治疗师的左手中指处），止于乳突根部内侧下项线中间1/3，位于头后大直肌的上端（b：物理治疗师右手食指到中指的区域）。

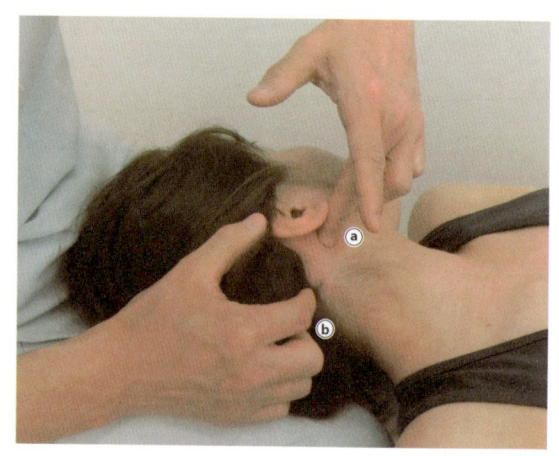

图4-14-3　头上斜肌的拉伸（舒张）操作顺序

患者仰卧，将颈部以上部位伸出床外。物理治疗师坐在患者头侧的椅子上，使患者枕部靠在自己大腿上（膝关节）。此时，物理治疗师的大腿要与床齐平。

物理治疗师用左手手掌托住患者的枕部，同时将左手中指放在患者下项线的中间1/3（头后大直肌的止点处）的上端，用右手食指（或者中指）固定患者乳突前方的寰椎横突（①），用左手使患者的头部向对侧侧屈、屈曲、向同侧旋转，以拉伸头上斜肌（②）。

拉伸操作的幅度都比较小，很难掌握运动方向。因此，如图4-14-2所示，物理治疗师的左手中指和右手中指、无名指之间逐渐远离，以进行拉伸。然后，物理治疗师使患者的头上斜肌轻微收缩（头部向同侧侧屈、伸展、向对侧旋转），引导患者的头部回到原位，并反复进行收缩和舒张（③←→②）。

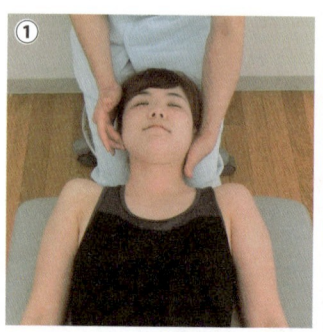
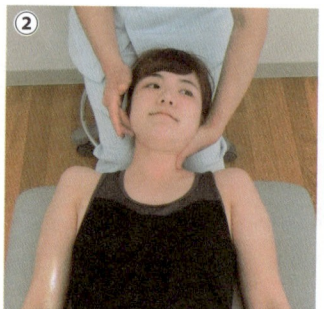
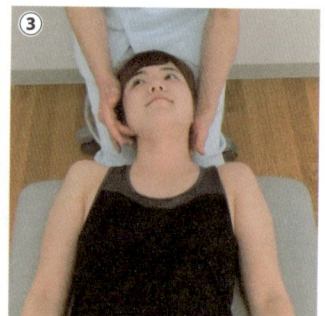
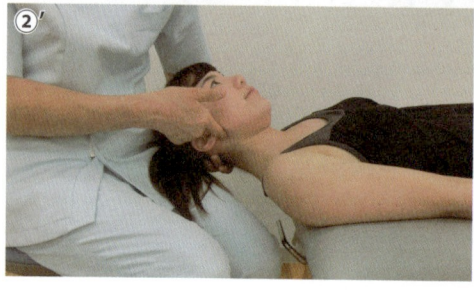
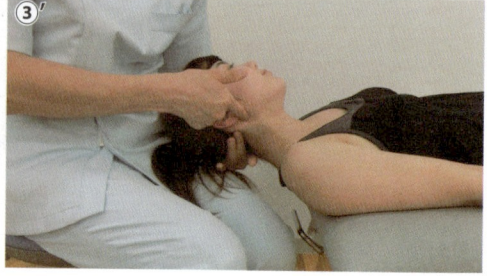

头下斜肌　obliquus capitis inferior

起点	枢椎棘突	支配神经	第 1 颈神经后支（枕下神经）
止点	寰椎横突		

■技术要点

肌肉走向与功能	■ 经过寰枢关节侧方	▶ 可使寰椎向同侧侧屈
	■ 经过寰枢关节屈曲 - 伸展轴后方	▶ 可使寰椎伸展（后屈）
	■ 经过寰枢关节旋转轴外侧，向后方牵拉	▶ 可使寰椎向同侧旋转

固定方法要点	■ 固定时，不要向同侧牵拉枢椎棘突

拉伸操作要点	■ 通过向对侧侧屈、屈曲、向同侧旋转患者寰椎来进行拉伸

其他要点	■ 头下斜肌是枕下肌群的肌肉之一
	■ 枕下肌群的伸展性较差，导致头部的能动性较差，从而会加大颈椎的负担
	■ 由于肌肉体积较小且难以操作，很难单独进行拉伸，因而应反复收缩以使肌肉舒张

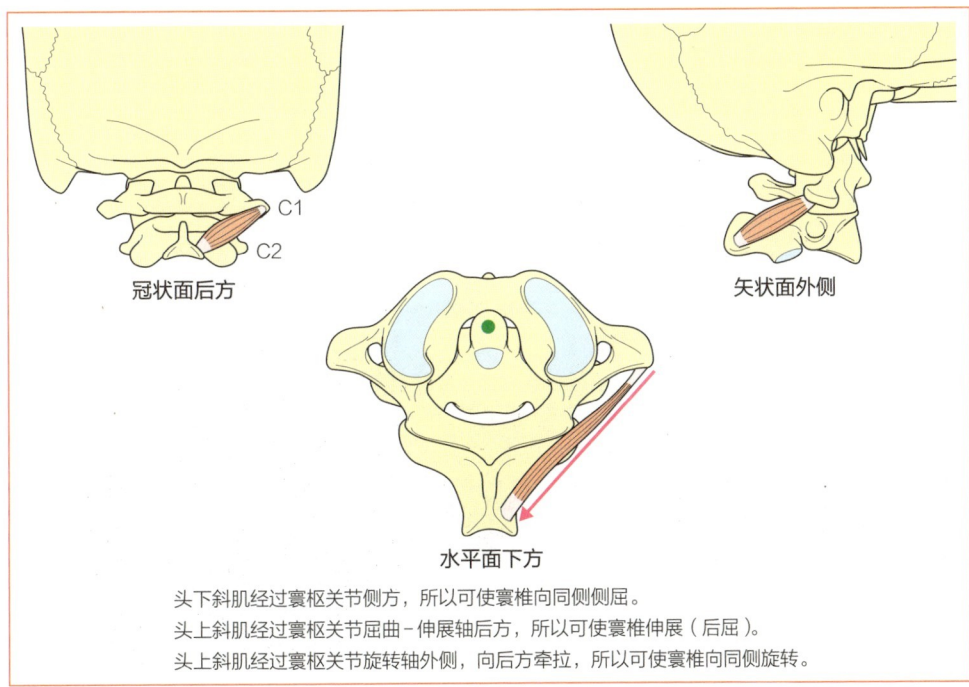

冠状面后方

矢状面外侧

水平面下方

头下斜肌经过寰枢关节侧方，所以可使寰椎向同侧侧屈。
头上斜肌经过寰枢关节屈曲 - 伸展轴后方，所以可使寰椎伸展（后屈）。
头上斜肌经过寰枢关节旋转轴外侧，向后方牵拉，所以可使寰椎向同侧旋转。

图4-15-1　头下斜肌的拉伸——全身图

物理治疗师用左手固定患者的枢椎棘突，用右手中指紧贴患者乳突前方的寰椎横突。首先，物理治疗师使患者的寰椎（包括头部）向对侧侧屈、屈曲、向对侧旋转，以拉伸头下斜肌。然后，物理治疗师引导患者的头部回到原位，使头下斜肌轻微收缩，以进行舒张。

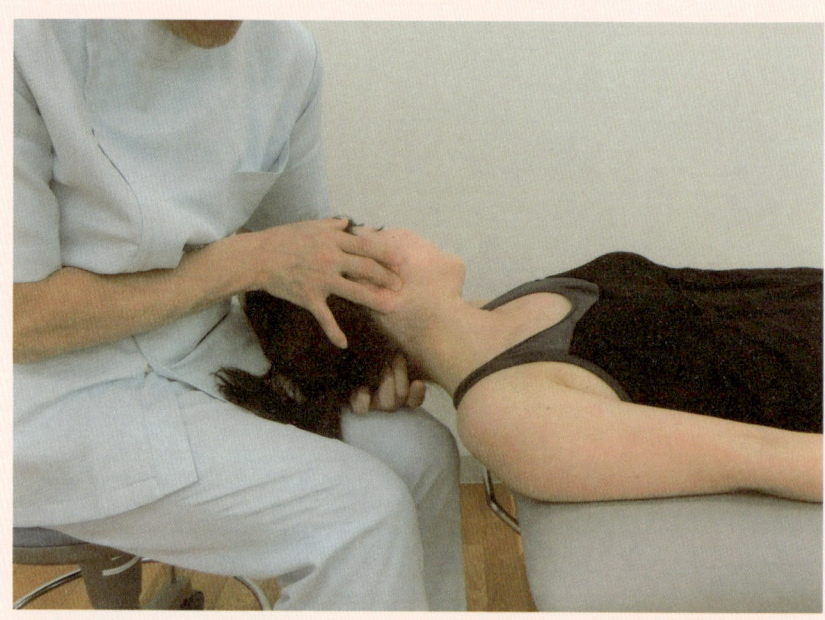

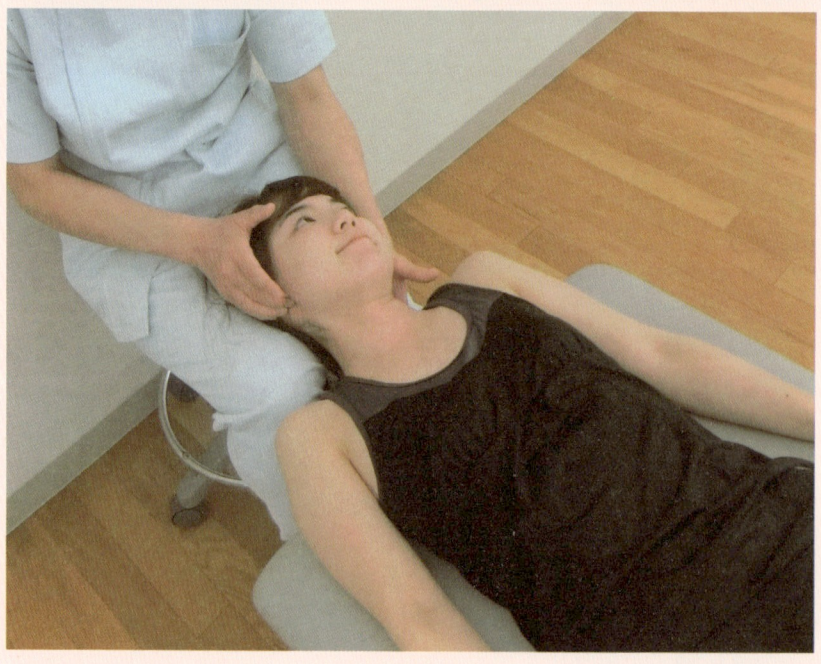

图4-15-2　头下斜肌拉伸操作中的必要标志

头下斜肌起于枢椎棘突（a：物理治疗师右手中指处），止于乳突前方的寰椎横突（b：物理治疗师左手食指处）。

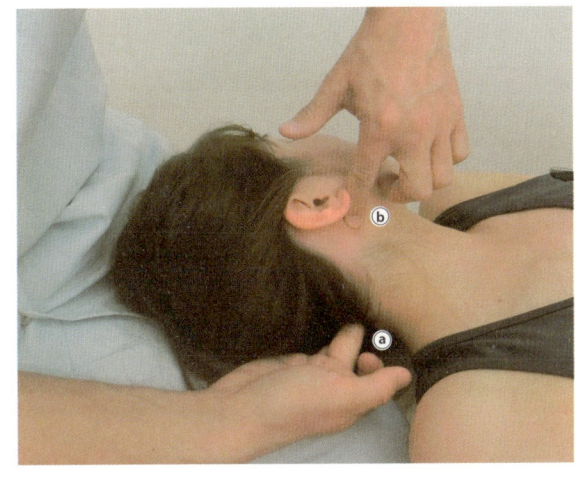

图4-15-3　头下斜肌的拉伸（舒张）操作顺序

患者仰卧，将颈部以上部位伸出床外。物理治疗师坐在患者头侧的椅子上，将患者的枕部靠在自己的大腿上（膝关节）。此时，物理治疗师的大腿要与床齐平。

物理治疗师用左手中指固定患者头下斜肌的起点枢椎棘突的稍右侧，用右手中指紧贴患者乳突前方的寰椎横突处（①），用右手使患者的寰椎（包括头部）向对侧侧屈、屈曲、向对侧旋转，以拉伸头下斜肌（②）。此时，物理治疗师要注意不能只进行头部（寰枕关节）旋转操作。

物理治疗师使患者的头下斜肌轻微收缩（头部向同侧侧屈、伸展、向同侧旋转），引导患者的头部回到原位，并反复进行收缩和舒张（③↔②）。

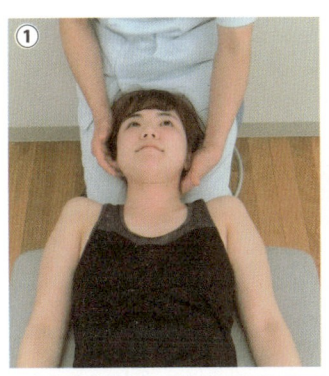
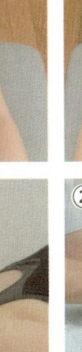
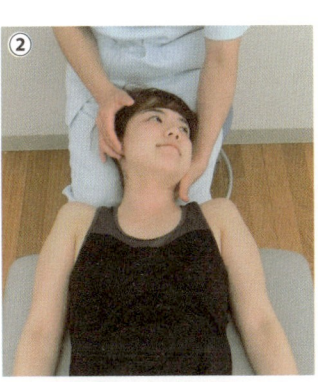
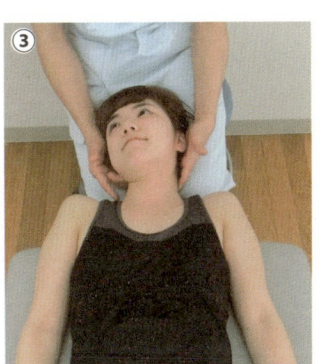
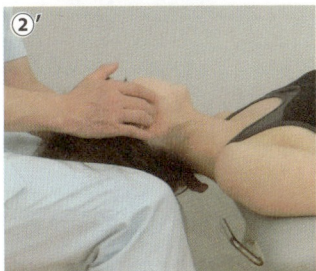
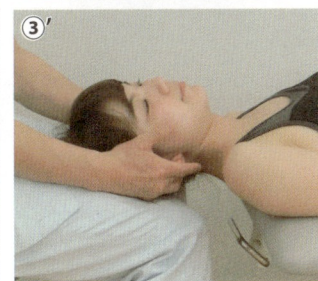

下肢＋躯干肌肉起止点一览表

			起点	止点	参考
1 髋关节肌肉	髂肌		髂骨内侧的髂骨窝	股骨小转子	第6页
	腰大肌	浅头	T12~L5椎体及椎间盘		第6页
		深头	所有腰椎的横突		第6页
	臀大肌	浅层纤维	髂骨翼、髂后上棘、腰背筋膜、骶骨、尾骨	髂胫束	第12页
		深层纤维	髂骨外侧面臀后线的后方、骶结节韧带、臀中肌筋膜	股骨臀肌粗隆	第12页
	臀中肌		髂骨外侧的臀前线和臀后线之间	大转子的外侧面	第16、22页
	臀小肌		髂骨外侧的臀前线的前方	大转子的前面	第22页
	阔筋膜张肌		髂前上棘	移行于髂胫束，止于胫骨粗隆外侧的Gerdy结节	第27页
	梨状肌		骶骨前面	股骨大转子尖端的后缘	第32页
	股方肌		坐骨结节外侧	大转子后下方的转子间嵴	第36页
	上孖肌		坐骨棘	转子窝	第40页
	下孖肌		坐骨结节上端		第40页
	闭孔内肌		闭孔膜内面及其周围骨面		第40页
	闭孔外肌		闭孔膜外面和周围骨面	转子窝	第44页
	长收肌		耻骨结节的下方	股骨粗线内侧唇的中1/3	第50页
	耻骨肌		耻骨上支	股骨上端的耻骨肌线	第54页
	大收肌	腱部	坐骨支和坐骨结节	股骨内上髁上方的收肌结节	第58页
		肌部	耻骨下支	股骨粗线内侧唇	第58页
2 膝关节肌肉	股薄肌		耻骨联合外侧	胫骨粗隆内侧	第63页
	缝匠肌		髂前上棘		第69页
	半腱肌		坐骨结节		第76、84页
	半膜肌			胫骨内侧髁内侧面到后面腘斜韧带、腘筋膜、膝关节后方关节囊、后斜韧带、内侧半月板	第76、84页
	股二头肌	长头	坐骨结节	腓骨头	第76、90页
		短头	股骨粗线外侧唇	腓骨头	第94页
	腘肌		股骨外上髁的外侧面	胫骨比目鱼肌线以上骨面	第99页
	股直肌		髂前下棘、髋臼上缘以及髋关节囊	移行为股四头肌肌腱后，包绕髌骨，止于胫骨粗隆	第102页
	股内侧肌		股骨粗线内侧唇		第108页
	股内侧肌	斜肌纤维	穿过阔筋膜张肌和内收肌腱板，起于大收肌肌腱	髌骨内侧边沿及（膝关节）髌骨内侧支持带	第108页
	股外侧肌		股骨粗线外侧唇，上方是大转子的下部	移行为股四头肌肌腱后，包绕髌骨，止于胫骨粗隆	第112页
	股外侧肌	斜肌纤维	髂胫束背面	髌骨外侧边沿及（膝关节）髌骨外侧支持带	第112页
	股中间肌		股骨体前面	包绕髌骨，止于胫骨粗隆	第116页

		起点	止点	参考
3 足关节和足部肌肉	胫骨前肌	胫骨外侧面、小腿骨间膜的上端	第一楔骨、第一跖骨基底部	第120页
	趾长伸肌	腓骨内侧面、胫骨外侧面的上端	移行为第2~5趾的趾背腱膜，止于中节趾骨和远节趾骨	第126页
	跛长伸肌	小腿骨间膜、腓骨中央的骨间缘	向跛趾趾背腱膜移行，止于近节趾；一部分延伸到远节趾骨	第130页
	腓肠肌 内侧头	股骨内上髁	跟骨结节	第134页
	腓肠肌 外侧头	股骨外上髁		第134页
	比目鱼肌	腓骨头到腓骨后面以及胫骨比目鱼肌线	与腓肠肌的肌腱一起合成跟腱，止于跟骨结节	第142页
	胫骨后肌	小腿骨间膜的后面的上半部及胫骨和腓骨的骨间膜侧	主要止于舟骨粗隆和内侧楔骨（一部分纤维延伸至足底、中间楔骨、外侧楔骨以及骰骨的底部）	第148页
	趾长屈肌	胫骨后面	贯穿趾短屈肌腱裂孔的第2~5趾远节趾骨底	第152页
	跛长屈肌	腓骨体后面	跛趾远节趾骨底	第158页
	腓骨长肌	腓骨外侧面上半部	第一跖骨底以及内侧楔骨	第163页
	腓骨短肌	腓骨体外侧面下半部	第五跖骨底	第167页
	第三腓骨肌	腓骨下部前缘	第五跖骨底	第171页
	跛展肌	跟骨结节内侧、舟骨粗隆	穿过第一跖骨下方的内侧籽骨，止于跛趾近节趾骨底部	第175页
	跛收肌 斜头	跖长韧带、外侧楔骨、第2~3跖骨底	外侧籽骨和跛趾近节趾骨底	第179页
	跛收肌 横头	第3~5跖骨的囊韧带		第179页
	跛短屈肌 外侧部	骰骨、外侧楔骨、跖长韧带	穿过外侧籽骨，止于跛趾近节趾骨底	第183页
	跛短屈肌 内侧部		穿过内侧籽骨，止于跛趾近节趾骨底	第183页
	趾短屈肌	跟骨结节	第2~5趾的中节趾骨底	第187页

			起点	止点	参考
4 躯干肌肉	腰髂肋肌		骶骨、髂嵴、胸腰筋膜	第7~12肋骨、深层胸腰筋膜、上方腰椎横突	第191页
	胸髂肋肌		第7~12肋骨	第1~6肋骨	第191页
	颈髂肋肌		第3~6肋骨	第4~6颈椎横突	第191页
	胸最长肌		骶骨、髂嵴（与髂肋肌穿过同一腱膜）、腰椎棘突、下位胸椎棘突	第2~12肋骨、腰椎横突、胸椎横突	第197页
	颈最长肌		第1~6胸椎横突	第2~5颈椎横突	第197页
	头最长肌		第1~3胸椎横突、第4~7颈椎横突	颞骨乳突	第197页
	头夹肌		第4颈椎~第3胸椎棘突	上项线外侧、颞骨乳突	第203页
	颈夹肌		第3~6胸椎棘突	第1~2颈椎横突	第203页
	头半棘肌		第3颈椎~第6胸椎横突	枕骨上项线和下项线之间	第208页
	颈半棘肌		第1~6胸椎横突	第2~7颈椎棘突	第208页
	胸半棘肌		第6~12胸椎横突	第6颈椎~第4胸椎棘突	第208页
	腰部多裂肌	浅层	髂后上棘周围、上部背侧骶髂韧带、下部背侧骶髂韧带、骶骨下部背面外侧、骶正中嵴两侧	第1~5腰椎棘突	第213页
		中间层和深层	两个下位乳突和椎间关节	各个棘突	第213页
	腰方肌		第2~5腰椎的横突和髂嵴	第12肋骨和腰椎的横突	第218页
	腹直肌		耻骨联合、耻骨结节	第5~7肋软骨前面、胸骨剑突	第222页
	腹外斜肌		第5~12肋骨外面	后部肌束止于髂嵴外唇，其他肌束移行为腱膜止于白线	第226页
	腹内斜肌		胸腰筋膜、腹股沟韧带、髂嵴	后部肌束止于第10~12肋骨，其他肌束移行为腱膜止于白线	第230页
	胸锁乳突肌	锁骨部	锁骨的胸骨端	颞骨乳突，枕骨上项线外侧部	第234页
		胸骨部	胸骨柄前面		第234页
	前斜角肌		第3~6颈椎横突前结节	第1肋骨的前斜角肌结节	第238页
	中斜角肌		第2~7颈椎横突后结节	第1肋骨的锁骨下动脉沟的后方	第238页
	后斜角肌		第5~7颈椎横突后结节	第2肋骨外侧面	第238页
	头后小直肌		寰椎后结节	枕骨下项线内侧1/3	第244页
	头后大直肌		枢椎棘突	枕骨下项线中间1/3	第248页
	头上斜肌		寰椎横突	后头大直肌的止点上端	第252页
	头下斜肌		枢椎棘突	寰椎横突	第255页